The Bobath Concept in Adult Neurology

Bobath 观念与神经康复

原著第 2 版

原　著　［挪威］Bente E. Bassøe Gjelsvik
　　　　［瑞典］Line Syre

主　译　刘钦刚（原沈阳军区大连疗养院）
　　　　江　山（解放军总医院第一附属医院）
　　　　刘春龙（广州中医药大学）
　　　　李鹏虹（福建省老年医院）

审　校　刘钦刚

世界图书出版公司
西安　北京　广州　上海

图书在版编目（CIP）数据

Bobath 观念与神经康复 /（挪）本特·耶尔斯维克（Bente Gjelsvik），（瑞典）莉恩·西尔（Line Syre）著；刘钦刚等主译. —西安：世界图书出版西安有限公司，2017.11（2019.3 重印）

ISBN 978-7-5192-3754-7

Ⅰ.①B… Ⅱ.①本… ②莉… ③刘… Ⅲ.①神经系统疾病—康复医学 Ⅳ.①R741.09

中国版本图书馆 CIP 数据核字（2017）第 255078 号

Copyright© of the original English language edition 2016 by Georg Thieme Verlag KG, Stuttgart, Germany.
（由德国斯图加特 Georg Thieme Verlag KG 公司 2016 年英文原版授权）
Original title（原书名）：The Bobath Concept in Adult Neurology, 2nd Edition
By（原著者）Bente E. Bassøe Gjelsvik, Line Syre

书　　名	**Bobath 观念与神经康复** Bobath Guannian yu Shenjing Kangfu
原　　著	Bente E. Bassøe Gjelsvik，Line Syre
主　　译	刘钦刚　江　山　刘春龙　李鹏虹
策划编辑	马可为　马元怡
责任编辑	胡玉平　张　丹
装帧设计	绝色设计
出版发行	世界图书出版西安有限公司
地　　址	西安市北大街 85 号
邮　　编	710003
电　　话	029-87214941　87233647（市场营销部） 029-87234767（总编室）
网　　址	http://www.wpcxa.com
邮　　箱	xast@wpcxa.com
经　　销	新华书店
印　　刷	西安华新彩印有限责任公司
开　　本	787mm×1092mm　1/16
印　　张	19
字　　数	275 千字
版　　次	2017 年 11 月第 1 版　2019 年 3 月第 2 次印刷
版权登记	25-2017-0015
国际书号	ISBN 978-7-5192-3754-7
定　　价	138.00 元

（版权所有　翻印必究）
（如有印装错误，请与出版社联系）

Bente E. Bassøe Gjelsvik
物理治疗师
挪威物理治疗协会神经病学物理治疗专家
国际 Bobath 教师培训协会成员
挪威·卑尔根

Line Syre
物理治疗师
挪威物理治疗协会神经病学物理治疗专家
基础 Bobath 教师
瑞典·哥德堡

致 谢
Acknowledgments

　　原书英文第 1 版是从德文第 1 版修订和更新而来的。作者自己修订并翻译成英文，并得到了英国 Bobath 教师协会（BBTA）英国同行 Lynne Fletcher、Janice Champion 及 Linzi Smith 的大力帮助，也得到了我的德国同行 Gerlinde Haase 在更新物理治疗章节里照片方面的帮助和支持

　　我亲爱的丈夫 Olav Gjelsvik 于 2007 年去世，他是一位物理治疗师和 Bobath 教师，也是一位亲密的、至关重要的同事。在整个过程中他给予了我非常大的支持、鼓励和帮助。

　　Mary Lynch-Ellerington 是我杰出的朋友和顾问，她是一位高级 Bobath 教师，多年来一直帮助我对 Bobath 观念的深化理解。她是一位极其慷慨的人，能与同事和来自全世界的学员分享她的观念和知识。

　　同样，要特别感谢我的患者和同事，他们积极参与了本书的工作。

　　为了第 2 版的《Bobath 观念与神经康复》，我亲密的朋友和同事 Line Syre 承担了本书文献的更新和修订工作。在我攻读博士期间，Line 还为丰富慢性脑卒中病例更新了文献，以支持临床推理过程，并使用了标准化的结果测量方法。因此，她完全应该得到合著者的头衔，没有她就没有此版书。Carlos Martins Leite 贡献出了小脑性共济失调的病例，与 Line 一样，他也参与了评价过程与文献更新，以支持临床推理过程，并使用了标准化的结果测量。

　　Helge Haestad 是北挪威大学医院的神经康复专家及 Bobath 教师，承担了第 1 章"应用神经生理学"的撰写。

　　感谢我的患者，无论是以前的还是现在的，感谢 Line、Carlos、Helge 以及我的同事、家人和朋友，他们以极大的耐心支持这项工作，使本书第 2 版得以面世。

Bente E. Bassøe Gjelsvik

译者序
Preface

这是一本有理论深度的书。主要作者是两位经验丰富的国际 Bobath 教师培训协会的高级教师及物理治疗师。她们以现代神经生理学和神经病理学理论诠释了 Bobath 观念，并结合临床病例阐明了 Bobath 治疗的理论依据。阅读本书对提升康复医师、康复治疗师及其他康复工作者的理论水平、治疗水平具有明确的指导意义。该书使我们在康复治疗中的一些模糊认识变得清晰明了。比如，在步态训练中，治疗师往往口头纠正患者的异常步态，告诉他该如何走，注意哪些问题。在治疗师告诉患者注意纠正步态后，患者会在意识上主动控制步态，这反而干扰了步态模式的自然发生。结果患者的步态不仅没有改善，反而更加异常或夸张了。这是因为，在平坦的地面上行走常常是个"自动"的过程，不需要更多的主观意识控制。

如果我们的临床实践缺乏理论指导，我们的临床治疗可能就会很盲目。本书在阐述理论的同时，很好地与临床事例及真实病例相结合，使我们能更好地认识和把握 Bobath 观念，使康复治疗更加精准，更加有的放矢。本书不失为一本很好的参考书。

同时这也是一本比较难于翻译的书。在这本书的翻译和校对中，我们请教了"香港复康会"项目主任贝维斯女士（Sheila Purves）以及国内外多位康复同仁的帮助和指导，在此一并表示感谢。由于我们水平有限，书中难免存在错误，敬请读者朋友指正。

刘钦刚
2017 年 10 月 20 日于大连

第2版前言
Foreword

中枢神经系统的知识、神经肌肉功能的知识及运动引起的可塑性变化或中枢神经系统损伤后可塑性潜力方面的知识在不断增加，有很多东西需要我们去学习。我们根据研究文献和临床实践经验更新和修订了早期版本，但对于各种治疗效果的研究证据仍然偏少，来自随机对照试验提供的信息仅限于普通患者的平均结果，因此不能直接应用于临床实践中所遇到的患者。本书集成和拓展了根据神经生理学、人体运动学及中枢神经系统损伤后变化的知识基础，因此，能够使治疗师根据强有力的临床推理做出治疗决定，并更好地评估每位患者的结果。

Bente E. Bassøe Gjelsvik
Line Syre

第1版前言
Foreword

　　相比于以前，我们现在对中枢神经系统有了更多的了解，但要实现损伤后功能完全恢复，对患者和治疗师都仍然是严峻的临床挑战。在这本书中，Bente Gjelsvik，一位著名的 Bobath 教师及神经病学临床专家，用她的全部知识解释了一个经历了数十年发展的观念，以阐明神经残疾的复杂性。她采用以解决问题为导向的方法与 Bobath 观念及其对运动控制的当前理解一致。本书的基础是理解机体的结构和功能，这表现在对姿势和运动控制的理解上。临床应用部分的内容以两个详细的病例作为结束，所有参与治疗神经功能障碍的专业人员都会对此产生极大的兴趣。

Mary Lynch-Ellerington

序 Preface

关于作者

Bente Gjelsvik 在英格兰纽卡斯尔皇家维多利亚医院物理治疗学校受训为一名物理治疗师，1978 年获得资格认定，之后 Bente 与她的丈夫 Olav Gjelsvik 一起回到挪威，从 1978 年 7 月就在挪威卑尔根 Haukeland 大学医院物理治疗系工作。1985—1996 年她在神经病学系工作，然后是物理医学与康复系。2010 年她在卑尔根大学获得了物理治疗学硕士学位，并于 2014 年获得博士学位。Bente 的论文"脑卒中的躯干控制：测量方面、与脑损伤的关系及康复后的变化"（*Trunk Control in Stroke: Aspects of Measurement, Relation to Brain Lesion, and Change after Rehabilitation*）可直接通过电子邮件与她联系获得原文，电子邮件地址是 bente. elisabeth. bassoe. gjelsvik @ helse-bergen. no。

该论文基于下面三篇文章的研究报道：

· Gjelsvik B, Breivik K, Verheyden G, et al. The Trunk Impairment Scale—modified to ordinal scales in the Norwegian version. Disabil Rehabil, 2012, 34（16）：1385–1395

· Gjelsvik B, Strand LI, Næss H, et al. Trunk control and lesion locations according to Alberta Stroke Program early CT score in acute stroke: a cross-sectional study. Int J Phys Med Rehabil, 2014：S3

· Gjelsvik BE, Hofstad H, Smedal T, et al. Balance and walking after three different models of stroke rehabilitation: early supported discharge in a day unit or at home, and traditional treatment（control）. BMJ Open, 2014, 4（5）：e004358

Bente 于 1991 年取得基础 Bobath 教师资格，2004 年通过英国 Bobath 教师协会（British Bobath Tutors Association, BBTA）及高级教师 Mary Lynch-Ellerington 的考试，获得高级 Bobath 教师资格。Mary Lynch-Ellerington 负责在欧洲许多国家进行广泛的教学活动。

Bente 是国际 Bobath 教师培训协会（IBITA）1994—2008 年的执行委员，并 5 次当选主席。当她离开执行委员会时获得了"IBITA 优异服务奖"。

她在 1995 年就已经是挪威物理治疗协会（NFF）的一名神经康复专家，挪威神经病学、矫形学及风湿病学特殊兴趣小组（NOR）终生名誉会员。Bente 于 2015 年 3 月获得 NFF 2015 年度物理治疗师奖。

Line Syre 在英格兰伍尔弗汉普顿大学作为物理治疗师接受培训，并于 1994 年取得资格。她于 2007 年成为一名神经康复专家，并于 2009 年成为 IBITA 的国际 Bobath 教师，通过英国 Bobath 教师协会及高级教师 Mary Lynch-Ellerington 的认证。Line 有从医院工作到社区卫生服务的丰富执业经历，直到 1999 年完全从事神经康复领域的工作。2005 年她在挪威 Sandefjord 建立了自己的私人诊室。目前，她在瑞典哥德堡有自己的私人神经康复诊所，叫"VIP 神经康复（VIP Neurorehab）"，在那里患者可接受强化康复。她对患者进行评估和评价，并为卫生人员就个别患者的治疗提供建议。Line 在挪威、瑞典及其他国家或地区进行教学，是瑞典 Bobath 观念协会（FBKS）成员，可以通过电子邮件 line. syre@ gmail. se 与她联系。

Carlos Martins Leite 撰写了第 4 章第 2 例（4.2）的典型病例。他于 2001 年在葡萄牙科英布拉卫生学校取得物理治疗师资格，并于 2011 年在葡萄牙天主教大学获得物理治疗专业的神经康复硕士学位。Carlos 于 2014 年获得 Bobath 教师资格，现在他在通德拉-维塞乌中心医院工作，同时也是布朗库堡理工学院神经康复教授。

本书的目标

本书寻求提高治疗师处理患有各种神经病变患者的能力，借助下面的方式：
- 建立以下联系：
  —中枢神经系统、神经-肌肉-骨骼系统的结构与功能，以及改变的能力（可塑性）。
  —姿势控制与运动。
  —中枢神经系统病变的治疗。
- 使读者能够通过治疗情况的推理形成假设。该假设是基于人和环境之间、中枢神经系统与肌肉-骨骼系统之间，以及运动与功能之间的相互作用的观念性理解而形成的。

临床推理不能仅通过阅读一本书而学到；它是通过不断地评判一个人自身的实践、追踪结果、通过实验，以及提高个人的循证医学知识而建立的。我们希望本书能对此过程有所帮助。

本书为物理治疗师、作业治疗师、学生及专业人员而作，主要针对神经康复的急性期和慢性期临床工作。

本书的结构

本书意在按内容顺序结构逐次阅读，每一章节都相互衔接，如果只把它当作参考书，读者很可能会遗漏重要的信息及讨论。当然，如果已经通篇阅读了此书，可以把它当作有用的参考书。

第 1 章应用神经生理学：由 4 部分组成。

1.1 中枢神经系统的结构。

1.2 系统控制：与运动和感觉运动整合有关的系统和结构。该节采用有限的篇幅描述了中枢神经系统各部分的结构和功能，讨论了中枢神经系统、肌肉功能、功能和运动之间的相互作用，对中枢神经系统损伤结果和临床反射也进行了充分讨论。

1.3 运动学习与可塑性：列出了中枢神经系统先天和后天的改变，这些变化基于学习及更重要的理解，随后讨论了治疗及中枢神经损伤的恢复理论。

1.4 中枢神经系统损伤后的重组与结局

第 2 章人体运动：讨论了平衡、运动及正常人体运动的差异以及治疗师进行干预的选择。

第 3 章评价：以国际功能、残疾和健康分类作为评价基础。该章讨论了一些结果的测量。

第 4 章典型病例：描述了两个病例——HS 和 Avelino，前者为数年前患有脑出血的患者，后者为小脑性共济失调患者。

我们选择用"他"指代患者，用"她"指代治疗师，除非照片中有明显不同的显示，但在现实中，情形可能正相反。

作为物理治疗师、Bobath 教师及科学工作者，我们工作的首要目标是最大限度提高成人神经功能障碍者的生活质量。我们希望读者能从本书中获益，以提高他们的技能，帮助患者重新获得参与自身生活的能力；但愿本书能提供给医疗专业的本科生和研究生更深层次的 Bobath 观念的基础知识，以便在临床推理中贯彻 Bobath 观念。正如 Karel Bobath 他自己指出的 " Bobath 观念不会停滞不前，我们希望它能不断成长和发展"（私人交流记录）。

将此书奉献给所有患者，从他们那里我们学到了很多，并仍将从他们那里不断学习，感谢他们！

目 录

引 言 ··· 1
 Bobath 夫妇：历史概况 ·· 1
 国际 Bobath 教师培训协会（IBITA） ··· 2
 IBITA 的理论学说与临床实践 ·· 3

第 1 章　应用神经生理学 ··· 5
 1.1　中枢神经系统的结构：概述 ··· 5
  中枢神经系统的基本组成 ·· 6
  神经系统的内在联系 ·· 7
 1.2　系统控制：与运动和感觉运动整合有关的系统和结构 ····························· 13
  躯体感觉系统 ·· 13
  皮质运动系统 ·· 30
  小　脑 ·· 39
  脑　干 ·· 48
  前庭系统 ··· 51
  脊　髓 ·· 55
  神经肌肉系统 ·· 59
 1.3　运动学习与可塑性 ··· 69
  概　述 ·· 69
  运动学习 ··· 71
  神经可塑性 ·· 74
  皮质的可塑性 ·· 78
  脊髓的可塑性 ·· 79
  中枢神经系统损伤后恢复的理论 ··· 80
 1.4　中枢神经系统损伤后的重组与结局 ·· 89

上运动神经元损伤 ·· 89

第 2 章　人体运动 ·· 97

2.1　平衡与运动 ·· 98
　　人体运动控制 ·· 98
　　平　衡 ·· 99
　　有关姿势控制机制起源的神经机制 ························· 103
　　姿势控制的功能 ·· 104
　　姿势控制的多种感觉整合 ······································· 105
　　姿势控制与生物力学条件 ······································· 108
　　躯干控制 ·· 109
　　姿势控制与认知 ·· 110
　　姿势张力 ·· 110
　　选择性运动 ·· 113
　　正常人体运动与平衡控制的偏差 ··························· 115
　　代　偿 ·· 117

2.2　干预：思考和选择 ·· 125
　　姿势定式 ·· 125
　　基本姿势与姿势定式的分析 ··································· 127
　　关键区 ·· 146
　　选择性运动与功能性活动 ······································· 148
　　自主运动与随意运动的关系 ··································· 151
　　手法治疗 ·· 155
　　主动运动、习得性废用、忽略及被动运动 ··········· 165
　　联合反应的控制 ·· 168
　　反　馈 ·· 169
　　延　续 ·· 171

2.3　其他干预：一些要点 ·· 173
　　力量训练 ·· 173
　　活动平板训练 ·· 175
　　强制性运动疗法 ·· 175
　　多学科团队工作 ·· 177
　　辅助器具 ·· 178

第 3 章 评 价 ... 189

3.1 国际功能、残疾和健康分类 ... 189
3.2 物理治疗评价 ... 190
病 史 ... 191
交 流 ... 192
功能性活动 ... 192
身体功能与结构 ... 195
感觉、知觉及习得性废用 ... 198
疼 痛 ... 200
临床推理 ... 202
评价的目的 ... 204
3.3 结果测量 ... 208
测量：身体方面 ... 209
活动测量 ... 210
患者自报测量 ... 211
客观目标设定 ... 212
评价示意图 ... 213
评估与记录 ... 213
结 论 ... 214

第 4 章 典型病例 ... 215

4.1 慢性脑卒中：评价、治疗及评估 ... 215
社会史及活动 ... 215
医疗史 ... 215
初期评价 ... 215
临床推理并形成假设 ... 221
干 预 ... 222
评 估 ... 231
讨 论 ... 238
结 论 ... 238
4.2 小脑性共济失调：评价、治疗及评估 ... 238
社会史及活动 ... 238

医疗史	238
初期评价	238
临床推理	240
早期的站立姿势	241
假设	241
结果测量	241
干预	242
评估	252
结果测量	254
讨论	254
结论	256

参考文献 ………………………………………………………… 257

引 言
Introduction

Bobath 夫妇：历史概况

以下内容摘自《The Bobaths: A Biography of Berta and Karel Bobath》一书，该书是 Jay Schleichkorn 博士为 Bobath 夫妇撰写的传记，1992 年出版。

Karel Bobath 和 Berta Ottilie Busse 均出生在柏林。Karel 生于 1906 年，1932 年获得医师资格；Berta 生于 1907 年，毕业于 Anna Herrmann 学校，最初是一名体育教师，她在学校学习了关于正常运动和不同放松方法的知识。两人在第二次世界大战前去了伦敦。

Bobath 观念的发展始于 1943 年，当时 Berta 应邀去治疗一位患脑卒中的 43 岁肖像画画家 Simon Elwes。"我看到他时，发现他躺在床上，手臂非常僵硬地屈曲着，手部肿胀，有严重的肩－手综合征，腿上盖着……"（原书第 20 页）"我并没有把我学过的东西（运动）施加给他，而是去观察他。慢慢地，通过尝试与纠错、观察与推理，我开始能够把我正在做的与他对此的反应联系起来。这比以前任何方法都更有效。""我第一次意识到，患者肢体拉成屈曲产生痉挛，而痉挛并非不可改变的状态，只有通过牵拉痉挛肌才可以治疗。"（原书第 20 页）Simon Elwes 恢复得很好，并能重新开始绘画。Berta 为他治疗了 18 个月，发现这种形式的治疗只是个开始。基于这种减轻痉挛的简单方式，她又花了数年时间对这一治疗方法进行了研究和改进，使患者能主动活动和参与，而不再重回痉挛状态。

Berta 于 1950 年毕业成为物理治疗师，并成为特许物理治疗师协会的会员。Karel 和 Berta 的第一所中心开诊于 1951 年，1957 年他们成立了"西方脑瘫中心"。不同的儿童和成人神经障碍患者在那里得到了治疗，而他们治疗的重点是儿童脑瘫。Berta 教患儿父母通过日常活动解决患儿的问题，如洗浴、穿衣，以及他们如何对待孩子像正常人一样，而不是把孩子看成是无生机的玩偶。她极力提倡多学科协作的重要性，尤其是物理治疗师、职业治疗师和语言治疗师之间的协作。物理治疗师 Jenny Bryce 其后很长时间成为该中心的领导者，她说："影响我最深的是 Berta 对正常运动的理解，Berta 将该理解应用于治疗儿童和成人患者中。"（原书第 35 页）1990 年，她说："Bobath 观念的恒久魅力在于它始终处于争论之中，而绝不会处于故步自封的危险中……"（原书第 36 页）

Karel 为 Berta 的发现和治疗寻找神经生理学层面的解释。关于 Bobath 观念，他们于 1990 年表述到："它完全是基于

Bobath夫人对神经损伤儿童和成人的观察和治疗反应的经验……该观念本质上是一种假说，虽然通过近期的研究某些方面已被肯定和加强，并且我们希望将来继续开展这方面的工作。"

从1958年开始，Berta和Karel游历美国、南非、加拿大及欧洲、亚洲、大洋洲和拉丁美洲等地区和国家进行授课、讲座及演示治疗。Berta Bobath于1978年获得大英帝国勋章，此外，还得到了许多国际奖项。1948—1990年，他们共同出版了70余部作品，他们还有很多未出版的会议论文。

Bobath夫妇均于1991年1月20日去世。

国际Bobath教师培训协会（IBITA）

自Berta和Karel时代之后，Bobath观念已经取得了长足发展。评价过程发生了改变，但在中枢神经系统的功能、联系、可塑性等方面仍存在很多未知领域。专业人员现在遇到的患者问题有一些已经不同于以往所遇到的：随着急性期治疗水平的提高，许多患者得以存活，他们在专业的中心接受治疗，更早地从医院和康复中心出院。他们有不同的需求，同时会面对很多治疗观念或体系。理论和临床实践在不断发展，对循证实践的要求也更强。把理论性假说变成新的知识已成为可能，说明专业呈现动态的发展状态。正如Emerson Pugh于1977年所述："如果大脑像我们理解的那么简单，那我们也将简单到无法理解它。"医学上的"真理"是短命的。作为临床医生，我们需要谦虚地接受科学的变化，拓展我们的知识；同时，我们不能轻易放弃来源于推理和经验的临床知识，即使其治疗效果有待证明。我们的许多治疗方法还没有被证明或研究。临床上由治疗师证明和患者经历的改变可能不会体现在我们正在使用的临床量表上，因为现存的许多结果测定并不敏感。

国际Bobath教师培训协会（IBITA）成立于1984年，是一个国际性资格认证组织。现在IBITA有来自31个国家的265位成员。

以下内容来自网站 www.ibita.org（2015年2月）：

IBITA是Bobath观念教师的国际组织，旨在教授Bobath观念用于评价和治疗成人的神经系统疾病。

IBITA成立于1984年，其目的是为其成员教师提供一个能持续互动和教育的论坛，并培训未来的教师，按章程和规章制度在世界范围内教授Bobath观念。

现在的IBITA联合了全世界的物理治疗师和作业治疗师。

IBITA是根据《瑞士民法典》第66条成立的协会。

协会所在地位于瑞士的圣加仑。

协会的办事处在荷兰。

视　角

在全世界范围内，致力于成人神经疾病患者能得到经过培训、应用Bobath观念和现代技术的神经康复多学科团队的服务。

任　务

- IBITA成员计划、组织和开设课程，以培训物理治疗师、作业治疗师、语言治疗师，以及医生和注册护士，评价和治疗成人中枢神经系统损伤患者。
- IBITA成员确保他们的教学和临床实践基于对现代运动控制、神经和肌肉可塑性、运动学习和生物力学的理解，以及与Bobath观念整合。

- IBITA 成员认同循证医学的重要性，并以此认真评估相关研究文献。
- IBITA 成员不断努力提高他们自身的临床专业技能标准，并传授他们的知识和技能。
- IBITA 成员在培训新教师的过程中将发挥主动作用。
- IBITA 成员认同需要开展理论性假说及临床治疗结局的研究，并发表了他们的研究成果。
- IBITA 成员认同他们在教育和提升患者、家庭及其他照护者中所发挥的作用。
- IBITA 成员在临床和教学实践中，以及与其他专业人员、国家和国际组织及公众的互动中，要不断拓展视野，促进任务和 IBITA 目标的完成。

IBITA 的理论学说与临床实践

IBITA 根据新知识不断讨论其理论学说，并寻求在理论与实践的差距之间建立桥梁。因此，相关学者根据临床实践不断地评估和修订理论学说和表述。建议读者阅读 IBITA 网站（www.ibita.org）最新的文件。

（刘钦刚　译，刘钦刚　审校）

第1章 应用神经生理学
Applied Neurophysiology

以往人们对中枢神经系统功能的认识多来源于动物实验研究。近年来,运动科学的发展带来了一些新的研究,主要集中在正常、健康的人群。随着非侵入性神经影像学技术的发展,使得研究中枢神经系统损伤患者的脑功能局部变化成为可能,同时也能追踪中枢神经系统随时间变化的情况。功能性磁共振成像(fMRI)、正电子发射计算机断层扫描成像(PET)、经颅磁刺激(TMS)、脑电图(EEG)、脑磁图(MEG)等技术能够显示损伤后脑结构的变化情况,同时还能揭示这些变化与患者身体功能变化的关联性(Academy of medical science,2004;Ward 和 Cohen,2004)。

对神经生理学、人体运动学以及对偏离最佳人体运动状态的相关情况的了解是进行临床推理的基础。本章将讨论运动和损伤后运动方式的变化情况,具体包括以下内容。

❖ 中枢神经系统的结构:概述
❖ 系统控制:与运动和感觉运动整合有关的系统和结构
  · 躯体感觉和视觉:
    —感觉信息和整合,身体图式的形成。
  · 脑和脊髓系统:
    —运动产生和控制的重要结构。
  · 神经肌肉系统:
    —肌肉系统、脊髓的连接沟通,以及肌肉可塑性。
❖ 运动学习和可塑性
  · 大脑接收的信息如何改变大脑的结构和功能。
❖ 重组与结局
  · 中枢神经系统损伤后的结局。

本章对与感觉运动功能产生和发育相关的中枢神经系统功能进行概述。推荐读者还可以参阅其他一些相关的出版物以便更新和了解更深层的信息(Brodal,2010;Kandel et al,2013)。

1.1 中枢神经系统的结构:概述

神经系统可以分为中枢神经系统(CNS)和外周神经系统(PNS)。中枢神经系统包括脊髓和大脑。而外周神经系统主要用来连接中枢神经系统和遍布全身的效应器和感受器。神经系统包含了两种类型的细胞——神经细胞(神经元)和胶质细胞。神经元是功能性细胞,对于中枢神经系统是独一无二的,而胶质细胞是非神经细胞,对神经元起到支持和保护作用(Brodal,2010)。

关于运动方面,神经系统完成如下

功能：
- 收集数据。
- 记录和处理数据。
- 产生动作。

1.1.1 中枢神经系统的基本组成

中枢神经系统包含了大约1000亿个神经元（Brodal，2010），胶质细胞的数量是神经元的10倍。胶质细胞对于神经元发挥正常功能是必需的。

◆ **神经元**

神经元与人体其他细胞有着相似的结构，是专门通过化学信号和电信号快速接收和传递信息的细胞。神经元的胞体含有一个细胞核及多个细胞器。从胞体上延伸出两种类型的突起——树突和轴突。树突主要接收和传导信号至细胞体，树突通常较短，多分枝，数量较多。每个神经元都有多重树突，整体被称为树突树。不同神经元的树突分枝结构会有所不同，这与神经元的不同功能紧密相关。

轴突（神经纤维）的作用是将信号从胞体向外传递。每个神经元只有一个轴突，轴突的长度可以从1mm到1m以上不等。轴突末梢会有大量分枝，通过此结构，让一个神经元影响多个细胞。轴突的末端被称为终末扣结或轴突终末，通过此结构与其他的神经元形成突触联系。在中枢神经系统内，一群轴突可形成传导束，而在外周神经系统内，则形成外周神经。

中枢神经系统内的神经组织可分为灰质和白质。白质的颜色来源于包绕轴突的髓磷脂，而神经元的胞体和树突则构成了灰质。

神经元可分为两种类型：投射神经元和中间神经元。投射神经元的作用是在中枢神经系统的不同区域传递信息，例如大脑皮质的不同区域间、脑干和脊髓间，或者将信息从脊髓传递至肌肉等。中间神经元比较短小，它协调那些簇集在一起的神经元发挥作用（Brodal，2010）。

感觉神经元专门用来接收来自内外环境的信息（例如嗅觉、视觉、味觉和触觉），并将信息传递至大脑进行处理。这种将信息由外周传入中枢神经系统的过程又被称为信息传入。

运动神经元则是将中枢神经系统信息传递至肌纤维（信息传出），产生运动。

◆ **胶质细胞**

胶质细胞主要有3种类型：星形胶质细胞、少突胶质细胞及小胶质细胞（Brodal，2010）。此外，还有一些特殊的胶质细胞。

胶质的主要类型是星形胶质细胞。在人脑中，星形胶质细胞的数量是神经元的10倍。星形胶质细胞主要定位于神经元附近，紧密包绕神经元。星形胶质细胞像章鱼一样，在"臂"的末梢有"手"，用这些手样结构紧密贴附神经元和附近的毛细血管，对神经元和血管起到稳定的作用。由于星形胶质细胞与神经元、毛细血管和脑脊液紧密接触，因此星形胶质细胞能够调控神经元的微环境，能够移除细胞外过多的钾离子（K^+）和二氧化碳（CO_2），因此能控制神经元的内环境，使其处于稳定状态。星形胶质细胞还能够封闭毛细血管壁，使血液内的化学物质不能影响到神经元，这被称为血脑屏障。最近发现星形胶质细胞比预想的有更多的功能，除了支持和营养神经元外，星形胶质细胞还参与决定神经元对自身信号的控制。它们能够产生短暂的电流，同步化成群的神经元，从而直接影响神经元（Brodal，2010）。星形胶质细胞也能加强神经元之间的接触点，增强突触信息传递的效率。

有些轴突被髓鞘包绕,这些髓鞘是由某些包绕神经纤维的特殊胶质细胞构成的(中枢神经系统是少突胶质细胞,外周神经系统是施万细胞)。少突胶质细胞是中枢神经系统的髓鞘形成细胞(Brodal,2010)。髓鞘中含有脂肪,在中枢神经系统内,起到隔离轴突的作用,维持轴突的正常功能。髓磷脂并不是覆盖整个轴突,而是每间隔1~2mm存在小的间隙或节点(郎飞结),这种结构有利于神经冲动的迅速传递。有髓鞘的轴突传递冲动速率要快于无髓鞘的轴突,这是因为冲动可呈跳跃式传递,从一个郎飞结传递至下一个郎飞结。在有些传导非常快速的轴突上,传递速率可达到150m/s。例如当脚踏到尖锐物体上,或者外部事件使肌肉突然伸展时,这些轴突可以让大脑迅速知晓这些情况。薄髓鞘或无髓鞘轴突的传导速度则可低至0.1m/s。

小胶质细胞是维持中枢神经系统内环境稳定的细胞,又被称为"清洁细胞"。它们通过吞噬作用,吞噬和消灭老化的细胞和微生物。中枢神经系统损伤后,小胶质细胞的数量增加,吞噬活性也增强,而对于某些疾病,由于小胶质细胞(和星形胶质细胞)的活性特别高,使得其对组织的破坏作用大于修复作用(Brodal,2010)。

1.1.2 神经系统的内在联系

◆ **神经传导和传递**

神经元之间的信号传送形成了神经系统的内在联系。神经元具有特殊的能力以产生和传导电信号(神经传导),并能将这些电信号转化成化学信号传递给接收细胞(神经传递)。神经元需要传递的信息被编码成电信号,沿着轴突传递至突触。突触是神经元之间、神经元和肌肉细胞之间或者神经元与腺体细胞之间的

连接点。当电信号到达突触,它诱发连锁反应,使突触释放神经递质至突触间隙。一个信号可能要历经几个神经元才能到达它的目的地。

突触前细胞神经末梢的囊泡内存在神经递质,这些递质是化学信使。神经递质释放至突触间隙后,与突触后细胞上的受体结合,使得突触后细胞上的离子通道短暂开放(图1.1)。最终使得突触后细胞的膜电位发生改变。如果神经冲动对突触后细胞的影响足够大,那么细胞将会达到新信号产生的阈值,新的信号继续沿着该细胞的轴突进行传导。通过这种方式,在中枢神经系统内,或中枢神经系统与其他身体器官间,一个冲动能够通过多个神经元长距离传递。

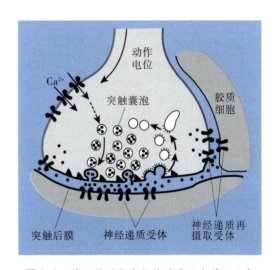

图1.1 神经传递或突触传递是两个神经元相互沟通所必需的。神经递质分子被释放进入两个神经元之间的突触间隙,随后神经递质与突触后细胞的受体相结合,进而改变突触后神经元的膜电位

◆ **神经元的连接方式**

在中枢神经系统内,单个神经元能够与成千上万个神经元发生连接。神经元的群组相互连接,构成复杂的神经网络。

当一个神经元的轴突有大量分支,激活大量神经元,这被称为辐散。例如感觉传入信息(从外周至中枢神经系统)投射至脊髓的多个区域,而姿势活动的信息也能从脑干的核团扩散至脊髓的某些区域(Brodal,2010)。

聚合则是相反的现象,指的是信息从多个区域(和大量神经元)汇聚至相同的目的地。例如,来自皮质联合区、运动前区和边缘结构的信号能够最终汇聚至前运动皮质的神经元,选择性地进行手功能活动。在脊髓水平,来自大脑皮质和脑干的信息与来自外周感受器的初级传入信息共同汇聚至共同的运动神经元池。这种连接方式能确保对运动神经元的兴奋性、反射增益以及步态的感觉信息等特定任务的调控(Brodal 2010)。

◆ 总 和

突触后细胞去极化达到阈值必须有兴奋性突触效应的总和。只有当刺激达到阈值时,神经细胞才能被激活,并沿着其轴突传递信息。

当信息从不同的来源汇聚至一个神经元时,会出现"空间总和"现象(Brodal,2010)。一个突触的去极化不足以在突触后细胞上诱发动作电位。但是,在突触后细胞的同部位,来自多个神经元的输入信息可以叠加在一起,就能够达到去极化所需的阈值。

当多个动作电位在一个轴突上以较快的频率传递时,就会出现"时间总和",这些动作电位会相互增强(Brodal,2010),增加信息的强度和持续时间。而突触前抑制会调节冲动的重复发生,如果有必要,会抑制冲动的重复。因此,时间分配调控了动作电位产生的持续时间。

◆ 抑制——中枢神经系统活动的调节

中枢神经系统通过抑制来调节信号的传递。早在100多年前,Sherrington就证明了抑制对于神经活性形成的重要性(Molnár和Brown,2010)。抑制性神经突触存在于中枢神经系统的各个部位,它的功能对于中枢神经系统至关重要(Brodal,2010)。在脊髓中,躯体感觉的处理及运动行为的形成,都需要抑制性神经元的参与。这些运动行为包括简单的保护性反射,也包括复杂的运动任务,例如移动、伸够和抓握等。

一个运动神经元能够接受大约50 000个突触传来的信息。许多抑制性中间神经元的突触直接与运动神经元相接触,以抑制其兴奋性。这些中间神经元也能作用于其他中间神经元,间接发挥作用,要么是直接减少兴奋性,要么是通过双突触去抑制的方式增强兴奋性。对于运动神经元来说,输入信息的总和决定了输出信息状况。因此,一个神经元即便接受了大量抑制性输入信息,也可能会达到激活的阈值。

中枢神经系统中一些特殊的神经递质发挥抑制作用。γ氨基丁酸(GABA)是最常见的抑制性神经递质。抑制有很多种形式,下面列出的是对运动功能具有重要作用的抑制:

- 突触前抑制。
- 突触后抑制。
- 回返性抑制。
- 交互抑制。
- 单向抑制。
- 侧向抑制。

突触前抑制

该抑制方式可以减少突触前细胞的神经递质。突触前抑制对于肌肉运动的精确性、集中性和分级非常重要,此外,对于感觉信息的调控也非常重要（Brodal，2010）。突触前抑制是通过轴-轴突触（由一个轴突与另外一个轴突的突触终扣形成）来完成的。通过该方式，突触前终扣释放的兴奋性神经递质减少，信号传递因此也会减少或停止，无关信息的传递也会停止，感觉信息和意识的反差加大（Brodal，2010）（图1.2）。该效应出现在突触前细胞，而突触后细胞未受影响（图1.3）。

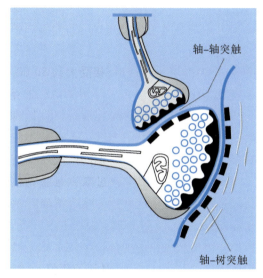

图1.2 突触前抑制

在临床中，躯体感觉信息就是通过突触前抑制来调节中枢神经系统活动的（Brodal，2010）。而突触前抑制主要作用于感觉轴突末梢，来调节感觉输入（Blitz et al，2011）。反射强度是受具体任务的需要来调节的，研究提示，在此调节过程中，突触前抑制对肌梭Ia纤维的调控尤为重要（Kandel et al，2013）。突触前抑制作用于Ia输入纤维，减少作用于运动神经元神经递质的释放，最终减弱Ia输入纤维对运动神经元的作用。因此，减少突触前抑制能够增强反射弧的兴奋性。

中枢神经系统内，轴突分支的数量巨大。因此，一个轴突能够影响许多神经元。神经传递的时间和空间性分布都能被轴突前抑制调控（例如调控运动单元的募集和调整）（图1.4）。

> 传入信息的变化可改变中枢神经系统的活动。

突触前抑制对于运动非常重要，它能够精确调节不同类型的运动，帮助肌肉以正确的顺序在恰当的时间进行募集（Rothwell，1994）。多个系统都会采用突触前抑制的调控机制，以调控跨关节肌肉间的活动，例如站立和行走时的腓肠肌和比目鱼肌。Hayes及其同事（Hayes et al，2012）证实，行走时，站立腿通过肢体间偶合进行负重，并且在肢体摆动过程中，能强烈影响传入突触前抑制的幅度和时序。因此在运动中，对侧肢体的负重信息是重建适当的感觉调控的重要变量。

来自任何一个轴突的冲动都能够通过轴突侧支扩散至大量的神经元（辐散），这

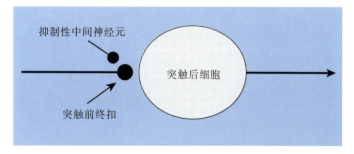

图1.3 突触前抑制。抑制性中间神经元与轴突的突触前终扣形成突触，而突触前终扣又与突触后细胞形成突触

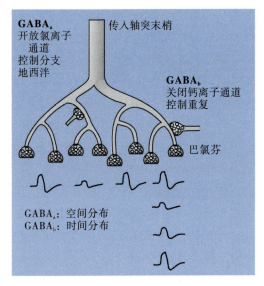

图1.4 通过突触前抑制的时空分布。在轴突分支（$GABA_a$）的位置，突触前抑制可被激活或不被激活，以选择冲动的分布（空间分布）。冲动的重复（时间分布）能够被突触前抑制（$GABA_b$）所调控，如果有必要，则可停止冲动的重复（即调节冲动传递的强度）。GABA = γ氨基丁酸

便产生了冲动的空间分布。轴突侧支出现的地方，能够开启或关闭突触前抑制，使得冲动集中分布。动作电位也因此能够传递至所需要的地方。通过这种方式，来调节一个动作所需运动单元的数量。中枢神经系统能够调节或控制冲动的方向和分布，避免运动单元募集过程中出现过于分散的激活。

脑卒中或脊髓损伤后，由于对脊髓下行控制的丧失，使得突触前抑制减少（D'Amico et al，2014；Faist et al，1999），这可能是感觉功能障碍的原因之一，例如肌张力增加（Hayes et al，2012）。

突触后抑制

当一个神经元抑制另外一个神经元时，可以通过增加突触后膜去极化的阈值，达到突触后抑制的目的。该抑制方式是通过突触前细胞释放抑制性神经递质，改变突触后膜离子通道的状态，使得突触后膜出现一个短暂的超极化过程（几毫秒），从而达到抑制的目的。

还可通过一种不同形式的突触连接，激活细胞内的第二信使系统，该信使能降低离子通道的开放效率，而这些离子通道又与精确信息的快速突触传递相关。该调控过程能够持续几秒到几分钟，并且能够被情绪、运动等类似活动激活（Kandel et al，2013）。

在上述两种突触后抑制过程中，需要更多的易化/兴奋性冲动，使突触后细胞去极化（因为去极化的阈值增高了）。

回返抑制

回返抑制指运动神经元抑制其自身活动。闰绍细胞（Renshaw细胞）介导了该抑制方式。该细胞是专门的抑制性中间神经元，它对运动神经元本身起到回返抑制作用。α运动神经元发出侧支与闰绍细胞相连接（图1.5），而闰绍细胞又回返与同一运动神经元形成突触联系。此外，闰绍细胞也能够抑制协同运动神经元、自身的激动型γ运动神经元、协同γ运动神经元、其他的闰绍细胞和Ia抑制型中间神经元（来自肌梭）。

闰绍细胞主要受到皮质脊髓系统的影响。但是回返抑制对运动神经元的精确作用尚不明了，此外，闰绍细胞的其他抑制形式也不明确。目前有些研究也提出了一些观点（Brownstone et al，2010）。在肢体远端，回返抑制的作用较小，此处的运动形式以快速和自发为主；而在肢体近端，回返抑制对于慢速和紧张性肌肉收缩有着重要的作用。闰绍细胞激活诱发了以下反应：

- 减少运动神经元的激活数量以及它们的激活率。

第1章　应用神经生理学

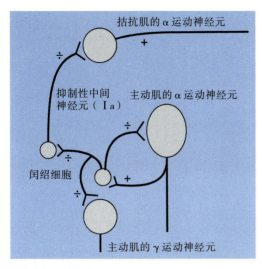

图1.5　闰绍细胞环路

- 调节运动神经元的兴奋性并稳定激活率。
- 通过降低运动神经元对兴奋性刺激的敏感性，增加运动神经元池的差异。这与躯体感觉系统的侧向抑制形成鲜明对比（参见"躯体感觉系统—侧抑制—触觉"部分）。
- 在行走过程中，通过缩短活跃的运动神经元的脉冲序列，增强拮抗运动神经元的兴奋性，对中枢模式发生器（CPG）的节律起调节所用（Brodal，2010）。通过以上的调节，可避免不必要的摇摆运动，并有利于改变行走节律。

闰绍细胞抑制了以下反应：
- 自身主动型α运动神经元。
- 协同运动神经元。
- 自身主动型γ运动神经元。
- 协同γ运动神经元。
- 其他的闰绍细胞和Ⅰa抑制型中间神经元（来自肌梭）。

交互抑制

当主动肌收缩时，拮抗运动神经元受到抑制的生理现象称为交互抑制。该抑制方式是一种自发机制（Kinkou，2012）。一块肌肉或肌群的神经驱动增加，可降低功能性拮抗肌的神经活性。交互抑制能够显著提高人体的运动效率。

交互抑制主要由Ⅰa抑制型中间神经元（ⅠaIN）来完成。该神经元是单突触神经元，由肌梭的初级（Ⅰa）传入纤维激活。ⅠaIN投射抑制拮抗肌运动神经元池。此外，它们还抑制那些接收拮抗肌Ⅰa传入信息的ⅠaIN。激活ⅠaIN能确保在主动肌收缩时，拮抗肌处于放松状态，因此能够预防共同收缩的出现（D'Amico et al，2014）。屈肌和伸肌之间就存在交互抑制，例如腿部的胫前肌和比目鱼肌。而在一些病理环境下，交互抑制不再发挥作用：胫前肌对比目鱼肌的交互抑制消失，而是出现了强烈的逆转作用；在病理改变尚未影响胫前肌活动时，比目鱼肌已受累于过度激活，从而抑制了胫前肌的活动。有些研究表明，在下行控制丧失后（例如脑卒中、多发性硬化、脊髓损伤），介导交互抑制的中间神经元活动减少（Crone et al，2013；Nielsen et al，2007）。

非交互抑制

来自高尔基（Golgi）腱器官的Ⅰb传入纤维可诱发Ⅰb非交互抑制。向同一肌肉运动神经元投射的节段性中间神经元介导了单向抑制。与闰绍细胞和Ⅰa抑制型中间神经元相似，Ⅰb中间神经元也接受不同节段的脊髓上输入。在调节肌张力、姿势和运动控制方面，Ⅰb非交互抑制扮演了非常重要的角色（Mukherjee et al，2010）。

侧向抑制

侧向抑制将在"躯体感觉系统—辨别能力（侧向抑制）"中进行讨论。

◆ 抑制的临床相关性

选择性运动控制主要取决于肌肉在适

当的时间、以适当的顺序被募集,使得肌肉收缩的持续时间和力量大小(离心收缩和向心收缩)适应于目标活动。前述的抑制机制都参与其中。不同的任务或者同一任务的不同时期,各种抑制机制的重要性及各种机制的相互作用都不尽相同。在某些情况下,抑制将有着相反的效果。例如,在行走过程中,小腿三头肌高尔基腱器(GTO)的Ⅰb纤维能够在支撑期增加肌肉的活动,而在摆动期则减少肌肉的活动。

中枢神经系统损伤的患者常常会出现运动控制的减弱,原因有多种:活动的时间和空间分布受损,与持续时间、运动范围及重复次数相关的肌肉和运动单元募集被破坏。因此运动反应要高于正常水平(Cornall,1991)。

当中枢神经系统受损,失神经支配时,患者若试图进行功能独立活动时,一些在正常活动中不会参与的肌肉被募集。例如,当患者试图在站立、转移或行走中保持平衡时,可能引起患侧躯干缩短、手臂或手指屈曲、骨盆回缩或以足蹬地。在临床上,如果患者能够学会选择性控制运动,将会有效阻断这些病理模式。选择性控制能力的增强,说明患者正在学习控制冲动的分布和扩散,以及集中注意力进行运动活动。

对于躯体感觉系统,中枢神经系统内感觉信息的处理也依赖于抑制性突触的传递。目前,人们普遍接受的理论是脊髓后角内的抑制性中间神经元在处理感觉信息过程中,起到了非常重要的作用(Goulding et al,2014)。若缺乏突触抑制,那么后角神经元的感受野大小将迅速发生改变。在病理和慢性疼痛状态下,这是中枢神经系统痛觉敏化的主要原因之一(Zeilhofer et al,2012)。

提高选择性控制能力似乎能够终止活动向无关肌肉的不恰当散布。因此,提高运动的选择性控制能力,能有效去除病理运动模式。中枢神经系统损伤后,运动神经元对兴奋性刺激可能呈现出高敏状态。

小 结

- 神经系统存在两种细胞:神经细胞(神经元)和胶质细胞。
- 神经元的功能对于中枢神经系统来说是独一无二的,胶质细胞的主要作用是支持和保护神经元。
- 神经连接是辐散的,一个神经元能够与多个神经元形成连接,这能使一个神经元的信号传递至多个其他神经元。
- 通过汇聚,一个神经元能够与多个神经元形成突触联系。
- 多个突触前神经元的传入信息作用于突触后神经元,相互叠加,形成空间总和,达到去极化的阈值。
- 多个动作电位在一个轴突上以较快的频率传递,相互叠加,形成时间总和,增加信息传导的强度和时间。
- 中枢神经系统可通过抑制来调节信息的传递,从而减慢中枢神经系统的触发效应。
- 改变传入信息能够调节中枢神经系统的活动。
- 增强选择性控制能够制止运动活动不适当地扩散至无关肌肉。因此,提高选择性运动控制能力有助于阻断病理性运动方式。
- 中枢神经系统损伤后,运动神经元对兴奋性刺激可能会出现超敏反应。

1.2 系统控制:与运动和感觉运动整合有关的系统和结构

对于健康大脑,感觉输入和运动输出(同一部位的肌肉)之间存在高度的有机协调。精细运动依赖于运动和感觉系统的紧密整合。大多数运动需要皮肤、关节和肌肉上的受体源源不断地提供信息,以评估运动是否按计划进行。视觉信息和前庭感觉信息对于运动表现至关重要。无论是正在进行的运动,还是即将进行的运动,感觉信息都能够使中枢神经系统更新和纠正其对肌肉组织发出的指令(Brodal,2010)。上行纤维的活动能够影响下行纤维的活动,反之亦然。躯体感觉和视觉信息对于环境探索非常重要。在运动和平衡过程中,人与环境的相互作用构成了肌肉活动的基础。因此,运动行为是基于环境背景的。

多重神经网络产生运动。

在人体运动的整合模型中,感觉、运动、知觉和认知系统扮演了非常重要的角色,从而使运动更加有效。没有哪个系统是孤立工作的,所有的系统都互相连接形成网络,它们接受、整合和传递信息,并相互影响。"运动是一个与环境关联的混合功能系统的输出产物,在此环境下,感觉、认知和运动的加工处理是互相影响的"(Mulder et al,1996)。运动行为是个体、任务和环境整合的结果。在不同的环境中,不同的系统有着不同的作用,使得运动行为在适当的时刻发生。

中枢神经系统的功能定位是一项非常复杂的工作,但已经取得了巨大进步。从早期的颅相学说(该学说认为人颅骨的隆起代表了某一特定的发达脑区)发展至目前的影像学技术(能让我们看到运行中的大脑)。不同的脑区特化执行不同的功能,但运动行为仍是多个系统相互作用的结果。中枢神经系统的组织结构形式又被称为并行分布处理。很多感觉、运动和认知功能都是通过多个途径来传递的。因此,当损伤发生时,从某种程度上,可以通过其他区域或路径弥补某些功能。(Kandel et al,2013)

接下来,我们将讲述不同的系统,以及与运动和临床推理相关的功能。

1.2.1 躯体感觉系统

不同的感觉能使我们感知环境,并且在环境中活动,还能使我们感知自身的身体。不同的感觉器(感受器)给我们提供了有关身体和环境的信息。感知系统最为主要的功能是提供运动行为所需的感觉信息。理解中枢神经系统如何控制运动输出的关键问题是,要弄清楚感觉输入是如何指挥和通知运动输出的(即感觉运动加工)。

"躯体感觉"这一专业术语是指躯体(身体)内的感觉体验。以下我们仅仅讨论来自皮肤、关节和肌肉的感觉信息。来自GTO、皮肤和关节受体的信息会聚至中间神经元,这在精细运动中起到较重要的作用,例如手的功能(手抓握一个易碎物品)。

目前人们逐渐意识到,感觉信息是运动控制的基础,这也是Bobath观念中理解运动的关键。例如,部分或完全性感觉缺失的患者会缺乏精细和协调运动(Bard et al,1992;Stenneken et al,2006)。伴有完全性粗纤维感觉丧失的失传入神经患者(所有的感觉输入被移除),他们没有皮肤感觉和本体感觉,即便存在视觉信息(Bard et al,1999)还是会缺乏精细运动,出现辨距不良(Forget et al,1995;Lavoie et al,

1995)。

◆ 皮肤感受器

皮肤覆盖人体，是人体最大的器官，它能够提供有关周围环境的相关信息。大量的躯体感觉传入纤维分布于皮肤。皮肤和皮下组织的结构对于人的触觉至关重要，就如同眼的视觉信息对于视力的重要性一样。

如同身体其他部位的感受器，皮肤感受器依据功能也可以被分为以下几类：

- 机械刺激感受器。
- 温度觉感受器。
- 化学感受器。

机械刺激感受器能够向大脑提供不同性质的触觉、机械压力、皮肤伸展的信息。指尖的触觉感受器对于良好的触觉敏锐度来说非常重要，它能让我们更加精确地操控物品。

目前，人体有4种类型的机械刺激感受器，均具有高度的敏感性，共同给我们提供触觉信息。机械刺激感受器分布于皮肤的不同层面。在皮肤的表皮层有两种，分别是Meissner小体和Merkel盘；而皮肤深部组织则有Pacinian小体和Ruffini小体。这些感受器中，有些能快速适应刺激（快适应），而有些则适应较慢。有些有较低的激活阈值，而有些的激活阈值较高。快适应感受器意味着该感受器能够快速对刺激起反应，如果刺激保持恒定，又能快速适应和结束刺激的激活。快适应感受器能告知中枢神经系统脉冲发放的开始和结束（即变化）。除了快适应感受器，还有一种被称为慢适应感受器，例如疼痛感受器、传递身体空间位置及身体各部分相对位置的信息的感受器。平衡信息的传递也是通过慢适应感受器来完成的，因为此时需要获得连续的信息（Brodal，2010）。

皮肤感受器能够将信息的变化传递至中枢神经系统。只要刺激存在，慢适应感受器就能持续地传递信息。因此，在任何时候，中枢神经系统都能及时知晓机体的最新状态。慢适应感受器最重要的功能是感受皮肤的变形和压力。如果一个物体能够让皮肤出现凹痕，那么我们就能感受到这个物体是坚硬的。但如果皮肤能让物体变形，那么我们则认为该物体是柔软的。尽管如此，快适应感受器和慢适应感受器都能同时被激活，并能给中枢神经系统提供关于刺激的信息。

> 皮肤的感受野决定了某一区域的触觉敏感度。

机械刺激感受器有不同的感受野，这主要与感受器的功能相关。感觉神经元的感受野定义为感觉单位接收刺激的区域范围（Brodal，2010）。一般来说，在肢体末端，感觉单位的密度最高（手指、脚趾和嘴唇）；此外，近端肢体的感受野要小于远端肢体的感受野。大约有2000根触觉传入纤维分布于每个指尖。而在手掌和手指的掌侧面，大约有10 000个传入神经元支配无毛的皮肤（Johansson et al, 2009）。因此，与背部相比，在手部能更加精确地定位某一刺激的位置（Brodal，2010）。

皮肤表皮层的感受器能辨别精细的空间差异，这主要是因为每个感受器感受刺激的范围较为局限，使得感受器能够感受精细的触觉刺激，例如阅读盲文时。深层的感受器可感受更广泛的皮肤区域。能被单手抓握的物体，绝大多数都大于一个感受器的感受野，因此，能够刺激大量的感觉神经纤维。

◆ 侧抑制

侧抑制让大脑能够从两个同时给予的

刺激中（两点辨别）感受到皮肤的变形。侧抑制是突触前抑制的一种形式，仅仅存在于感觉系统（Brodal，2010）。刺激皮肤，信息将传递至中枢神经系统。例如手拿一本书，书的边缘与手接触的部位，就是刺激最强的部位，感受器接受刺激后将冲动传递至脊髓，再与背角的抑制性中间神经元形成突触联系（图1.6）。抑制性中间神经元可以抑制其他感觉神经元传递的感觉信息（来源于受刺激区域感受野的外周区域）（Brodal，2010）。因此，中枢神经系统能够接收刺激中心区域的感觉单元所感受的最强烈的刺激。与感受野解剖学范围相比，实际感受野的辨别能力是有所提高的。

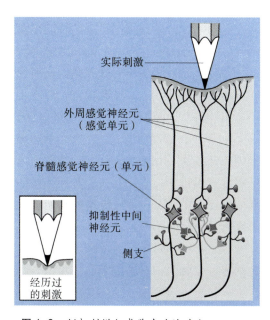

图1.6　侧抑制增加感觉冲动的对比

因此，中枢神经系统能够定位触觉，并能感知变化（开始/停止）、边缘、质地和形状（也就是变化）。如果一个人将他的手放在另外一个人的肩上，那么他就能感知接触部位的形状和温度。如果手不发生移动，那么感受器将很快适应并停止传递冲动。因此，如果不移动手，将无法评估物体的大小、形状、质地和温度。移动对于感受器的激活和信息的获取（通过变化）是必需的，因此对于感觉至关重要。由此可见，运动和感觉是紧密联系的，运动是产生感觉的必要工具。Brodal认为，大多数运动都需要特定的感受器（位于肌肉、肌腱、关节和皮肤）提供持续的信息，以判断运动是否按计划进行（Brodal，2010）。

触　觉

触觉是一种复杂的感觉，包含了多种形式。亚里士多德的5种原始感觉中，从细胞水平来说，人们对触觉的了解最少（Lumpkin et al，2010）。触觉使得绝大多数运动成为可能。如果没有视觉，人们可通过触觉感知物体，并获知物体的特性（例如温度）——这些信息通过其他感觉是无法获得的。当将手或身体的其他部位放在另外一个人的身上或者一个平面上，这是主动触觉；当被物体或人触碰或触摸时，这是被动触觉（Kandel et al，2013）。主动触觉和被动触觉能刺激皮肤上相同的感受器，并能激发相似的传入反应（Kandel et al，2013）。

手通常被称为第三只眼，这是因为即便没有视觉存在，通过手触摸物体也能够创建出一个物体的心理图像。只依赖触觉，人们也能辨别出常见的物体，这种能力被称为实体觉。Klatzky及其同事发现，蒙住双眼的成年人能够在几秒钟内辨别出100种常用物品，并且有着几乎完美的准确度（Klatzky et al，1985）。为区别不同的物体，我们倾向于用被称为探索性运动的立体模式来移动物体。人们通过特定的运动可以让感受器获得最佳的输入信息，例如，用手拂擦丝巾的表面，以感受它的柔软度（这样的动作被称为横向运动）（Lederman et al，1993）。实体觉的信息来源于皮肤的机械刺激感受器以及温度感受器,此外,还有肌肉、肌腱和关节的机械刺激感受器。实体觉也被称为触觉感知,它被描述为"通过触觉,感受和了解物体形状和本质的能力"(Harris et al,2010)。实体觉主要与手功能相关。手的稳定性、灵活性、敏感性和适应能力对于探索环境和操控物体至关重要。

触觉系统(含触觉的任何形式的相互作用)通常被认为是一种感知系统,该系统由两个传入亚系统(皮肤和运动觉)介导,并且还包含了手的主动探索过程(Lederman et al,2009)。

> 实体觉的基础是躯体感觉信息、运动、感受变化的能力及知觉。

近期的研究表明,虽然感觉感受器是形成触觉的基础,但在机械刺激后,组织的力学形状改变也与触觉相关。这意味着人体的触觉敏感度也受到皮肤机械特性的影响,例如指尖大小、表皮的硬度、指纹脊线的间隔距离等(Lumpkin et al,2010)。

在抓握过程中,安全界限(抓握力和负荷之比)是受到精确调控的(Johansson et al,2009)。抓握力足够大才能够防止物体滑落,但抓握力也不能太大。抓握力的调节涉及皮肤传入神经的反馈以及预期的所需抓握力大小的内在模式。在接触物体后的100ms内,抓握力的输出受到调节,以适应物体的特性(Johansson et al,2009)。

操控不同物体的能力取决于预控制的经验(即对实际运动和运动效果之间关系的一种感受)。在获得这种经验的过程中,皮肤感受器起到了非常重要的作用,因为触觉传入信息能提供身体和物体在环境中的机械性相互作用的直接信息(Johansson et al,2009)。

机械刺激感受器除了能感知物体的大小、形状、质地、结构及运动,还能提供有关姿势控制的重要信息。足部的皮肤机械刺激感受器在站立平衡的控制中,扮演着非常重要的角色。站姿的变化与足底压力区的变化相关。感受器能给中枢神经系统提供有关压力中心移动的方向和幅度、足的位置、负荷等重要且可靠的信息。这些信息是步态起动时构建预姿势调整(APA)的部分基础(参见第2章)。在行走中,足底在支撑期处于负重状态。足底皮肤的机械刺激感受器能感受到局部压力的分布情况,并能提供身体运动的间接信息,这些信息主要与支撑基础与稳定极限相关。无论是快适应还是慢适应机械刺激感受器,都对足底的压力高度敏感。

不同的研究采用不同的实验设计去影响感觉传入信息(Kars et al,2009),以探究足底皮肤感受器对于姿势控制的重要性。在这些实验中,研究人员采用各种手段(例如对机械刺激感受器进行冷却、麻醉处理,改变受试对象站立时支撑面的性质等)降低足底的敏感性,此时姿势的稳定性将会受到负面影响(Kars et al,2009)。这些实验充分证实了足底皮肤感觉信息传入对于平衡控制的重要性。

皮肤机械刺激感受器也能传递关节位置的信息。研究已证实了非肌肉性信息传入对于判定位置和移动的作用(Collins et al,2005;Cordo et al,2011)。皮肤感受器能够被激活,传递邻近关节位置的信息(Aimonetti et al,2007)。

◆ 临床意义

对于人类来说,手和手指的主动活动对于触觉是至关重要的。我们通过敲打物体的表面来识别它的质地,通过轻触或探查物体的边缘来判断物体的形状,或通过按压物体表面,以确定其硬度(Lederman et al,1993)。Brodal(2010)认为,大多数运动都需要源源不断的信息转入,这些信息来自肌肉、肌腱、关节和皮肤中的特异性感受器,由此可以知晓运动是否按照预期进行。这有着非常重要的临床意义:一个患者如果只能接收很少或不能接收来自皮肤、肌肉和关节感受器的信息,那么这个患者就无法活动,识别关节位置变化的能力也大大减弱。通过常规的关节位置觉测试,只能测定患者知觉和认知意识的能力,而不能测定患者通过运动来识别关节位置的能力。感受器感知信息,通过脊髓向上传递,经过调制,信息进一步上传至脑干、小脑、丘脑和大脑皮质。大多数中枢神经系统损伤的患者都会出现感觉意识能力的减退,这主要与感知处理功能障碍或者上行传导通路损伤有关,例如,内囊水平损伤等。因此,躯体感觉信息会在多个水平进行整合,但患者并不能感受到这一过程。只有观察患者的功能性活动情况,临床医生才能对其接收和整合感觉信息的能力做出真实的判断。

如果患者不能主动活动,那么就存在习得性废用的风险。因此,治疗师就不得不考虑采用"感觉刺激包"去维持和重塑大脑的身体图式(参见"运动学习与可塑性"部分)。

◆ 本体觉感受器

本体觉是指在无视觉的情况下,感受身体位置和运动的能力。本体觉对于人体功能有着非常重要的作用。虽然皮肤中的感受器也能提供关节位置信息,但是本体觉感受器通常指的是肌肉骨骼系统中的感觉感受器。肌肉和关节中,有两种形式的特异性机械刺激感受器——肌梭和高尔基腱器。

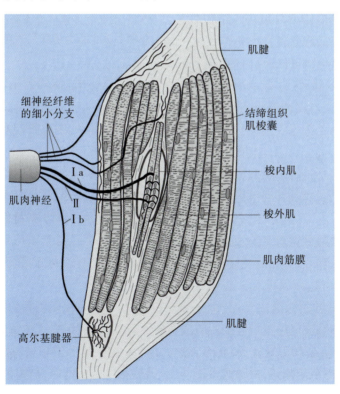

图1.7 肌梭和高尔基腱器。肌梭位于梭外肌(骨骼肌)纤维之间,与其平行排列,并通过结缔组织与肌腱相连

肌梭

在骨骼肌中,肌梭是唯一的感觉器官,它位于肌纤维之间,或与肌纤维平行排列(图 1.7)。每个肌梭的末端都附着于肌内结缔组织,因此也间接附着于肌腱。因此,当肌肉被牵拉时,肌梭也会被牵拉;当肌肉收缩时,只有肌梭末端变短,肌梭才会弯曲变形。肌梭的作用是向中枢神经系统传递肌肉长度、长度变化、速度变化等信息。

肌梭内的肌纤维又被称为梭内纤维,而肌肉本身的肌纤维则被称为梭外纤维。肌梭内有两种特定的梭内肌纤维——核袋纤维和核链纤维。核袋纤维的顺应性更强,因此对牵拉的抵抗力较小,它属于动态敏感性纤维;而核链纤维的硬度更大,属于静态敏感性纤维(Brodal,2010)。

梭内肌纤维的末端是可收缩的,而中间部分则无主动收缩能力。梭内肌纤维的中部被感觉神经末梢所包绕,这些末梢能感受牵拉所致的肌纤维变形。Ⅰa 传入纤维(厚髓鞘,高传导速度)和Ⅱ类纤维将肌梭牵拉的信息传递至中枢神经系统。

肌梭是唯一的机械刺激感受器,它的敏感性可受中枢神经系统调节。核袋和核链纤维末梢都受 γ 运动神经元支配,通过这种方式,可以在肌肉活动时保持肌梭的敏感性(Kandel et al,2013)。因此,当肌肉长度出现不需要的变化时,中枢神经系统能够迅速做出反应。由于 γ 运动神经元支配梭内肌纤维,因此它也被称为肌梭运动神经元。梭内肌纤维末端收缩,可牵拉中部纤维,从而改变肌梭的硬度,并调整其敏感性。与 α 运动神经元相比,运动皮质中有更多的神经元参与了 γ 运动神经元的调控(Lan et al,2012)。

当骨骼肌纤维(梭外肌)收缩时,为了防止肌梭也收缩变短,γ 运动神经元和 α 运动神经元会共同作用于同一肌肉。收缩变短的肌梭对牵拉刺激是不敏感的。α 运动神经元和 γ 运动神经元同时激活的现象被称为 α-γ 共激活作用。中枢神经系统能精确调节肌梭的长度,以适应梭外肌纤维的预期长度。通过这种方式,在肌肉长度发生变化时,能维持肌梭的敏感度,还能对任何不必要的肌肉长度变化做出快速应答。α-γ 共激活作用对于紧张性收缩的维持非常重要。例如,在支撑期时,维护负重腿膝关节的稳定性。

Ⅰa 传入神经纤维与 α 运动神经元之间是单突触联系。此联系方式是单突触牵张反射的生理基础,例如膝腱反射、跟腱反射等(参见"脊髓"部分)。Ⅰa 传入纤维也是回返抑制的初级感觉传入纤维(参见"回返抑制"部分)。

自觉或不自觉的关节位置觉部分来源于肌梭的传入信息,同时,皮肤的牵张感受器也会提供相应信息,在两者的作用下,形成非常精确的自觉的关节位置觉,而这同样也是不自觉的自发姿势调整的基础(Brodal, 2010)。

当中枢神经系统计划执行运动时,肌梭能够给中枢神经系统提供持续的动力学信息,这些信息包括了身体的起始状态、关节位置的变化等。近期提出的运动控制理论包含了"前向模式",在此模式中,通过预测感觉状态来指导运动活动(参见"小脑"部分)。肌梭传递的信息用于构成"前向感觉模式",而梭内肌(γ)主要传递的是在运动进行时,计划执行的关节角度等动力学信息。如果运动没有预期进行,那么中枢神经系统将会纠正运动活动。通过这种方式,中枢神经系统能够精确调整和控制运动活动,提高中枢神经系统对意外干扰的反应,例如平衡扰动(Brodal,2010)。

第1章 应用神经生理学

当运动终止后,肌梭接收的信息将被大脑利用来评估运动活动的结局。因此,肌梭参与评估机体的起始状态、监控运动进展、评估运动执行的结局。

肌梭的数量在不同的肌肉中变化很大。对精确运动要求较高的肌肉,肌梭含量较多(例如手部小肌肉或背部深层姿势肌)。

肌梭能持续不断地告知中枢神经系统肌肉的状态(Dietz,1992)。中枢神经系统因此随时都能知晓即将进行的运动是什么,正在进行的运动是什么,已经进行的运动是什么,并进行比较。

高尔基腱器

高尔基腱器(GTO)是专门的机械刺激感受器,它与梭外肌纤维呈串联排列,位于肌腹和肌腱的连接处(图1.7)。高尔基腱器的结构比肌梭简单,包含了一些感受终梢,交织于肌腱胶原纤维束之间,同时与肌纤维相连接的一小股肌腱穿过这些感受终端。这些感受终端具有较低的阈值和较高的动态敏感性,这使得高尔基腱器能够为中枢神经系统提供有关肌肉张力的反馈信息(Brodal,2010)。

多个肌纤维可同时与一个高尔基腱器相连接,这些肌纤维属于多个不同的运动单元。因此,腱器能够监测肌张力的变化情况,还能监测同一时间内、同一肌肉中不同的运动单元活性分布情况。与被动牵拉肌肉相比,腱器对于肌肉主动活动所产生的肌张力更为敏感(Brodal, 2010)。高尔基腱器并未接受来自中枢神经系统的传出神经支配,因此,中枢神经系统不能调整其敏感性。

支配高尔基腱器的感觉神经纤维被称为Ib纤维,它的结构与Ia纤维相同(厚髓鞘和高传导速度)。在被动刺激的情况下,高尔基腱器能诱发相应肌肉的抑制反应,该效应是由脊髓Ib中间神经元介导完成的(参见"单向抑制"部分)。最初人们认为高尔基腱器只是单纯起到保护肌肉的作用,但是,现在人们已经了解到,高尔基腱器能够感受肌张力的微小变化,因此能告知中枢神经系统肌肉的收缩状态。在肌肉即将进行负重时(例如步行时处于支撑期的小腿三头肌),高尔基腱器接收的信息将会增加肌肉的活性,因此能帮助维持肌肉张力。

一般来说,行走时,在摆动期转换至支撑期时,高尔基腱器主要兴奋伸肌相关运动神经元,以改进步行的支撑期(Brodal,2010)。

临床相关性

在控制和调整下肢肌肉激活方式时,足部是外周信息输入的重要部位(尤其是支撑期和站立时)。足是人体非常重要的感受野,由大量的皮肤、关节、肌腱和肌肉感受器组成(包含了足部固有肌肉)。人们已经认识到足部损伤会改变姿势和步态的稳定性。这些损伤要么是感觉神经障碍,要么是肌肉、骨骼或支持组织的机械损伤(Wright et al, 2012)。

对于人体,人们认为中枢神经系统系统的指令和感受器的反馈共同控制运动。在中枢模式发生器(CPG)对环境的适应和调整中,传入信息起到了决定性作用(参见"脊髓"部分)。具体而言,高尔基腱器、肌梭、关节和皮肤感受器感受负重和(或)长度反馈,这为步行时运动控制提供了重要反馈信号(af Klint et al, 2010)。研究表明,运动中,负重(足跟着地)和不负重(足跟离地)为中枢神经系统提供了空间和时间参数、本体觉信息、压力感受器、下肢募集方式等各种信息（Trew et al，1998）。通过影响支撑期持续时间，负重可调节步态循环。在人体中，研究人员已经观察到了负荷敏感性。高尔基腱器可提供下肢伸肌的负重信息。在支撑期，下肢伸肌的高尔基腱器被激活，能够抑制屈肌的活性。这种调节过程是非常重要的，因为摆动期起始前，需要减少支撑腿的负重（Hubli et al，2013）。下肢伸肌的活动程度与身体负重百分比高度相关，呈现功能相依赖性（Mudge et al，2001）。在支撑期末期，负重腿的负重减少，高尔基腱器的易化活性也减弱，这有利于支撑期向摆动期的转换。肌肉传入反馈体现在步态循环的各个时期，主要是调节步态循环各个时期的持续时间，易化各个时期的转换过程（Rossignol et al，2006）。

中枢神经系统损伤的患者常常出现踝足控制和活动的减退：有时会出现腓肠肌张力增高或僵硬，这会妨碍足跟着地，患者不能主动背屈踝关节，或在行走时激活足内翻和跖屈模式。在支撑期，患者足跟不能着地，从而妨碍支撑期的稳定性，而稳定的支撑期又是有效摆动期的先决条件。

> 足跟着地对于支撑期的启动非常重要，对于移动同样重要。
>
> 足跟离地是支撑期结束的重要信号，也是摆动期起始的重要信号。

躯体感觉信息在脊髓水平的整合

成千上万的感觉神经元持续不断地向中枢神经系统传送信息（传入神经元）。感觉信息通过脊神经传递至脊髓。人们认为感觉信息的整合始于脊髓。传入神经元的兴奋性和抑制性突触活动进行各种整合，主要方式是总和、闸门控制和调制。

感觉神经元的胞体位于大脑的外部和脊神经节（靠近脊髓）。与脊神经相连接的脊神经节称为背根神经节（后根神经节），这是传入神经进入中枢神经系统的部位。背根节神经元是躯体感觉系统的初级感受细胞。此外，背根节神经元也是初级神经元，它激活了感觉信息整合加工过程（Kandel et al，2013）。来自感受器的传入纤维与背根节的初级神经元形成突触连接，将冲动传至脊髓。这些冲动信息不仅仅通过上行通路（又被称为传导束）传递至更高的中枢神经系统，还会通过脊髓中间神经元传递至局部神经元网络。局部神经元网络是躯体反射弧和自主反射的基础（Brodal，2010）。形成反射是感觉运动整合的机制之一。通过反射，可使感觉反馈迅速与中枢神经系统运动指令相结合，以调整和改进运动控制（参见"脊髓"部分）。

大多数中间神经元也能在不同的节段通过脊髓固有束形成连接。因此，信息进入脊髓后，能够同时扩散至多个脊髓节段。信息的扩散依赖于这些中间神经元（接收来自上行通路的信息）突触的影响范围。第一级中转神经元是调节外周传入信息的第一站。人们对脊髓已经进行了深入研究，尤其是在猫身上做了很多研究。研究已证实，感觉传入和下行运动传导通路汇聚至共同的脊髓中间神经元（Petersen et al，2003；Nielsen，2004；Brodal，2010）。对于人体来说，在运动的时候，运动指令和感觉反馈的整合参与了肌肉活动的控制。下行的脊髓上传入信息和感觉反馈汇聚于共同的脊髓中间神经元，这被认为是运动中枢神经系统控制的基石（Nielsen，2004）（参见"脊髓"部分）。

◆ **上行系统**

概　述

如前所述，外周神经系统接收和传递躯体感觉信息至脊髓。在此，我们将更为详细地讲述信息在中枢神经系统内的传递。躯体感觉系统包括感受器和感觉信息传递途径（从躯体传递至脑区）。大脑整合这些信息，并执行功能。传导束是中枢神经系统内信息的联系途径。上行传导束是感觉传导通路，将感觉信息传递至大脑。不同类型的躯体感觉感受器通过不同的路径传递信息，躯体感觉的次感元在大脑皮质是分开的（Kandel et al，2013）。躯体感觉传导束依据传导束的来源和终点进行命名。如果传导束命名以脊髓开头，例如脊髓小脑束，那么意味着该感觉传导束的信息传递途径是脊髓至小脑。

意识性躯体感觉信息主要通过两种途径传递（图1.8）（Kandel et al，2013）：一种是"背柱-内侧丘系"传导途径，该途径主要传递触觉、本体觉和振动觉信息。另一种是"前外侧系统"，主要传递的是痛温觉。这两种通路中共有3种神经元将信息从外周感受器传递至大脑皮质（Brodal，2010）。这三种神经元分别被称为初级神经元（感觉信息传递的起始）、二级神经元和三级神经元。这两种传递通路的初级神经元胞体都位于脊髓背根节，它们的中枢神经系统轴突投射至脊髓。二级感觉神经元胞体位于脊髓灰质或脑干灰质，三级神经元的胞体则位于丘脑。大脑皮质产生意识感觉前，在每个中转站，信息都会被进行广泛的过滤和处理。

除了上述两种传导通路，还有其他的躯体感觉传导路径：腹侧和背侧脊髓小脑束。

在感觉传导束中，神经元依照以下3个解剖学原则进行排列。

- 感觉形态：在传导束中，来自各种类型躯体感觉的感受器的信息是各自独立的。
- 躯体部位定位：在上行传导束中，传导纤维依据起始位置排列。
- 内-外侧原则：在低节段加入脊髓的感觉神经元位于脊髓的内侧，而高节段加入脊髓的感觉神经元则更靠近脊髓的外侧。

背柱-内侧丘系传导通路

背柱-内侧丘系传导通路是最主要的躯体感觉传导通路，它将躯体感觉由外周感受器传递至皮质（Brodal，2010）。它传递的信号是来自皮肤肌肉和关节的低阈值机械刺激感受器。脊髓背柱的内侧部分又被称为薄束，它接收T6以下的躯体感觉信息；薄束外侧的是楔束，它接收的是T6以上的感觉信息，例如上肢、躯干和颈部（Brodal，2010）。该传导通路是一高速传导通路（高度髓鞘化），传递了触觉、压力觉、振动觉和本体觉信息（Brodal，2010）。该传导束内，初级感觉神经元同侧上行不交叉，投射至脑干内的薄束核和楔束核（二者也统称为背柱核）。在背柱核内，信息被过滤和处理，然后传递至二级感觉神经元，再交叉至对侧，形成内侧丘系。丘脑的三级感觉纤维再通过内囊后肢上传。这些纤维将最终投射至皮质的中央后回，也被称为感觉皮质。

前外侧系统

前外侧系统包含了3种传导路径：脊髓丘脑束、脊髓网状束及脊髓中脑束（Kandel et al，2013）。这些传导束主要传导粗触觉、痒感、瘙痒、痛觉、内脏信息和温度觉等信息。粗触觉指的是粗略定位、识别度较低的感觉，它的精确度较低，因此不由背柱-内侧丘系传导通路传递信息。

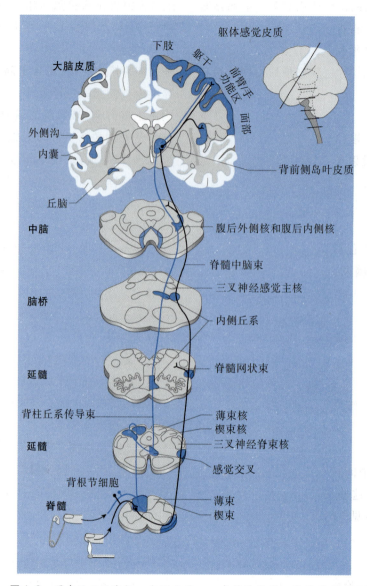

图1.8 图中显示了背柱－内侧丘系——感觉神经进入脊髓的通路，以及同侧传递至脑干薄束核和楔束核的神经通路。神经交叉形成内侧丘系。脊髓网状束和脊髓丘脑束进入脊髓后进行交叉，然后形成前外侧系统。这两个系统从脑干进入丘脑，再到达皮质［源自Kandel及其同事的研究（2000,p447），经许可重新绘制］

- 脊髓丘脑束对于机体察觉有害的、热的和内脏的信息非常重要（Kandel et al, 2013）。初级感觉神经元位于脊髓背柱神经节（需要注意面部的痛温觉通过独立的传导通路传递至丘脑），二级神经元则位于脊髓的后角。二级神经元发出轴突，经中线交叉至对侧，形成脊髓丘脑束。这些神经元的轴突继续上行至丘脑。三级神经元位于丘脑，经过内囊的后肢，终止于中央后回的躯体感觉皮质。
- 脊髓网状束（或脊髓网状丘脑束）是感觉钝痛、酸痛或烧灼痛的重要通路，并且还与疼痛的情感体验有关。该通路起源于脊髓背根神经节,二级神经元投射至脊髓上水平和其他脊髓层,然后双侧投射至网状结构。信息最后由网状结构传递至丘脑。

在丘脑,这些传导通路并非呈现精确的躯体定位。慢(钝)痛也不能很好定位。丘脑再向上投射至大脑皮质多个区域,包括了中央后回、岛叶和前扣带回。疼痛信息由几个传导通途传递,这些传导通路将疼痛信息部分布至神经系统的多个区域,这些传导通路包括了脊髓丘脑束、脊髓网状束、脊髓中脑束、颈髓丘脑束和脊髓下丘脑束(Kandel et al, 2013)。投射至后角的下行通路在痛觉信号传递的调节中也扮演了重要角色(Aziz et al, 2006; Kandel et al, 2013)。

脊髓小脑前束和脊髓小脑后束

虽然很多感觉信息是意识性信息(在皮质形成突触),但是仍有大量信息是非意识性感觉信息。脊髓小脑前束和后束都起源于脊髓的中间神经元,终止于小脑蚓部或脊髓小脑,这些小脑的传入纤维被称为苔藓纤维(参见"小脑"部分)。虽然两条通路的起源相同,但是它们却传递不同的信息(Kandel et al, 2013)。当肢体进行主动运动和被动运动时,脊髓小脑后束传递的是来自肌肉和关节感受器的躯体感觉信息(Kandel et al, 2013)。而只有在肢体主动运动时,脊髓小脑前束才会传递信息。这些输入信息可及时告知小脑在同一时间运动活动的不同方面,并可进行信号对比。

丘脑

丘脑位于大脑的深部,是间脑的一部分,它包括了两个主要部分:丘脑和下丘脑。丘脑形如大个的鸡蛋,包含了50~60个神经核团。对于大多数传至大脑皮质或来自大脑皮质的感觉信息,丘脑起到了门控制、处理和传递的作用(Kandel et al, 2013; Cappe et al, 2009)。人们认为丘脑是大脑的核心结构,包含了高度专业化的神经核团,这些核团与大脑皮质的特定区域相连接。丘脑与大脑的运动和感觉区域有着密切的关系。除了丘脑皮质存在联系,丘脑还与基底节(BG)、红核和小脑相互连接,因此丘脑能够处理不同类型的信息。丘脑也是重要的神经网络集成中心,能够调节机体的行为(Haber et al, 2009),影响注意力和意识的水平(Brodal, 2010)。

丘脑的核团被分为四群:前核群、内侧核群、腹外侧核群和后核群。依据与皮质的联系,丘脑也能进一步进行功能分区(Schmahmann, 2003):

- 网状和板内核群有利于觉醒和伤害体验。
- 效应器核群主要与运动功能和语言相关。
- 联络核群主要与认知功能相关。
- 边缘核群主要与情绪和动机相关。
- 感觉核群在多重感觉的整合及感觉运动整合中起作用。

机体的感觉信息传递至皮质(除了嗅觉)都要经过丘脑(Brodal, 2010)。除此之外,下行抑制(调节脊髓后角的痛觉输入)中,也有丘脑的涉及(Aziz et al, 2006)。

感觉核团有精确的躯体定位构象,腹后外侧核(VPL)和腹后内侧核(VPM)的损伤,将会在受累区域导致局部的感觉障碍(Schmahmann, 2003)。躯体感觉冲动离开丘脑后,将通过内囊上行传递至皮质的躯体感觉区域。此外,皮质也能通过皮质-丘脑连接,作用回丘脑。因此,丘脑神经元接收大量来自皮质的输入信息,进而影响丘脑对感觉信息的处理。因此,皮质也能影响丘脑对信息的处理，从而形成自身输入的特质（Brodal，2010）。

视觉、视觉通路和视觉处理

视觉系统始于眼和视网膜。感受光的受体又被称为光感受器。有两种类型的光感受器：视网膜的视杆细胞和视锥细胞（Kandel et al，2013）。两种感受器都接收视觉信息，形成视觉世界（Brodal，2010）。与其他的躯体感觉感受器不同，光感受器并不属于外周神经系统，而属于中枢神经系统。靠近视轴的视网膜被称为中央凹，在这个位置视觉最为敏锐（Kandel et al，2013）。

视觉传导通路始于视网膜神经节细胞，它们的轴突离开眼睛，进入视神经。视神经中，90%的轴突在视束内继续上行，经过丘脑的外侧膝状体，最终到达初级视觉皮质。该传导通路被称为初级通路或膝状体纹状体通路；而其余10%的传导束经过中脑，特别是上丘和顶盖前核，该通路将视觉信息传递至中脑的上丘核，这些信息要么直接来源于视神经，要么间接来源于视皮质。该通路主要与眼部和头部的反射运动相关。通过该反射，人体能自动地将头部转向环境中的某些事物，同时还能控制眼的运动。

视觉信息也能传递至小脑，在协调控制中起作用。

视觉皮质

初级视觉皮质是视觉信息进行脑皮质第一级处理的部位（Kandel et al，2013）。围绕初级视觉皮质的几个视觉联合区能将眼睛所感受的基本信号转化为有意义的信息。根据Milner和Goodale（2008）的研究，依据不同的目的，视觉信息的转换方式也有所不同。视觉信息依照两种途径传递：腹侧流和背侧流，从而进行进一步的视觉处理（Mishkin et al，1983；Kandel et al，2013）。腹侧流起源于初级视觉皮质，沿着腹侧面进入颞叶皮质；背侧流也源于初级视觉皮质，但是沿着背侧面，进入顶叶皮质（Kandel et al，2013）。腹侧流侧重于个体所看到的内容，以及所看到的内容物的用途是什么，该信息通路对于物体识别至关重要。而背侧流则参与识别刺激的起始位置等信息，这可用于指导运动，该通路也可指示机体如何做事情，例如，基于视觉信息（物体形状和大小），如何能抓握一个物体（Koziol et al，2011）。背侧流又被称为视觉-行为通路。在适应性行为产生的过程中，以上两种通路高度关联，但又相互补充（Kravitz et al，2011）。

眼-手协调

伸出手，然后抓握一个物体的动作，是一个基本的视觉引导的活动，这个动作每天要发生多次。当手的运动和眼的运动结合起来时，伸手抓取活动的精确度最高。在执行目标导向性手部活动，抓握一个看得见的物体时，视觉和本体觉有不同的作用（Sarlegna et al，2014）。Jeannerod及其同事（1995）的研究显示，伸手动作的各个组分是相对独立于抓握动作的：视觉的双运动通道理论认为，抓握（伸手和抓住）包含了两个动作——伸手动作指的是根据物体的外在属性（例如位置）伸出手，而抓住动作指的是调整手的形状以适应物体的内在属性（例如大小和形状）。因此手部抓握的控制是通过两个视觉运动通道来完成的：伸手组分使得手能够朝着物体进行运动，而抓握成分使得手指会依据物体的大小和重心，预先进行调整（Grol et al，2009）。

要让伸手的动作能如期地到达目标，仅仅知道目标的位置是不够的，手的起始位置非常重要。视觉、本体觉能让机体了解手的起始位置。物体位置的信息编码主要依赖视觉（Khan et al，2007）。而大脑既能编码手的位置信息，也能通过手臂的本体觉获取手的位置信息（Vesia et al，2012）。手位置和目标定位的视觉信息主要用于明确伸手动作的运动学规划。伸手和抓握两个动作短暂地整合成一个动作，依赖于中央凹视力（Karl et al，2013）。然而，手部动作也可能在没有眼部运动的情况下完成，但精确性稍差。例如，看书的同时伸手拿一杯咖啡，精确性下降是因为此时依赖的是外周视野，而外周视野的空间分辨率较低。

中央和外周视野

视野指的是人头部和眼球固定不动的情况下，眼睛观看正前方物体时所能看得见的环境范围（Brodal，2010）。大脑皮质神经网络对周边和中央视网膜存在不同的特异性，再加上视网膜空间结构的特点，使得视网膜中央和周边的视觉功能也有所不同。与周边视网膜不同，中央视网膜对于图像对比和位移较为敏感，而外周视野则具有更大的空间范围。这种视觉功能的不同体现在物体定位和移动上。当物体的图像直接被视网膜中央凹接收时，物体具有最好的清晰度（Brown et al，2005）。几项研究已经证实，特定的视觉信息对于伸手抓握动作的顺利完成非常重要（Burbeck et al，1990；Levi et al，1996）。除此之外，外周视野视物时会减少个体对手部位置（相对于目标物体）的感知（Saunders et al，2004）。

如果要将手准确地伸向目标物体，则必须要处理目标物体和手的位置信息，这两个信息将联合确定目标物体相对于手的定位。两种类型的信息将确定手的位置，即感觉到的位置（本体感觉）和视觉看到的位置（视觉信息）。这两种类型的信息最终产生视觉－触觉现象。当我们看到一个感兴趣物体，会自动伸出手抓住和操控该物体。个体看着自己的手能提高手部的触觉敏感度，这种现象被称为触觉效应的视觉增强。观察身体部位能建立视觉语境，从而增强触觉的处理（Cardini et al，2011）。在躯体感觉皮质，侧抑制的强度受到视觉语境的调节（特定的身体视觉）。除了能增强触觉的空间敏锐度，身体视觉还有其他的躯体感觉效应：Longo及其同事的研究（2008）证实，身体视觉还具有镇痛效应。

临床意义

外伤或中枢神经系统疾病能损伤不同节段的视觉传入通路，从而损伤视觉。从视网膜到视觉中枢都有可能受损，因此神经系统疾病经常会引起视觉功能受损。

枕叶是处理、分析和识别双眼所接收的视觉信息的部位。如果枕叶被损伤，将会导致"皮质盲"，或皮质性视损伤（CVI）。这意味着即便患者的眼睛和视神经未受到损伤，但大脑的视觉系统依然无法理解和解释眼睛所看到的东西。视觉的损伤程度可以是严重的视觉损伤直至全盲。脑卒中患者最常出现皮质盲，但外伤或低氧损伤也会出现皮质盲（Sand et al，2013）。

脑卒中后的视觉障碍是大脑整合的结果，也是由于视觉功能涉及广泛的脑区所致（图1.9）。

约有30%~40%的脑卒中患者和50%的创伤性脑损伤（TBI）患者患有卒中后视觉损伤（Sand et al，2013；Kerty，2005）。偏盲（视觉缺损，单眼或双眼视野半盲）是最常见的症状，但忽略、复视、视觉敏锐度减退、眼睑下垂（上眼睑或下眼睑下

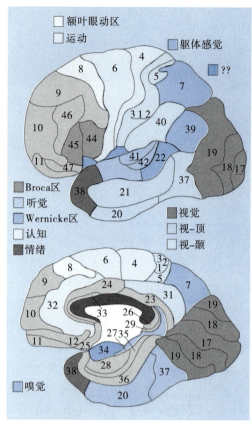

图1.9 视觉、运动活动、言语、听觉、认知、躯体感觉和情绪在大脑的区域。很多区域接收或整合来自视觉系统的信息。数字指的是Brodmann分区,是根据大脑结构进行分区的(图片经科罗拉多大学Mark W Dubin教授许可转载)

垂)、瞳孔不等(双侧瞳孔不等大)和眼球震颤(眼球不受控制地运动)也很常见(Sand et al, 2013)。根据Rowe及其同事(2013)的研究结果,23%的可疑视觉受损的脑卒中患者出现了凝视功能障碍。对于神经系统未受损的人群来说,行走和转身是通过预凝视和头部移动来完成的,这些要先于步态轨迹的变化。已经证实,脑卒中患者在行走和转身期间,会出现凝视和姿势协调的改变。

伸手抓握需要与眼部活动协调进行(也就是我们要能够转动头部和眼睛朝向目标物体,然后精确地抓住物体)。预定位及头部和躯干的稳定性对于凝视稳定性是必需的,因此对于伸手抓握也是必需的。

镜像疗法的应用

在镜像疗法(MT)中,患者坐在镜子面前,镜子与患者的中线平行,并挡住患者受累侧肢体的视线。当患者看镜子时,能看见健侧肢体的镜像,受累肢体位于镜子的后面,好像是受累侧肢体。这种摆放可产生一个视错觉,即从视觉上可以让患者感觉健侧肢体的活动或触觉就像瘫痪或疼痛侧肢体的一样,从而影响患侧,促进患侧的康复。在临床上,MT主要用于脑卒中、幻肢痛和复杂性局部疼痛综合征的治疗。MT的治疗原理主要与"镜像神经元"的激活相关(参见"二级躯体感觉皮质"部分)。最近,一篇系统性综述文章的结论是"目前关于MT对于什么样的患者最为有效,以及MT怎样才能更好应用等问题知之甚少"(Rothgangel et al, 2011)。尽管如此,还是有些重要问题需要考虑,包括手在镜箱内的姿势与计划任务的关系,双手是否必须摆成相同的姿势,以及任务对双手是否合理等。因此,任务的选择需要考虑到双手的情况。患者的坐姿也是需要关注的问题,还需要考虑头部和身体的稳定性,以保证定向和凝视的稳定性。

◆ 大脑皮质各区的简单定位

在描述大脑皮质在躯体感觉中的作用之前,我们先要阐明述皮质各区域的定位情况。

大脑皮质是大脑灰质的最外层,覆盖整个大脑。它分为左右两个半球,是人脑最大的部分(Kandel et al, 2013)。大脑皮质的表面是褶曲的,这些褶皱称为脑沟。脑沟之间是脑回。这种解剖学结构增加了皮质的表面积,也就是说在有限的空间内可有更多的神经细胞(Kandel et al, 2013)。

依据大脑最显著的沟和回,将大脑分为4个脑叶:额叶、顶叶、枕叶和颞叶。这些脑叶是依据覆盖它们的颅骨来命名的(Kandel et al,2013)。

大脑皮质的 Brodmann 分区是由德国解剖学家 Brodmann 定义和划分(Kandel et al,2013)。Brodmann 将大脑皮质分为52个区域;依据大脑神经元的构成和形状,建立了大脑细胞结构图。例如,1区至3区是初级感觉皮质。4区是初级运动皮质,17区是初级视觉皮质(Kandel et al,2013)。脑叶之间相互连接,紧密合作。大脑是一个动态系统,它的每个部分都有广泛的神经元网络,从而形成感知和运动。

额叶包含了大脑皮质前1/3的区域。该区域包括了初级运动皮质,即M1区(是额叶最后的部分),还包括了运动联合区:运动前区(PMA)和补充运动区(SMA)。除此之外,额叶还包括了前额皮质,这是一个联络区,对于执行功能非常重要。顶叶的主要功能是感觉和知觉。颞叶包含了初级听觉皮质,而枕叶包含了初级视觉皮质。

皮质的躯体感觉区

皮质的很多区域都参与了感觉信息的处理(图1.10)。顶叶的中央后回主要用于接收皮肤、骨骼肌肉和内脏感觉冲动(Brodal,2010)。该区域又被称为躯体感觉皮质,主要分为3个区域:初级躯体感觉皮质(S1)、二级躯体感觉皮质(S2)和后顶叶皮质(也被称为后联合区)(Kandel et al,2013)。感觉信息的处理方式有串联式和并联式处理。

初级躯体感觉皮质(S1)

人类皮质中的 S1 区有4个不同的区域,主要是 Brodmann 3a 区、3b 区、1区和2区。

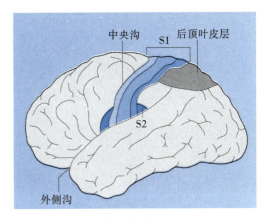

图1.10 皮层的躯体感觉区

20世纪40年代,加拿大神经外科医生 Wilder Graves Penfield 绘制了人类 S1 图,也构建了人体神经图,也就是"感觉人形图"(图1.11)。该图是根据外周感受器接收信息的情况而绘制的(Brodal,2010),显示的是一个变形的人体,这是因为该图是依据感觉感受器的密度而确定躯体感觉区域大小的,而并非躯体感觉区的实际大小。例如,与躯干相比,手指和嘴部占据更大的皮质空间。初级躯体感觉皮质接收的信息来自对侧身体的触觉感受器和本体觉感受器。大多数上行传导束都会交叉到对侧再终止于皮质。如果在日常生活中,个体对于触觉有着非常高的要求(例如小提琴家、盲文阅读者),那么其初级躯体感觉皮质的面积将扩大(在"皮质的可塑性"部分,我们将讨论损伤后阅历经验如何改变皮质图结构)。

二级躯体感觉皮质

因为 S1 区主要处理和编码对侧半身单一形态感觉的类型和强度,因此,研究人员推测双侧二级躯体感觉皮质(S2)主要完成感觉运动的整合,尤其是身体两侧的整合。S2 也参与疼痛刺激和运动准备的整合(Beudel et al,2011)。和 S1 区一样,S2 区也存在身体图。

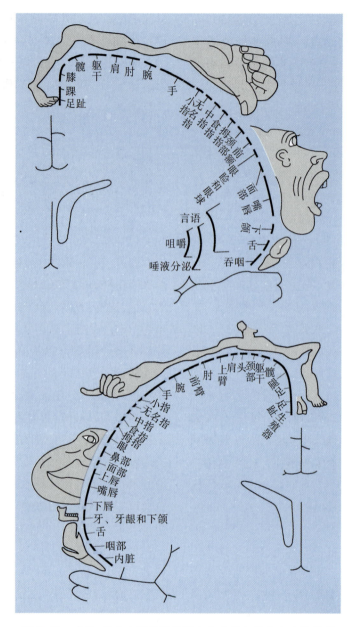

图1.11 感觉、运动人形图显示了人体感觉和运动在皮质投射的结构

二级躯体感觉皮质位于枕叶前运动通路中,该区域在运动活动、运动观测及运动想象时被激活(Beudel et al,2011)。在此区域,运动执行和运动观测时的神经元反应非常相似,因此,该区域又被称为镜像神经元系统(MNS)(也就是说该区域存在镜像神经元)(Rizzolatti et al,2004)。研究表明,在运动观测中,如果被观测的运动属于个人的运动技能(也就是说这是个体能够执行的运动),那么 MNS 系统更易被激活。根据 Beudel 及其同事(2011)的研究成果,在感觉信息与个体身体图式的匹配中,S2 区有着重要的作用。此外,个体若要执行所观测到的动作,S2 区在编码这

种可能性时也发挥着重要作用。因此,S2区包含了能够存储运动时肢体姿势的神经基础,还能够将这些信息映射至运动前区和运动区,而这些区域包含了相应的运动程序。

后顶叶皮质:多通道联合区

感受器接收不同的信息,通过独立的上行通路上传,到达S1区。为了让身体可与外部对象产生相互作用,大脑需要将不同类型躯体感觉信号与视听信息进行整合。后顶叶皮质(PPC)通常被认为是融合不同模式感觉信号的关键脑区。除了整合视觉和躯体感觉信息,后顶叶皮质还利用这些感觉信息给运动前区发出指令,尤其是对于视觉引导的运动(Kandel et al,2013)。

前额皮质

从侧面,前额皮质(PFC)能够被分为3个子区:腹外侧前额皮质、背外侧前额皮质以及吻侧前额皮质(Gilbert et al,2008)。前额皮质广泛接受来自顶叶、枕叶和颞叶感觉区域的各类传入信息。此外,该区域还与边缘联动区和基底节相关联(Gilbert et al,2008;Lundy-Ekman,2007)。因此,前额皮质能够整合不同的高级别信息,控制大脑的各个系统(Gilbert et al,2008)。前额皮质还有助于进行执行控制,即个体能够依据内在计划或目标选择动作的能力(Lundy-Ekman,2007)。目的性行为需要集中注意力。前额皮质主要处理与即将执行的特定任务相关的特定信息,因此,它是大脑内具有行动导向性功能的脑区。对特定行为选择适当的活动,也是前额皮质的功能(Brodal,2010)。

身体图式和内在模式

长期以来,神经科学家都致力于研究大脑是如何反映身体的。100多年前,神经病学专家发现身体加工的三要素:①体位模式:用于发现身体姿势和运动的改变;②表面模式:指皮肤刺激在身体表面的定位;③躯体的意识性视觉影像:对应的是躯体意象的概念(Holmes et al,2004;Kammers et al,2010;Dijkerman et al,2007)。

以上几个概念已经出现在一些书籍和研究中,研究者试图通过这几个概念去定义和解释身体图式。目前,人们认为,大脑内有几种类型的身体反映,但这种身体反映究竟是什么或者说是哪几种类型,并未达成共识(de Vignemont,2010;Gallager,2005;Berlucchi et al,2010)。在文献中,身体图式和身体意象并不是同一个意思。De Vignemont(2010)将身体图式定义为"持续更新的躯体感觉运动图像,它对于活动情境、通知大脑哪个部分属于身体,这些部分目前的定位信息等都非常重要"。因此,身体图式包含了与活动有关的所有信息(例如身体姿势、肢体大小、肌肉力量、关节活动度等)(Kammers et al,2010),在运动过程中,身体图式是会持续更新的。而身体意象关注的则是身体外表的意识性知觉,这包括了身体大小、形状和其他特征(Brodal,2010)。换言之,身体意象关注的是感知确认和识别,通过对自身身体特征的判断,有意识地感知身体的位置。而大脑可以利用身体图式去计划和执行活动。依据运动所需的与身体相关的信息,例如姿势、肢体大小、肌肉力量等,去告知怎样到达计划的位置(Kammers et al,2010)。

历史上,人们着重强调本体感受系统对多种感觉身体图式的作用。然而,目前的看法是身体图式包含了所有的躯体感觉信息及视觉、听觉,有可能还包括了前庭信息(Holmes et al,2004;Lopez et al,2012)。有证据表明,在手部活动时,前庭信号能够更新身体图式,也能使我们执行动作及与物体相互作用的方式更为合理。身体图式的各种信息考虑了身体的度量特征,这是在抓握及伸手够物体时需要考虑的问题(Lopez et al,2012)。

顶叶 5 区对于感觉信息的处理尤为重要(Brodal,2010)。研究表明,身体图式就在该区域存储和维护(Buneo et al,2006;Wolpert et al,1998)。5 区投射至 M1 区、运动前区和补充运动区,也从这几个区域接收信息。这说明 5 区与运动系统是紧密关联的。在运动的不同阶段,运动系统都要利用身体图式发挥功能。除此之外,身体图式也可能参与了运动想象的过程(de Vignemont,2010)(将在"临床相关性"中进一步讨论运动想象)。

身体图式和近体空间

近体空间指的是围绕身体的区域,这个区域不是纯身体的,也不是纯外部的,换言之,是一个"灰色"区域。该区域是视觉、触觉和听觉的高度整合,这不同于离身体更远的区域。身体图式与近体空间是紧密关联的。研究人员认为,身体的表现可以延伸至包括人工假体、工具、橡胶手等。使用工具能够改变身体表现中的运动方面(即身体图式),从而影响运动的运动学特征(de Vignemont,2010)。如果运动任务中包含了一个物体,那么该物体也会是身体图式的一部分。例如,打网球时,球拍是手臂的延伸,因此球拍也成为身体图式的一部分。当球员用球拍击球时,有经验的球员能自动了解在什么位置球能够击中球拍。当我们使用手杖时,也是类似的情况,手杖也是手的延伸;因此,要是去掉使用手杖的习惯也很困难,因为手杖已经成为身体图式的一部分。

临床相关性

运动控制和功能恢复不仅仅依赖于患者的运动输出,还依赖于机体如何察觉、鉴别和识别感觉信息,进而输入和整合这些信息。为了让神经损伤患者获得满意的康复疗效,了解机体如何处理和整合感觉信息非常重要。

脑卒中后,大脑皮质兴奋性的平衡被打破,而大脑的激活方式也发生改变。脑卒中或其他神经系统疾病后的功能恢复与大脑皮质的可塑性紧密相关。感觉干预具有提高皮质可塑性的潜力,近年来,人们越来越认识到这一点。有证据表明,干预感觉系统能够改善运动能力、忽略和肌肉痉挛(Rosenkranz et al,2012;Sullivan et al,2008)。研究表明,感觉干预对于步行速度、步行所需辅具的数量和类型、重心摆动、平衡、手臂功能以及吞咽效率都有积极的作用(Sullivan et al,2008)。根据 Bobath 理论,治疗师的目的是利用传入信息,让患者的内在参照系统进行再学习,从而让患者能够获取更加优质有效的运动,以及更强的运动技能。我们将在第 2 章对此展开详细讨论。

1.2.2 皮质运动系统

◆ **感觉运动整合为运动行为:概述**

在感觉信息的提示下,运动系统计划、协调和执行目标性运动(Kandel et al,2013)。中枢神经系统的很多区域具有运动控制的功能,其中最主要的是运动皮质、基底节、丘脑、中脑、小脑和脊髓(Kandel et al,2013)。

运动输出指的是神经指令作用于肌肉,引起肌肉收缩,进而产生运动。随意运动是指那些指受大脑意识控制的运动,因此，表现出的是最低程度的自主运动；更多的自主运动的发生没有意识参与（Brodal，2010）。

很长时间以来，人们都认为运动皮质只是肌肉和肌肉活动方式的中枢神经系统投射，由此，大脑皮质来控制脊髓运动神经元。但是，近20年的研究表明，皮质运动系统是一个具有思考能力的活跃系统，它参与了大量相互关联的神经过程，而这些神经过程对运动计划的选择是必需的，同时也包括了一些认知处理过程（Kandel et al，2013）。根据 Kandel 及其同事的研究（2013），大脑控制自发运动的神经过程可分为3个阶段：①感觉过程，通过该过程，产生统一的感知表现；②认知过程，该过程可以对内在参照系统进行分析，以确定如何处理自发运动；③当大脑选定运动计划并付诸实施时，就会产生自发运动。

随意运动的发生要依赖于中枢神经系统的多个脑区，这些脑区主要执行如下功能：
- 接收、整合、调整和传递冲动。
- 协助运动计划的制定。
- 关联动机和喜好。
- 关联运动执行。

接下来的章节将进一步讨论大脑皮质在运动产生过程中的作用。

目前，人们认为运动皮质主要是指额叶的 M1（4区）、PMA 和 SMA（6区）。但是，近年来，人 PMA 和 SMA 已经被细分为更小的功能区：辅助运动前区（pre-SMA），背侧前运动皮质（PMd）；背侧前运动皮质前区（pre-PMd）和腹侧前运动皮质（PMv）（Kandel et al，2013）。

初级运动皮质

M1区是大脑皮质网络结构的一部分，在自主运动控制中起到非常重要的作用。这是因为，从结构上 M1 区的输出信息是下传至脊髓的：在自主运动指令下传至脊髓前，M1区是处理指令的最终皮质区域（Brodal，2010）。研究已经表明，对于手指和面部分离的自主运动，M1区起到精细控制的作用；此外，节律性运动的调整也需要 M1 区的参与。但 M1 区是否存储了完整的运动记忆，还是通过选择肌肉协同模块即时合成一个运动，目前尚不明确（Capaday et al，2013）。M1区包含了一个地图，即运动人形图（图1.11），运动信息从人形图的不同区域传输至身体的各个部分。运动人形图还反映了身体的不同组分映射在主要运动皮质区的大小。神经支配较多的身体组分（如手和口），占有较大的区域；而神经支配较少的身体组分（如下肢），所占区域相对较小。既往观点认为，M1中代表手指运动的区域是一个相对独立的区域，该区域控制每个手指的运动；但最近的研究表明，M1区中手指运动的区域是相互重叠、混合、分级的，说明 M1 区主要作用是调控肌肉和关节的协调运动（运动方式），而不是分离肌肉和关节的运动（Kandel et al，2013）。运动人形图还受个体经历的影响而发生变化。例如学习运动技巧或者局部损伤后，都能诱发运动人形图发生重组（参见"皮质的可塑性"部分）。通过皮质脊髓系统（CSS），M1 区单突触投射至脊髓运动神经元，投射最多的区域是手臂末端、手和手指（Kandel et al，2013）。因此，M1区能够直接控制这些肌肉的活动，也使得 M1 区选择性控制手和手指肌肉成为可能。

运动前区和补充运动区

PMA 包括了背侧前运动皮质（PMd）、背前侧前运动皮质（pre-PMd）和腹侧前运动皮质（PMv）。

辅助性运动皮质被分为 SMA 和 pre-SMA，二者又统称为辅助性运动复合体（SMC）（Nachev et al,2008）。

PMA 和 SMA 又被称为上运动区（Brodal，2010）。运动前区的功能是通知 M1 区要做什么。在自主运动过程中，这两个区域的激活时间要先于 M1 区（Brodal，2010）。

PMA 对于视觉引导的运动具有重要作用，并能调整目标指向性运动以适应外部环境的变化时。在学习复杂运动序列时，该区域的激活程度尤其高。在机体将视觉观察到的信息转化为运动指令的过程中，PMv 和 M1 区的相互作用也非常关键，例如，将对物体几何特性（形状、大小等）的观察信息转变成适于抓握物体的运动指令。

PMv 还参与了镜像神经元系统，这是因为在该区域也发现了镜像神经元（Franceschini et al,2010）。近期的研究表明,镜像神经元与有意识的行为相关,也参与了对其他个体的行为的理解过程,这是因为观察到的活动能诱发一个运动计划的产生,结果主要体现在运动前皮质（Kandel et al,2013；Rizzolatti et al,2014）。研究还表明,这些镜像神经元也存在于人体中,并在运动学习过程中扮演重要角色,但对于镜像神经元在此过程中的确切作用尚不明了（Rizzolatti et al, 2010）。

SMA 参与了连续性运动活动的计划、产生和控制（Kandel et al,2013）。除此之外,SMA 还参与了对复杂运动的控制,例如手的双侧任务等。该区域信息主要通过皮质脊髓束（CST）直接下传：该区域包含 10% 的皮质脊髓细胞（Nachev et al,2008）。而 pre-SMA 在皮质脊髓系统中的投射则较少。SMA 与初级运动皮质相互连接,但 pre-SMA 则无此结构。辅助性运动复合体（SMC）的所有组分均与基底节相连接。帕金森病患者通畅表现出 SMC 的活性降低,因此,SMC 功能失调在帕金森病发生中的作用已引起越来越多的关注（Nachev et al,2008）。

皮质运动区存在广泛复杂的连接

皮质内联络纤维主要用于连接大脑同侧皮质区,它们对于工作记忆至关重要,尤其是连接前额皮质和顶叶、颞叶某些区域的联络纤维。连合纤维是横向纤维,主要用于连接两侧大脑半球,其作用是让两侧大脑半球共享信息。皮质纹状体束则是连接皮质和基底节的纤维束,它对于大脑的意向性程序有重要作用。皮质运动区投射几条平行纤维束至大脑的皮质下结构,再投射至脊髓。其中,只有皮质脊髓束是直接投射的,而其他传导束是间接投射,突触连接位于脑干。皮质脑桥束起于大脑皮质几乎所有的区域,投射至脑桥（再投射至小脑和脊髓）和脑干的其他结构（Brodal,2010；Jang, 2014）。

皮质脊髓束将在后文详述。其他的下行传导束将在"脑干"部分进行讨论。

来自大脑皮质的下行传导通路

下行传导通路的特征是它们的目标神经元均位于脊髓（Lemon,2008）。每条下行通路都具有多个功能。由于平衡、姿势维持、行走和伸够等动作需要协调多个运动活动,因此这些传导束的功能是紧密关联的（Lemon,2008）。

CST 中存在一些传导纤维,这些传导纤维始于皮质,通过内囊下行,直接支配脊髓内的中间神经元和运动神经元。整个传导通路无突触连接的中断（Brodal, 2010）（图 1.12）。CST 中,大部分轴突（75%~90%）都在低位脑干交叉至对侧（呈锥体形状,因此又称为锥体束）,再下行至对侧脊髓白质。只有小部分（10%~25%）轴突不交叉下行至脊髓（腹侧CST）。

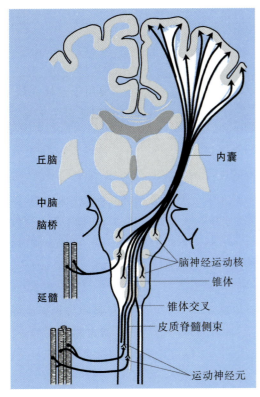

图1.12 皮质脊髓束起源于大脑皮层。该传导束通过内囊、脑桥和延髓下行。在延髓低位，大多数纤维交叉至对侧，继续下行连接脊髓运动神经元。有些纤维在脑干就离开传导束，与此处的运动神经元构成突触联系，形成皮质延髓束。虽然皮质脊髓束是主要的交叉通路，但是有相当多的纤维投射至同侧颈腰膨大的脊髓灰质。这些投射对于判断脊髓或皮质损伤后产生的影响具有重要意义

示踪技术的提高让研究者能够清楚了解皮质脊髓（CS）神经元的起源和终点。大约有30%~40%的纤维起源于M1区，剩余的纤维则来源于SMA、PMA、躯体感觉区（S1和S2），以及后顶叶皮质（Kandel et al, 2013; Lemon, 2008）。运动控制主要依赖于CST，尤其是需要技巧和灵活性的运动。越来越多的研究表明，CST起源于大脑皮质的多个区域，终止于脊髓内的多个区域，从而在运动控制中发挥不同的作用（Lemon, 2008）。因此，CST不仅仅是运动系统，也是感觉系统，目前对此尚有争论。在后面的章节中我们将对此进行详细讨论。

M1和PMA发出的皮质脊髓纤维终止于脊髓的运动区。其中有些始于M1区的CST神经纤维与运动神经元形成突触连接，又被称为皮质运动神经元（CM）连接。该术语仅用于描述来自CST直接的、单突触的兴奋性输入到运动神经元（Lemon et al, 2005）。手内肌相关神经元都是采用该连接方式，因此，CM系统具有分离运动和选择性控制小肌肉群的能力（Lemon, 2008）。尤其是在灵长类动物和人类中，CM连接的出现与精细抓握动作（拇指和食指）的出现是紧密关联的（Lemon, 2008）。

皮质脊髓系统也有起源于感觉皮质的。这些皮质脊髓纤维大多终止于脊髓后角（背角），并与中间神经元形成突触连接，接受躯体感觉感受器的传入信息。根据Lemon和Brodal的研究（Lemon, 2008; Brodal, 2010），这种神经投射主要用于传入信息的调节，影响肌梭、GTO和皮肤压力、触觉感受器所感受的躯体感觉信息的传递。通过突触前抑制，皮质脊髓系统能调节甚至抑制外周感受器传递的兴奋性冲动（Lemon, 2008）。通过这种方式，皮质脊髓系统可以起到门控的作用：它可以分类或过滤传入信息，允许相关有用信息的传入，抑制无关或多余信息的传入。CST将传入信息融入相关背景，因此让机体能预设（预测）感觉信息的水平，该功能被称为"设定预对比"。

除了前述的各种连接，大脑皮质发出的纤维也能投射至脑神经核团和红核

（Brodal，2010），皮质－红核－脊髓通路起源于中脑红核。大脑皮质与脑神经的连接又被称为皮质延髓束。

CST的功能

CST主要用于控制技巧性运动（Lemon，2008）。但是Lemon（2010）认为"由于大多数皮质脊髓纤维终止于脊髓中间神经元，因此皮质脊髓束的功能较为广泛，包括过滤传入信息、调节中枢模式发生器活性、调节反射兴奋性等"。但这些功能都有一个共同的特性——脊髓活性受到皮质调节。

皮质脊髓系统功能如下所示：

- 兴奋和抑制运动神经元（Porter et al，1995；Lemon，2008）。

—皮质脊髓系统主要对末梢肌肉进行调控，部分为单突触、快速调控，而部分则通过中间神经元进行调控。在运动控制和运动分级中发挥重要作用。因此，皮质也参与了随意运动（最低程度的自主运动），例如手和单个手指、脚趾的活动。

—皮质脊髓系统也支配了近端、轴向、腹部和喉部肌肉。参与面部表情、进食和言语的相关肌肉，以及嘴部的活动也都受到CST的支配。

- 传入信息的下行控制，包括疼痛信息（Wall et al，1997；Lemon et al，2005；Lemon，2008）。

- 选择、门控制和脊髓反射的控制（Lemon et al，2005）。

- 脊髓环路的长期可塑性（Wolpaw，1997）。

> 皮质脊髓系统主要支配远端肌肉。远端运动控制（即手指活动的灵活性和脚趾活动）就是一个随意运动（自主性程度最低的运动）。

> 皮质脊髓束有多个功能，包括了随意运动的控制、感觉输入的闸门控制、调控脊髓反射环路，并使脊髓为机体的运动做好准备等。
>
> 据推测，始于S1的锥体束除了对运动启动有重要意义，也是感觉传导通路的重要信号。

临床相关性

现代理论认为，中枢神经系统利用分散式运动网络进行工作。因此，损伤改变患者运动功能的本质是运动网络的代偿效应，而不仅仅是损伤区的运动信号缺失或减少所致。但是，皮质下发生卒中后，患者手指运动功能的选择性恢复说明，CST通路的完整性对于运动功能是至关重要的（Lang et al，2004；Ward，2011）。手指活动（以及足的选择性运动）需要选择性激活某些特定的肌肉群。运动皮质通过CST来调控完成此激活过程（Schieber et al，2009）。因此，CST损伤破坏了手足精细感觉运动控制，这不仅加剧了运动功能的损伤，还减弱了机体正确解读、判断感觉反馈（手部）的能力（Lemon et al，2005）。对于健康人群，在不同的环境下，通过控制感觉信号传递，中枢神经系统能够选择其所需的信息，设定预对比。例如，伸手拿一杯热咖啡时，机体能预先感知咖啡的热量，而伸手拿一包冷冻蔬菜时，机体也能提前感知其温度。此项功能丧失或减弱，会导致手功能的巨大缺陷。

皮质和（或）内囊损伤会影响所有的下行传导通路。皮质是脑干传导通路的主要信息来源，因此，皮质损伤不仅仅影响皮质脊髓和皮质延髓投射，还会影响皮质纹状体、皮质脑桥和其他与运动功能相关的传导通路。

越来越多的证据表明,单侧皮质运动区损伤,不仅会在对侧肢体造成功能障碍,同侧肢体也会出现功能障碍(Suzuki et al, 2011;Janowska et al, 2006;Mani et al, 2011)。文献报道,约2/3的脑卒中患者会出现对侧永久性手功能障碍。一些研究也提示我们,不同的大脑半球损伤,其导致对侧肢体功能障碍的情况也是不同的。例如,Mani及其同事(2013)的研究发现,左侧大脑对于双上肢肌肉节段间协调和运动轨迹的形成有重要作用;而Robertson及其同事(2012)却发现双侧上肢(包括肩胛骨)姿势控制能力的下降。因此,对于神经系统疾病患者,进行全身功能评估具有重要的治疗意义。

◆ 基底节

传统的理论认为,基底节的首要功能是参与运动的控制。但是,过去20年的研究表明,基底节具有更多的功能(Haber et al, 2009)。

基底节是几个相互连接的神经核团的总称,包括尾状核、壳核、苍白球、丘脑底核及黑质。而尾状核和壳核又被称为纹状体(图1.13)。基底节的核团构成了一个功能单元,因此又被称为基底核,它对运动功能有重要的作用。

	合称为豆状核	
尾状核	壳核	苍白球
合称为(新)纹状体(Striatum)		
称为纹状体(Corpus Striatum)		

图1.13 单个核团和核团名称总览

基底节与大脑皮质所有分叶以及皮质下结构都相互连接,形成各种解剖和功能网络。皮质回路会给基底节提供大量的信息,这些信息处理后,又会返回至皮质。不同的基底

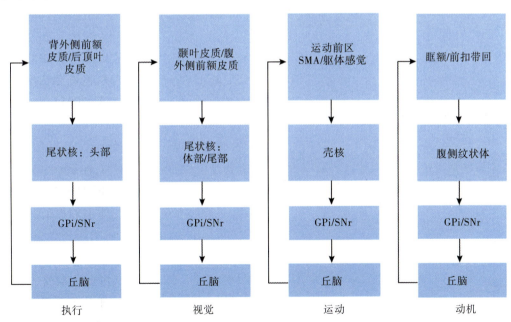

图1.14 4个皮质纹状体回路。每个回路都将皮质区域(顶部方框)与纹状体相连接(顶部往下第2个方框),基底节再输出信息与其他部位相连接(底部的两个方框)。为了简便,只列出了主要皮质投射区。SMA=辅助运动区;GPi=苍白球(内部);SNr=黑质网状部[经Sage Publishers许可转载(Seger,2006:p286)]

节区域协助不同的皮质功能区执行某些专门的任务。起源于中枢神经系统不同部位的 4 个环路包括：感觉运动区、联络区、边缘皮质及眼球运动皮质区（图 1.14）。除了皮质基底节回路，还有两个新近确定的与小脑活动相关的传导通路，均受到基底节活动的影响，而基底节也反过来受到这两条通路的影响：一条是小脑至基底节的双突触投射，另外一条是基底节至小脑的回返投射（Bostan et al, 2010）。回返投射使基底节的正常或异常信号均能影响小脑功能（Bostan et al, 2010）。

基底节的传入连接

纹状体是最主要的接收信息的核团。接收来自皮质、丘脑和中脑神经核团的信息，并且将信息整合，再传至基底节其他部位（Kishore et al 2014）。

基底节的传出连接

纹状体主要有两种投射：一种是投射至黑质网状部，另一种投射至苍白球。

背侧纹状体的输出信息主要有两条投射路径，它们对不同的神经功能起到拮抗作用。这两条输出路径相互协调，对于学习以及机体执行正确的动作顺序有非常重要的作用。

纹状体直接与丘脑相互连接，有易化运动的作用（图 1.15）。该投射路径能够消除丘脑的抑制输入，使得大脑皮质能够被丘脑的输入信息所激活（Kandel et al, 2013）。这说明，基底节对运动的发生开"绿灯"，并且使得一个运动向另一个运动之间的转换更为容易（Brodal, 2010）。但是脑卒中会波及内囊区，从而破坏了上述易化作用，因此一些脑卒中患者会出现帕金森综合征的表现。

纹状体与苍白球、黑质、丘脑底核的联系是间接的。激活与丘脑底核相连接的间

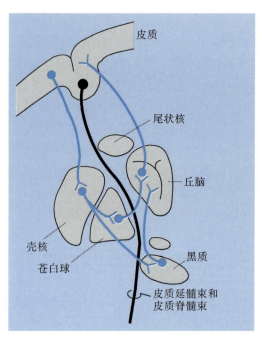

图 1.15　直接和间接传导通路的结构简图

接传导途径，能够抑制运动（Kandel et al, 2013），因此能够抑制一些不必要的运动的发生（Takakusaki et al, 2010）。

除此之外，黑质网状部还能与上丘形成直接联系，用于调控头眼协调运动（Brodal, 2010）。

除了与丘脑形成广泛联系，基底节还与网状结构形成连接（基底节 - 脑干系统）。控制机体姿势、移动及肌张力的重要结构就位于脑干（Takakusaki et al, 2010），例如脚桥核（PPN）和中脑运动区（MLR）。基底节与 MLR 相连接，起到运动控制的作用，而与 PPN 连接则可以控制肌张力。因此，基底节能够调控肌张力和姿势 - 步态协同（Takakusaki et al, 2010；Brodal, 2010）。

基底节的功能

基底节的功能非常广泛，但目前尚未完全阐明。目前已知运动、学习及动机等行为均有基底节参与。皮质 - 基底节环路参与了需要意志力、认知和注意力的运动

控制（Takakusaki et al,2010；Wichmann et al,2006）。基底节主要整合和处理来自其所有连接通路的大量信息。基底节校正过的信息将传递至丘脑（作为中转站，丘脑与小脑的工作紧密关联），经过进一步修正，输出信息被传送至大脑皮质的各个特定区域（图1.16）。

基底节是大脑皮质和脑干的中间站，这使得机体能够自动选择和执行特定背景下的姿势反应（Grillner, 2006；Grillner et al,2008；Takakusaki et al,2004）。如同在姿势控制中发挥作用一样，基底节还被认为能够起到发起运动的作用。（Takakusaki et al,2004；Jacobs et al,2007）。

越来越多的证据表明，基底节与脑干相互连接，能够对肌张力和姿势-步态协同起到调节作用，使得肌张力最优化，以适应行进中的步态或平衡（Takakusaki et al,2004；Takakusaki et al,2008）。

基底节不仅参与运动功能的调控，还参与了高级行为学功能的调控，例如情绪、奖赏、执行能力等（Kandel et al,2013）。基底节存在退行性变（例如帕金森病）的患者会出现认知和心理处理过程的紊乱。近

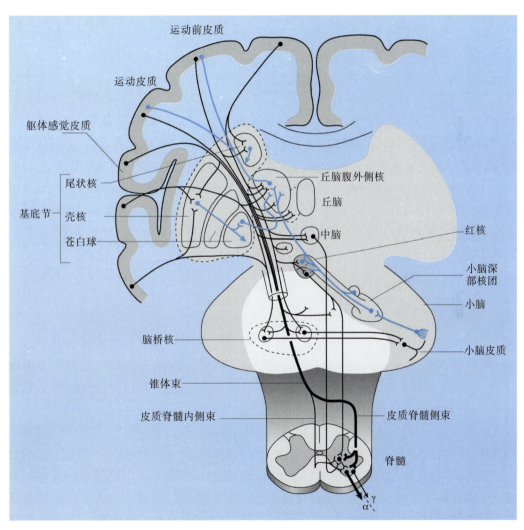

图1.16　随意运动和基底节［图片源自Kandel及其同事的研究（2013：p347），经许可重新绘制］

期的研究还发现,基底节还参与了学习能力的各个层面(Brodal, 2010; Seger, 2006)。

临床相关性

基底节损伤会出现3种类型的运动功能紊乱:震颤和不随意运动,姿势和肌张力改变,无瘫痪的运动减少和迟缓。基底节损伤并不会导致瘫痪,但会影响运动表现,例如运动速度减退。

基底节功能紊乱主要表现为不能启动随意运动(运动不能),同时也不能抑制非随意运动;运动速度和运动量异常(运动迟缓);肌张力异常(强直)(de Lau et al, 2006)。

帕金森病就是人们最为熟知的基底节损伤性疾病,它主要由于黑质网状部的多巴胺能细胞退变所致(Wichmann et al, 2006)。此时,基底节的直接通路活性下降,而间接通路活性增加,抑制了丘脑活动,进而减少了大脑运动皮质的活动(Kern et al, 2007)。帕金森病患者最大的功能障碍是姿势不稳(Takakusaki et al, 2008),当此类患者的姿势(需求)发生变化时,患者调整姿势反应的幅度和模式常常很困难(Jacobs, 2014)。基底节损伤主要影响了预姿势调整(APA)的时序和幅度(参见第2章)。因此,帕金森病患者经常发生跌倒,据统计,高达70%的患者每年至少发生1次跌倒事件(Bloem et al, 2004)。

基底节对学习重复性序列运动具有重要的调控作用(Kandel et al, 2013)。在人体运动例如步行时,基底节发挥自动控制的功能,使得注意力资源可用于执行其他同时进行的任务。机体丧失自主运动的结果就是平衡能力的减退,包括预姿势控制、迈步和保护性手臂反应等(Rothwell et al, 1994)。帕金森病患者常常需要通过其他的皮质控制机制来弥补自主运动(自动性程度更高的运动)功能的丧失。帕金森病患者对注意力的需求增强,例如他们需要思考如何行走,这会给患者有限的注意力资源带来进一步的压力,从而使得患者无法执行双重任务,这也是帕金森病患者运动速度减退的原因之一。由于基底节与大脑皮质形成广泛联系,因此,基底节还有可能参与了运动计划的制订,故而在运动表现中,帕金森病患者还有可能出现其他的功能障碍(Brodal, 2010)。与中枢神经系统其他部位损伤的患者相比,帕金森病患者的治疗更需要有认知策略的参与,例如提供外部听觉提示等。通过外部提示或将注意力集中于手边的任务(如骑自行车),使得前额皮质能够弥补基底节的功能缺失,从而使改善帕金森病患者的运动表现(包括平衡和步态)。但是,这些认知运动策略能分散患者的注意力,在执行双重任务时,患者的跌倒概率明显增加。

基底节损伤还会诱导肌张力的增高(强直),通过基底节与脑干网状结构的联系,影响患者的运动能力(Visser et al, 2005)。

基底节对于来自视觉系统、本体觉系统和前庭系统的传入感觉信息还具有整合和权衡轻重的作用。因此基底节损伤后,感觉信息的处理也会发生异常(Visser et al, 2005)。Jobst及其同事(1997)认为本体觉传入信息的减少是帕金森病患者运动功能障碍的原因。他们开展的动物实验证实,躯体感觉刺激和被动运动,尤其是旋转运动可引起壳核的反应。与触摸肌肉或敲击肌腱相比,旋转运动能够提供更多的本体觉反馈信息。因此,Jobst及其同事认为,基底节能够调节感觉信息或功能,起到"感觉闸门控制"的作用,并通过这种方式来影响运动。Jobst及其同事研究还发现，帕金森病患者在运动过程中感觉层面是缺失的，这是因为，当患者仅仅依靠本体觉和运动觉进行活动时，他们就会显现出各种功能障碍。他们认为，基底节的作用是调整和整合感觉信息，输送给各种运动任务。因此，基底节损伤后，患者执行以下活动将存在困难：

- 判断肢体的空间位置，尤其是运动中的空间位置。
- 控制运动顺序和时序（因为来自运动肢体的反馈缺失或减少）。

Jobst及其同事（1997）的研究建议物理治疗师，除了提高患者的运动功能，还应重点提高患者的运动感觉能力。

肌张力障碍的特征是反复的肌肉收缩，导致患者出现不受控的、缓慢的、扭动的重复性运动，例如亨廷顿舞蹈症，或出现异常的、刻板的体位，例如颈部肌张力障碍或痉挛性斜颈。随意运动、精神和情绪压力均会诱发患者出现肌张力障碍性运动。引起肌张力障碍的病理过程大多数与基底节-丘脑皮质网络相关（Brodal，2010）。肌张力障碍的分类依据包括：是原发性还是继发于其他神经性肌病，如损伤、畸形或药物；是幼年发病还是成年发病；身体哪些部位受累（Jimenez-Shahed，2012）。

肌张力障碍的一个原因是重复性劳损。重复运动可诱导中枢神经系统的结构和功能发生改变（形式－功能）。如果一个人长期从事某种职业或有某个爱好，这些职业和爱好需要手频繁的重复运动（例如秘书或音乐家），那么这个人就有可能出现职业性手指痉挛（Brodal，2013；Brodal，2010；Kaji et al，2015），这是一种手的局部肌张力障碍；肌张力障碍也可继发于脑卒中或脑损伤，近半数的广泛性肌张力障碍是继发性的。只有约10%局部肌张力障碍能够找到原因（Gjerstad et al，1991）。如果肌张力障碍发生在幼年，那么40%患者能够找到病因，如果发生在青少年，那么30%能找到原因，若是发生在成年，只有13%能找到原因（Marsden et al，1990；Borgmann，1997）。

1.2.3 小　脑

◆ **小脑解剖学、生理学及功能**

小脑覆盖于脑桥和延髓之上，体积相对较小，占整个脑部的10%~14%。与此同时，小脑与脑的其余部分相比，包含有更多的神经元（Brodal，2010；Kandel et al，2013）。小脑是神经系统主要的运动结构（Mottolese et al，2013），是中枢神经系统执行行为细化的脑区。小脑可以调节行为的速度、节奏和力度，以协调和改善运动质量（Koziol et al，2010）。感觉的处理也与小脑相关。近期的研究发现，无运动参与的认知任务也能激活小脑（Koziol et al，2014）。

小脑接收的信息是其发出信息的40倍，因此，它对于机体的运动功能具有重要的协调作用。小脑接收几乎每种感觉形态的信息，包括视觉和本体觉。除此之外，小脑也输出大量信息至大脑的其他部位，因此，小脑在信息处理、感觉运动活动规划方面具有重要作用（Manto et al，2012）。

◆ **小脑的解剖学结构**

小脑包含了两个主要区域：小脑皮质和小脑核（图1.17）。

与大脑皮质相似，小脑也被一层灰质所覆盖，这层灰质被称为小脑皮质，它包含了5种类型的神经元，分为3层：

- 最深层为颗粒层，是信息输入层，包含了约1000亿个颗粒细胞和少量的高尔

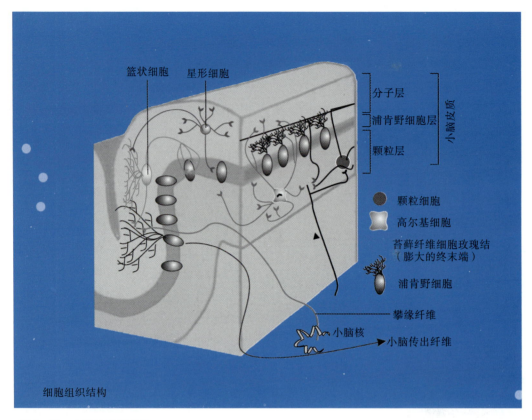

图 1.17 小脑的解剖结构

基细胞。颗粒细胞的轴突也被称为平行纤维，这是因为这些轴突呈"T"形，与小脑皮质表面平行。平行纤维是小脑皮质内唯一的兴奋性纤维。

·中间层含有浦肯野细胞，这些细胞是特异性的抑制性神经元，也是唯一的轴突能够传递出小脑皮质的细胞。因此中间层又被称为输出层。人体浦肯野细胞约为 1500 万个（Manto，2009）。

·最外层为分子层，含有抑制性中间神经元：星形细胞和篮状细胞的胞体，也含有浦肯野细胞的树突。该层有重要的信息处理功能。

平行纤维投射至中间层，并与多个浦肯野细胞形成关联，这种结构将小脑的不同区域紧密联系在一起（Kandel et al，2013）。

每个浦肯野细胞可与 8 万~20 万条平行纤维形成突触联系，而与攀缘纤维形成 150~200 个突触联系（攀缘纤维来自下橄榄核的投射，详见后述）（Rothwell et al，1994）。与脑部其他类型的细胞相比，浦肯野细胞接收更多的突触输入。因此，大量的信息在此汇聚、调制和整合，然后传递至小脑深部的神经元（小脑皮质信息传出通路的中转站）。

◆ 小脑的信息输出：小脑核

小脑两侧各有 4 个核团，位于深部白质：顶核、齿状核、球状核和栓状核（在动物则被称为前中间核和后中间核）。这些核团将来自小脑神经环路的独有信息传递至脑干核团、丘脑核团、运动皮质、前运动皮质和前额叶联合皮质（Manto，2009）。

顶核对于姿势、自主运动、移动非常重要，齿状核参与了随意运动、移动、运动的起始和终止,球状核和栓状核则将中枢神经系统的运动指令和实际运动进行比对。小脑核经丘脑通过小脑-丘脑-皮质传导束与大脑皮质相连接(图1.18)。小脑的大多数输出信息都传递至丘脑的腹侧,再投射至运动皮质;也有小部分信息投射至丘脑背内侧核,再投射至前额皮质。齿状核、球状核和栓状核均投射至对侧红核。运动皮质和红核都是交叉结构,因此小脑和同侧肢体运动相关联。

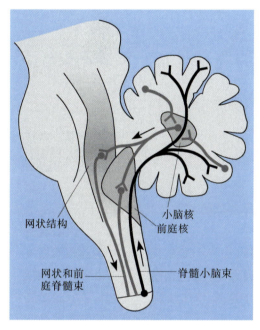

图1.18 该图显示了小脑顶核及前庭核和网状核向脊髓输出的关系。小脑顶核向网状结构和前庭核输出的情况如灰色所示。脊髓小脑束向小脑输入信息的路径用黑色显示

◆ **小脑皮质的信息输入通路**

小脑接收广泛的神经投射,来自肢体的皮肤-运动觉信息由脊髓小脑束来传递,来自头面部的皮肤-运动觉信息则由三叉神经-小脑束传递,而脊髓橄榄束则可以间接地给小脑传递信息(Stoodley et al,2010)(图1.19)。小脑信息输入主要有两个来源——苔藓纤维和来自下橄榄核的攀缘纤维,它们都与小脑神经元形成广泛联系,终止于小脑皮质各层,介导不同的功能(Kandel et al,2013)。

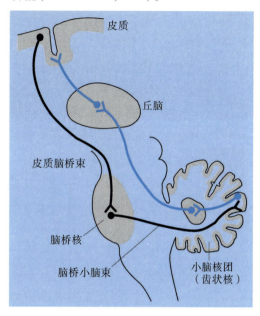

图1.19 大脑和小脑相互连接的基本模式图。小脑广泛接收皮质信息,包括额叶、顶叶、颞叶和枕叶。小脑核团的传出信息投射至丘脑的多个区域,而丘脑又反过来投射至大脑皮质,包括了运动前区、前额皮质、后顶叶等

苔藓纤维起源于脊髓和脑干中通过脑桥的多个神经核(脑桥核、前庭核、三叉神经核和背柱核)。苔藓纤维从脑桥发出后投射至小脑皮质的特殊区域,并进入深部的小脑核,尤其是齿状核(Rondi-Reiget et al,2014)。

攀缘纤维起源于下橄榄核,该核团位于脑干的腹侧部,传递脊髓和中脑核团的信息。这些信息包括躯体感觉信息、视觉信息和大脑皮质信息(Kandel et al,2013)。攀缘纤维与浦肯野细胞形成突触联系。由于攀缘纤维盘绕在浦肯野细胞周边,因此,每个细胞均能形成多个突触联系。每个浦肯野细胞只接受一条攀缘纤维的信息,但每条攀缘纤维却能和1~10个浦肯野细胞

形成突触连接。攀缘纤维具有独一无二的功能，即能告知机体运动误差（Kandel et al,2013）（参见"小脑在运动学习中的作用"部分）。

◆ **小脑和基底节间的解剖和功能连接**

小脑和基底节影响了行为的多个方面，并与大脑皮质形成多重突触回路。Bostan 和 Strick（2010）的近期研究发现，基底节和小脑是相互连接的。小脑至基底节的神经通路起源于齿状核，经丘脑，与纹状体形成联系（基底节的信息输入区域）。基底节至小脑的信息通路起源于丘脑底核，途经脑桥核，终止于小脑皮质（Bostan et al, 2010）。因此，小脑和基底节的输出信息所能影响到的皮质区域比既往认为的更加广泛。其中一个观点认为，基底节能够直接影响小脑功能，反之亦然，这种直接连接对于运动和认知功能均有重要意义。而这种直接联系也会让某一结构的异常活动直接扩散至另一结构。

◆ **小脑和下橄榄核间的解剖和功能连接**

下橄榄核位于脑干，息有3个来源：

- 连接大脑皮质、红核、下橄榄核和大脑皮质的神经通路。
- 起源于丘脑，投射至下橄榄核，再通过攀缘纤维返回小脑的输入信息。
- 橄榄核小脑神经通路。它来源于小脑深部核团，投射至橄榄核，再通过攀缘纤维投射至小脑皮质。

所有与小脑浦肯野纤维形成联系的攀缘纤维均来自下橄榄核。因此，下橄榄核能显著影响小脑的输出信息，也就意味着下橄榄核的信息处理对小脑的功能至关重要。

如前所述，下橄榄核也接收来自大脑皮质经红核投射的信息。这提示我们，这些投射可将大脑皮质的信息传递至小脑，以调节正在进行的加工处理过程（Ausim Azizi,2007）。学会完成新的行为，需要一次又一次的试验，并进行纠正。下橄榄核能够调整小脑的输出信息，以使运动变得更为精确，或者使得运动更好地适应新环境。

◆ **小脑在不同功能中的作用**

小脑对于运动功能和非运动功能均有重要意义（Koziol et al,2014）。本小节将讨论以下几个主题：

- 小脑与平衡和自主运动中精确性和协调性的控制。
  - —小脑和平衡。
  - —小脑和移动。
  - —小脑和握力的控制。
  - —小脑和运动时序。
  - —小脑和单关节、多关节运动的控制。
  - —小脑和感觉运动同步。
- 小脑在运动学习中的作用。
- 控制运动皮质兴奋性。

◆ **小脑与平衡和随意运动中精确性和协调性的控制**

小脑接收、分析和识别某个感觉或运动模式后，将对预期模式和实际模式进行比较，然后适当纠正，以使运动能够协调进行，但纠正不能过度。要达此目的，小脑可能会与顶叶皮质进行合作，因为顶叶皮质存储了身体状态（身体图式）和空间环境等相关信息（Frey et al,2011）。

小脑和平衡

小脑之所以在平衡的控制中起作用是因为小脑、脑干网状结构和前庭系统之间存在神经通路，这些结构是中枢神经系统内侧下行系统的信息来源,该系统对机体姿势和平衡起到控制作用。此外,小脑和皮质之间的神经连接也对平衡控制有重要作用。

小脑对姿势控制有重要作用,发挥作用的方式包括将跨多个肌肉的适当预活动和对需求变化的反应结合在一起,并根据实践和对结果的了解来调肌肉活动。

姿势控制需要机体有能力对外部干扰做出反应,并且还需要有能力在内在随意运动被激发时(例如随意运动和呼吸产生的力),维持姿势的控制。通过采用预姿势调整(APA,参见第2章),即使在干扰出现前,机体也能够对即将到来的或者可预测的干扰做好准备。机体能够对肢体姿势控制性运动的结局进行预测,该能力依赖于机体对肢体静态和动态特性的了解(即身体图式)(参见"小脑在运动学习中的作用"部分)。在运动准备阶段,大脑皮质运动区就能构想出相关信号提供给小脑,这些信号提供了即将发生的运动的相关信息,这些信息对预姿势调整的产生至关重要(Coffman et al,2011)。研究表明,小脑-皮质环路主要用于适应性姿势反应,确定合适的运动幅度,并根据既往的经验来调和这些反应(Thach et al,2004)。

小脑也参与了皮质-脑干神经回路。该神经回路主要用于中心点发生变化的调整姿势反应(Jacobs et al,2007)。中枢神经系统定式被定义为"神经系统的一种准备状态,准备接收刺激,并基于现存的环境因素(例如对迫近的姿势干扰特性的预测)产生相应运动"(Horak et al,1989)。姿势反应的幅度不仅依据干扰带来的感觉驱动,还依据中心点的变化情况。皮质主要通过两种环路来影响姿势反应的中枢神经系统定式:小脑和基底节分别参与这两

种回路。小脑-皮质回路的作用是基于既往经验进行适应性姿势反应,而皮质基底节回路则是基于当前环境,预先选择和优化姿势反应(de Lima-Pardini et al,2012)。

一些研究已经证实,小脑功能紊乱的患者更多的是表现出预平衡控制能力的受损,而非反应性平衡控制能力的受损(Morton et al,2004;Morton et al,2006)。Morton和Bastian证实,使用分带跑步机(译者注:即Split-Belt跑步机,该跑步机踏板分成两个条带,可以为患者提供非对称的运动模式,双腿可以按照不同的速度进行运动)行走时的改变表明,小脑损伤使得机体的预调节能力受损,而不是突发的、非预调的能力受损;但这并不意味着此时患者反应性平衡控制能力是正常的,这是因为前瞻性平衡策略和反应性平衡策略之间的联系能有效地预测平衡(即预姿势调整),从而减少对大的反应性平衡策略的需求,并带来良好的平衡控制(Santos et al,2010)。因此,预平衡控制能力的减退将使机体产生一个偏离正确方向的运动,而机体也将会对外周反馈信息进行校准,以引导运动重回预期目标。

有些学者则主张肌张力障碍就是异常姿势控制机制的临床表现(Blood,2008)。虽然肌张力异常是基底节功能障碍所致,但越来越多的证据表明,皮质运动区和小脑蚓部也是某些肌张力障碍的原因(Coffman et al,2011)。

小脑和移动

移动的控制非常复杂,为多个区域形成网络参与控制。除了脊髓内的中枢模式发生器,还有皮质下和皮质控制区参与。在该控制网络中,小脑对于机体躲避障碍和适应新环境下的行走的作用至关重要

（Takakusaki，2013）。

但是小脑也通过如下几种方式影响移动：

- 间接通过前庭脊髓束、红核脊髓束、网状脊髓束和皮质脊髓束发挥作用。
- 通过影响伸肌张力来维持单腿的直立平衡和支撑作用。
- 通过移动所需的肢体内或肢体间协调方式发挥作用。
- 对前庭核和网状核支配的屈肌和伸肌的节律性激活施加调节控制，产生某些移动模式。

小脑接收中枢模式发生器的传出信息，经由腹侧脊髓小脑传导通路和脊髓网状小脑传导通路，传递至运动神经元，也经由背侧脊髓小脑束传递外周运动器官的信息。这种感觉反馈可让机体对移动模式产生适应性，包括移动时序、步长、张力、协调性的控制，还包括对输出信号进行微调，使得每一步都能适应环境的需求。此外，通过前庭眼动反射，在行走过程中，如果头部有活动，小脑还参与保持双眼凝视的稳定性。

小脑和握力的控制

当用手操作物体时，对手部握力的控制是最为重要的一个环节。抓住和抬起某个物体时，中枢神经系统要估量握力产生的速度、握力和负荷之间的平衡两个因素，以适应目标物体的要求：例如重量、质地或形状等。在自主运动中，小脑对肌肉活动的预调整有重要作用，因此，小脑在预测性握力的调节中也扮演了重要角色（Manto et al，2012）。研究已经证实，小脑功能紊乱的患者会出现预测性握力控制能力的受损，但是反应性控制能力却未受损（Manto et al，2012）。

正常来说，自行操作物体时，握力和负荷是完全成对自动出现的，我们并不会意识到握力不断发生的改变。这提示小脑对握力的预测非常迅速，且这种预测在活动期间是持续不断的，并不为意识所觉察。

小脑和运动时序

许多日常技巧，例如行走、说话、驾驶等都需要精确的时序。当机体计划执行一个复杂的运动活动时，中枢神经系统需要将时空信息进行整合，因此，运动时序是运动控制中最为重要的一个环节（Bastian，2011）。如果神经系统疾病损伤了运动时序，那么运动时就会出现辨距不良和失准（Bares et al，2011）。根据 Manto（2009）的研究，小脑与基底节和额叶皮质共同作用发挥调控运动时序的功能。在此过程中，小脑可能作为一种内在时间选择系统，为运动任务和非运动任务提供精确的时间模式表征（Ivry，2000；Ivry et al，2004）。

运动协调也可被理解为肌肉活动的正确时序。正常情况下，主动肌收缩产生运动，使肢体向目标前进；而拮抗肌收缩又会控制、降低运动的速度，最终使运动停止。如果拮抗肌不能有效工作，那么机体活动会超出目标，或出现震颤摇摆。

小脑时序功能紊乱

小脑损伤会损害某些任务的执行能力。在这些任务中，运动与特定事件（例如眨眼条件反射）在时间上相关联，这通常是一个对非条件刺激的反应（Manto et al，2012）。

共济失调是一种神经症状，它表现为身体不同部位的无条件运动。同时，它也是一种神经系统疾病。人们认为共济失调具有遗传异质性，小脑功能紊乱是其神经症状的基础。环境和遗传因素共同导致了共济失调。共济失调可表现出构音障碍、步态和姿势不稳、肢体活动辨距不良。这些功能障碍,无论是运动时序还是运动协调的问题,都是由于对主动肌和拮抗肌之间的相互作用缺乏控制所致。共济失调的患者不能特定地控制其运动时序,而这对于快速运动的产生,以及多关节运动的协调是至关重要的。在临床上,对共济失调和分级运动的减退或丧失进行鉴别十分重要。

小脑和单关节、多关节运动的控制

研究发现,与单关节活动相比,小脑损伤对多关节活动的影响更大(Manto et al,2012)。为了让运动实用有效,需要对跨关节募集的肌肉进行复合协同,因此多关节运动比单关节运动的生物力学特征更为复杂。例如,如果要伸手拿一件物品,肩关节的活动将会影响肘关节周边肌肉的活性,这就是毗邻关节的互动扭矩。正常情况下,小脑会整合不同感觉模式的信息,以预测和调节互动力矩,最终产生一个最佳运动。在快速运动时,这种预测能力尤其重要,因为随着运动速度加快,扭矩也逐渐变大。在上肢,共济失调的体征是在伸够运动接近目标时或者执行定位动作时,出现辨距不良和意向震颤,这种辨距不良和意向震颤在多关节高速运动时会变得更加明显,这是由于小脑损伤会让患者丧失正确预测互动扭矩幅度的能力(Bastian et al,1996)。但是,近端肌肉如果出现预姿势调整损伤,那么与单关节活动相比,多关节活动的功能障碍会更加严重(Bruttini et al,2014)。

小脑和感觉运动同步化

运动控制理论的核心问题是阐明感觉信息是如何在运动时序的控制中被运用的。在特定时间内,感觉刺激和运动反应之间的同步化过程呈现节律性(Molinari et al,2008)。同步运动是人类行为的一个重要特征,也是人类适应环境变化的基础(例如能够在一个序列中识别出下一步活动是什么,也能预测下一步将会发生什么)。小脑的功能是参与获取序列运动的最佳内在模式,使得机体在特定的环境中有最佳的运动表现。当学习新的运动活动时,我们需要执行正确的运动顺序,同时要优化感觉运动参数,例如肌力、运动轨迹的速度、运动时序等。研究表明,小脑损伤的患者其探索运动顺序的能力受损,患者不能按照正确的顺序给图片或单词排序(Manto et al,2012)。

小脑在运动学习中的作用

通过与大脑皮质的连接,基底节能决定机体什么时候采取行动,并允许丘脑对所进行的活动进行"刹车"。而小脑则是告诉大脑如何采取行动。很久以前,人们就已了解小脑在运动技巧获取中扮演重要角色(Koziol et al,2014)。经典的运动学习理论是基于对错误修正进行反馈控制(传入)的主要作用。它提示我们,在运动学习期间,大脑采用反馈错误控制构成运动器官和运动环境的神经内在模型,用以计划和执行运动。内在模型是任何特定运动所必需的存储模型,例如从坐到站、步行下楼梯,或者伸够动作等。内在模型包含了执行特定运动所需的所有感觉和运动信息(Brodal,2010)。目前,运动控制理论提示我们,内在模型产生运动指令,然后传递至外周产生预期的运动。内在模型是结合了感觉输入信息、既往经验、意向性目标来产生运动指令的(Genewein et al,2012)。运动系统有两种形式的内在模型:反演模型和正演模型(Imamizu et al,2012)。正演模型是依据运动指令和有关身体当前状态的信息来预测运动的感觉结果。反演模型是有关把预期目标转变成一组运动命令。身体图式为反演模型提供了诸如肢体大小、关节角度和手足位置等信息。同时，运动系统通过正演模型预测运动的感觉运动结果。对运动后身体各部分将如何变化的预测，为我们提供了一个预测性身体图式，可用于运动的预控制。作为运动的结果，机体将有连续不断的感觉反馈，这种感觉反馈可用于更新身体图式。感觉反馈只携带已经发生改变的身体参数（de Vignemont，2010）。

小脑能获取和存储内在模型，这一点已经被人们广泛接受（Wolpert et al，1998；Koziol et al，2014；Schlerf et al，2012）。在学习过程中运动行为被重复进行，并在小脑中形成内在模型，该模型被校正和改进。因为有内在模型，大脑皮质能够通过内部反馈来实施精确运动，而非通过来自实际运动的外在反馈。因此，我们认为内在模型能够克服感觉反馈的延迟现象（感觉反馈存在延迟现象，这种延迟时间比较久，而获益又较低，不能对快速协调运动起到调控作用）。

下橄榄核来源的错误信号可指导内在模型的形成。在内在模型的形成过程中，橄榄核可作为一种"错误探测"机制。当行为不符合小脑模型时，橄榄核可编码错误信息，并将正确信息通过攀缘纤维传递至小脑，调节内在模型。来自下橄榄核的攀缘纤维能够诱导选择性长时程抑制（LTD）的产生。在哺乳动物大脑，长时程抑制是突触长期可塑性的两种主要形式之一（Kandel et al，2013）。于是，小脑便成为一个"学习机器"，这对于运动学习非常重要（通过试验-错误实践）。小脑损伤减少了由错误驱动的运动学习过程，即适应（Torres-Ovideo et al，2012）。几项研究证实，小脑损伤的患者会表现出学习能力受损（Morton et al，2006；Torres-Ovideo et al，2012；Kitago et al，2013）。在运动学习过程中，经过适应，错误次数会逐渐减少。而小脑功能紊乱的患者，其适应新环境的过程会变慢，且不能存储长期训练的效果。这种现象已经证实出现在视觉运动对棱镜的适应、站立时对干扰的适应、眨眼、行走时对新环境的适应（旋转跑步机、分带跑步机）等情况。以上所有情况都需要以错误为基础的学习过程，以及来自身体多个部位的信息，也包括了单个或多个模式的感觉输入信息（Torres-Ovideo et al，2012）。小脑功能紊乱的患者所表现出的适应能力受损出现在所有类型的运动中（例如平衡和行走、伸够抓握物体时手臂和手的运动）。患者不能保持最佳的运动控制尺度，因此，运动会变得不精确和无效（Bastian，2008）。如果小脑损伤患者通过试验和错误进行运动学习的能力受损，那么这些患者的康复疗效将大打折扣。

通过小脑皮质和深部核团的不同突触的变化来完成学习的过程（Kandel et al，2013）。突触强度（突触可塑性）发生变化是学习的重要机制之一。小脑突触可塑性的表现被称为小脑的长时程抑制，它被定义为活动依赖的突触效应减低，这可能持续几分钟至几小时（Brodal，2010）。在浦肯野细胞中，当两种主要的兴奋性输入信息被联合激活时就会出现上述现象。在一个非精确性运动中，攀缘纤维对错误进行应答，抑制错误所涉及的平行纤维突触强度，这将持续减少平行纤维和浦肯野细胞之间的突触效应（Kandel et al，2013）。因此，浦肯野细胞在运动控制和运动学习中有独特的作用。通过它们的抑制效应，能制止某些多余动作的发生。人们认为，与运动学习有关的可塑性主要与平行纤维-浦肯野细胞突触的长时程抑制相关（Criscimagna-Hemminger et al,2010）。

在执行新的任务时（一个不同的或意外的信息输入下橄榄核），小脑的激活程度更高，而当运动变成自动运动时，小脑的活性将减退。因此，小脑的作用是让运动转变成更加自主的运动（例如减少运动细节对注意力的需求）（Ioffe et al,2007）。

虽然研究已表明了小脑在运动学习中的重要作用，但大脑的其他结构，例如基底节、运动皮质-皮质脊髓系统也特异性地参与了运动学习过程。但是，小脑却是学习自主姿势控制最主要的结构之一。

神经康复的目标是通过运动学习，让患者获取技巧。小脑从反复体验中进行学习。通过这样的学习过程，构建内在模型。内在模型并不是固定不变的，而是可以通过感觉经验进行训练和更新（Nowak et al,2004），因此，每次重复运动都能完善该模型。内在模型能够根据一个运动指令，预测身体各部分的姿势或运动，也能预测动作的感觉结果，允许大脑完成精确的运动，而无须依赖运动着的身体的直接感觉反馈。但是，为了保持所有感觉预测的精确性，需要持续校准身体以适应环境和感觉运动系统的变化。经脊髓小脑束的感觉反馈在此过程中有重要作用。因此，在临床上发现患者停止活动身体的某个部位（例如脑卒中后），小脑停止获取所需的感觉信息时，需要考虑小脑的运动控制是否出现问题。

爱因斯坦曾经说过"所谓发疯，就是反复地做同一件事情，却期待不同的结果"。但是，在神经康复中，重复执行一项任务对于运动技巧的训练是必需的。任务式练习之所以能发挥作用，是因为运动学习会确保重复同一运动任务能改善特定的运动，这是因为减少了运动错误、提高了运动技巧（即内在模型的细化完善）。依据小脑的错误/新奇探测功能，人们认为，当出现异常和意料之外的运动行为时，小脑的参与程度最高。为了让错误反馈在预测性控制中发挥作用，既往的错误需要被用于校正即将发生的运动。因此，多样化重复对于学习是必需的。当我们站立或坐下时，我们需要从不同的支撑面——椅子、床、长凳或地面——进行上述动作，也需要根据不同的高度、质地、大小和姿势对线（姿势状态）来进行，并且要按照不同的节奏、时序和方向来完成动作。通过多样化重复，我们能学习到何种要素对于我们计划执行的活动最为重要。因此，其他无关要素将逐渐被过滤掉，以保证运动效率和便捷性。

临床相关性

小脑损伤并不会出现运动功能的丧失，而是出现运动功能紊乱，例如肌张力减退，平衡功能紊乱，共济失调（意即丧失运动顺序），辨距困难（意即异常测量，特点是伸够动作受损、运动时序掌握错误、运动方向和程度出现问题），意向性震颤（在运动终末或接近目标时出现异常震颤），视觉问题，运动协调不能等。上述原发性损伤也会导致继发性损伤，这是因为当病理变化改变了个体的运动表现后，躯体感觉、视觉或前庭信息也会受到干扰。小脑接收了错误的信息后，上述原发性功能紊乱也会进一步加重。

小脑损伤也会诱发坐位、站立和行走的平衡问题，以及异常的姿势紧张。对于跌倒的恐惧会影响如何使用肌肉的协同激活作为姿势策略，例如诱导一个绷紧策略（Bakker et al,2006）在站立时引起更大范围的肌肉协同激活（Nagai et al,2013）。反复跌倒或担心跌倒使患者身体的某些部位固定不动，以减少共济失调，从而使患者感到更加安全。这将诱发更多的姿势肌协同收缩（Asaka et al,2011）。肌肉过于协同激活会使姿势变得僵硬呆板,灵活性大大降低,因此也会损害机体对意外干扰的适应能力（Allum et al,2002）。Bobath 观念把固定定义为静态肌肉激活策略,而把动态稳定定义为受制的活动性（Graham et al,2009）。运动更多的是基于一种姿势稳定状态,而非固定状态（参见第 4 章）。

有些患有神经疾病的患者（例如脑卒中、多发性硬化、脑外伤等）表现出启动必要运动及纠正不适运动的能力减退。这些患者不能更新内在模型,使内在模型无法成为多样化活动的基础。对于这些患者,某些正常情况下不参与运动的肌肉也会被激活,这些肌肉的激活甚至先于计划执行的动作,因此会造成多余的动作。这些"多余"的动作却并不会被过滤掉,且在关节活动和肌力产生的过程中,有时会变得更强烈,常常累及整个肢体。如果患者反复执行这些动作,这些多余的无效动作会被学习和固定。小脑会把这些多余动作当成活动的一部分,并有可能建立新的内在模型,一个粗糙、不够精细、控制不足的形式。患者的中枢神经系统可能会将其当成日常活动内在模型的一部分,这将增加患者的压力和活动的难度,干扰患者的运动表现,而最为重要的是会抑制患者姿势稳定性的进展。

小脑需要接收直接、快速的信息,这些信息来源于与运动相关的感觉结构。小脑的多重感觉信息处理能力能让身体建立正确的运动状态,因此,对于小脑功能紊乱的患者来说,提高本体觉,并将感觉输入信息融入相关环境,进而提高运动控制,这对于治疗非常重要。

1.2.4 脑 干

脑干位于脑的低位,它上接间脑,下接脊髓。脑干包含 3 个部分：中脑、脑桥和延髓（Brodal,2010）。脑干是生命基本功能（例如吞咽、呼吸）的中枢神经系统部位,所包含的核团对于交感神经和副交感神经系统的功能至关重要。此外,除了嗅神经和视神经核团,其余的脑神经的核团均位于脑干。所有的传入和传出神经通路也都需要经过脑干,而且有些通路在脑干进行交叉。脑干还包含了网状结构。

前面已经探讨了皮质和皮质下结构的功能,现在,我们将探讨传达脑干各种运动指令的神经通路。脑干的下行通路大多数用于维持姿势和四肢运动。

◆ **网状结构**

脑干的核心是网状结构（图 1.20）。"网状"意味着该结构的形状特征。网状结构虽然是一种弥散性结构,但是具有高度的组织性,包含具有不同功能和连接的神经元（Kandel et al,2013）。例如,网状结构能激活和抑制活动,增强肢体的屈曲和伸展,调节睡眠和觉醒状态（Brodal,2010）。网状结构与大多数中枢神经系统结构协同发挥作用,在近端和远端肢体的运动中扮演了重要角色。网状结构既能够激活更高水平也能激活低水平的结构,作为一个整合系统而发挥作用。

有些网状结构的神经元能投射至脊髓的运动神经元,影响机体的心血管和呼吸功能。一般来说,网状结构一般分为内侧部分和外侧部分。内侧部分主要位于脑桥和延髓,多为传出神经——发出长投射至丘脑、皮质、小脑和脊髓。外侧部分相对较小,接受大量的传入神经通路。许多二级上行纤维发出并行纤维至网状结构,所接

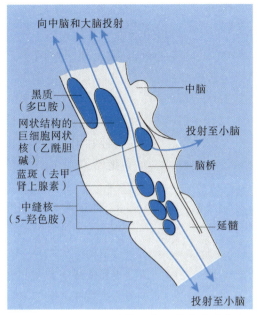

图1.20 脑干网状结构具有一些重要的特定细胞群

收的信息主要来源于：
- 大多数感受器，包括痛觉和听觉。
- 小脑。
- 皮质。
- 基底节。
- 前庭系统。
- 边缘系统。

脑桥内的网状结构包含了蓝斑核，它投射至脑的每个主要区域，还投射至脊髓，主要用于保持机体对新刺激的警觉性。因此，蓝斑核在觉醒及感知觉和肌张力的维持中有重要作用。中缝核位于脑干的中线部位，主要投射至前脑，用于调节睡眠-觉醒状态、情感行为、温度和其他功能。它们也投射至脊髓，参与调节运动系统的肌张力和痛知觉。

肌梭的敏感性也可能受到网状结构、皮质、小脑和其他高位中枢神经系统的调节。这种调节是通过网状结构影响肌张力来完成的。心理过程，例如动机、快乐等，也可能会影响网状结构，似乎能增强个体的主动性和肌张力。而抑郁似乎有相反的作用——下调肌张力。

中脑包含的神经元对于维持皮质的觉醒状态至关重要。这些神经元投射至大脑皮质，增强皮质对传入感觉刺激的反应性。网状结构的上行纤维形成一个网络工作系统——上行网状激活系统（ARAS）。上行网状激活系统由多条神经元回路构成，连接了脑干和皮质。这些神经元通路主要起源于网状结构，经过丘脑投射至大脑皮质（Yeo et al，2013）。该系统影响机体的觉醒状态，以及觉醒和意识的整体程度。

上位脑干包含的神经元主要控制步态所需的轴向和近端肢体的肌肉活动，该控制过程是通过向低位脑干和脊髓的双侧下行投射来完成的。移动是脊髓的神经网络（即中枢模式发生器）产生的有节律的运动活动（详见"脊髓"部分关于中枢模式发生器的内容）。中枢模式发生器被脊上结构激活、调节和终止。有多个与运动相关的区域位于脑干的不同水平（Grabli et al，2012；Takakusaki，2013）：
- 丘脑下侧运动区（SLR）。
- 中脑或延髓运动区（MLR）。
- 脑桥尾部背侧和腹侧被盖区。

脑干中这些功能明确的区域起到移动控制的作用。中脑或延髓运动区由脚桥核（PPN）和楔形核（CN）组成。这两个核团均位于网状结构，并与基底节形成相互连接，主要输出信息至下行的网状脊髓束和上行的丘脑皮质束。最近的研究也发现中脑或延髓运动区参与了人体移动和哺乳动物平衡的控制（Grabli et al，2013）。

在帕金森病中，基底节功能受损，其所投射和控制的脑干运动区功能也会发生紊乱。因此，帕金森病患者主要表现出步态和平衡功能受损。在帕金森病中，PPN发生变性退化可能是运动功能障碍的主要原因之一。临床医生可以刺激这些结构去缓解帕金森病患者的运动功能障碍（Ryczko et al,2013）。

脑桥延髓网状结构（PMRF）为一个弥散的神经元网络，位于脑干的核心位置。脑桥延髓网状结构整合了皮质和皮质下结构的各种信号，这样使得姿势反应在时间和幅度上处于适当的程度，以符合计划任务的需求（Yakovenko et al, 2009）。脑桥延髓网状结构接受与预备性预姿势调整（pAPA）相关的信息：发生在运动之前的姿势调整；还接受与伴随性预姿势调整（aAPA）相关的信息：伴随运动发生的姿势调整（Yakovenko et al,2009）。整合了预备性预姿势调整和伴随性预姿势调整形成统一的下行运动指令，去调控姿势和运动。

网状结构的活性对于意识知觉以及感觉信息的特定反应来说是必需的。经皮质网状信息传导通路，网状结构接受来自皮质的输入信息，信息传递至网状结构的兴奋性区域和抑制性区域，再传递至脊髓，形成皮质网状脊髓传导系统（CRS）（图1.21）（也称为锥体外系）。

有几条运动信息通路起源于脑干，投射至脊髓。目前，已经明确了两条下行脑干信息通路（也称之为间接通路，这是因为它们的突触在下行过程中是中断的）：腹内侧脑干通路和背外侧脑干通路（Kandel et al,2013）。这些通路在头-躯干-肢体协同中扮演主要角色，从而增强机体的平衡和运动能力。除此之外，这些通路对于必要的姿势和态度调整来说也非常重要。因为这种调整能够让机体执行手足小肌肉的技巧性运动（de Oliveira-Souza,2012）。

腹内侧脑干通路接收皮质和皮质下结构（前庭核、基底节、小脑）的传入信息（皮

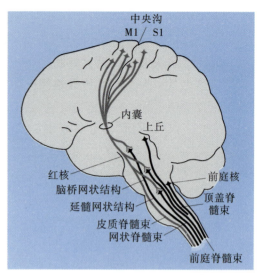

图1.21 下行至脊髓的神经通路：皮质脊髓束和一些来自脑干的通路。很多来自脑干的通路接收了皮质的投射纤维

质网状纤维），主要用于控制姿势和运动（Kandel et al,2013）。这些通路如下所示：

- 源自中脑的间质核脊髓束和顶盖脊髓束。
- 外侧核内侧前庭脊髓束。
- 源自脑桥和延髓网状结构的网状脊髓和延髓脊髓投射。

背外侧脑干通路主要包含了红核脊髓束,该传导束源自大细胞红核,在背外侧束中下行至对侧（Kandel et al, 2013）。最大的间接通路是网状脊髓束（RST），该通路源自脑桥和延髓（Kandel et al, 2013）。该通路有两个部分：脑桥和延髓RST。脑桥（或内侧）网状脊髓束起源于上位脑桥网状结构，主要投射至同侧运动神经元。根据Brodal（2010）的研究，该传导束可能更多的是指向轴向肌肉组织（颈部、背部、腹部），通过易化支配轴向肌肉和腿部伸肌的脊髓运动神经元，来维持姿势支撑（Brodal, 2010）。延髓（或外侧）网状脊髓束下行至脊髓，支配末端肌肉的运动神经元。

大脑皮质有广泛的信息输入至网状脊髓束,此外,还包括了脊髓和小脑顶核的传入信息。运动从大脑传递至脊髓过程中,网状脊髓束是一个重要的传导连接通路。几项研究表明,网状脊髓束在维持直立姿势、身体定位和伸手臂动作中有重要作用(Brodal,2010)。网状脊髓纤维通过中间神经元间接或直接与运动神经元形成功能性突触联系(包括α和γ运动神经元)。这些传导束含有交叉和不交叉成分,并且在脊髓的不同平面发出侧枝。因此,可以同时影响身体不同部位的肌肉(Brodal,2010;Schepens et al,2004;Schepens et al,2006)。除此之外,网状脊髓束的轴突也会终止于连合中间神经元,因此身体对侧的活动也受此通路介导(Jankowska et al,2003)。这种解剖学特征有利于协调肢体间的活动,并产生复杂的肌肉活动方式,用于随意运动中的姿势支持(即 APA)(Schepens et al,2006;Yakovenko et al,2009)。例如双侧和单侧的神经对肌肉组织的支配,能稳定对侧躯干,以进行手臂的伸够动作或步行摆动。

顶盖脊髓束主要用来协调头和眼的运动。该传导束起源于中脑的上丘,跨过中线,交叉至对侧下行,大多终止于脊髓颈部运动神经元(Brodal,2010)。因此,顶盖脊髓束将一侧中脑的运动冲动传递至身体对侧的肌肉。顶盖脊髓束的功能是头部应对视听刺激的反射性姿势运动。

虽然网状脊髓束通常与大幅度运动相关,例如姿势调整、步行等。但近期的研究表明,网状脊髓束也与脊髓中心相连接,参与了手功能的调节(Baker,2011;Honeycutt et al,2013)。Riddle 及其同事发现(2009),网状脊髓束甚至还为投射至手内肌的运动神经元提供传入信息。这一发现改变了人们对远端手控制的传统观念。有可能的情况是网状脊髓通路和皮质脊髓通路并行产生手部多样化协调运动。对于脑卒中或脊髓损伤患者来说,皮质脊髓束有可能受到损伤或缺失,此时,投射至手部肌肉的网状脊髓通路就有成为可能的治疗目标(Riddle et al,2009;Honeycutt et al,2013)。

> 稳定和平衡是运动的先决条件。站立可增强意识和觉醒状态。

1.2.5 前庭系统

前庭系统主要处理头部运动和定向信息,除了在固定的凝视及控制平衡中发挥重要作用外,前庭系统还能够提供自身运动和方位的主观意识,因此该系统在我们的日常生活中不可或缺(Cullen,2012)。此外,针对患有神经系统疾病的患者进行的研究也提示我们,前庭系统甚至对于身体知觉和意识的多个方面也具有重要作用(Bottini et al,2001)。

◆ 前庭系统概述

前庭系统外周部分的构成为前庭感觉器官,中枢部分的构成为前庭神经和前庭核。

- 前庭系统的感觉器官:内耳的五种感受器。
- 前庭神经将前庭信号由内耳的感觉器官传递至前庭核团。
  —前庭神经核(图1.22):4个主要核团,为分布于脑干的神经元集合体,又称之为前庭核复合体(Brodal,2010)。来自前庭系统、小脑、脊髓和视觉系统的信息在此核团进行整合。
  —前庭外侧核(Dieter 核)。
  —前庭内侧核(MVN)。

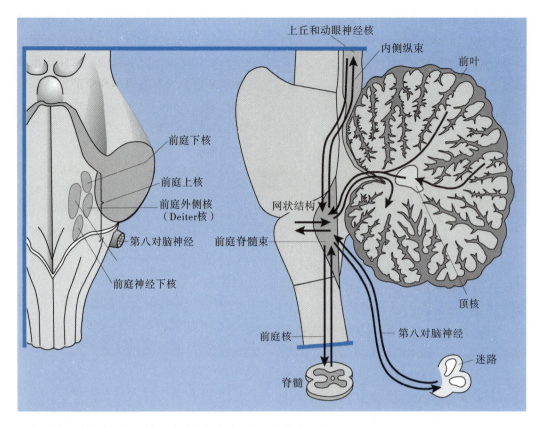

图 1.22 脑干前庭核。该图显示了最重要的传入和传出通路

—前庭上核。

—前庭下核。

前庭感觉器官在左右内耳呈对称分布。它们包含了两种类型的感受器：三个半规管，能够感受三个维度的角加速度；两个耳石器官（球囊和椭圆囊），能够感受三个维度的线加速度（例如重力和平移运动）（Cullen，2012）。因此，前庭感觉器官能够传递中枢神经系统与重力相关的身体倾斜程度，还能传递身体在各方向的摇摆情况（Kandel et al，2013）。这些感受器在任何时候都是被激活的，甚至在静息的时候也能感受到重力的作用。

前庭信号经由第八对脑神经的前庭分支传递前庭核复合体，进行信号处理和重选传递路线。在此位置上前庭信号与视觉、本体觉和其他感觉信息进行整合，评估头和身体的定位情况。

前庭核复合体接收如下信息：

· 内耳的前庭感觉器官传递头部位置以及运动、方向和速度的变化情况。

· 脊髓（本体觉信息），网状结构、小脑和中脑的某些核团（上丘）。

· 眼睛。

· 大脑皮质（主要间接通过网状结构，也可通过某些直接通路）。

在前庭核复合体中，肌肉、关节、皮肤和眼部的信息与前庭感觉器官的传入信息不断地进行整合，因此，在前庭核复合体的水平，前庭系统信息的处理呈现多重感觉和多重模式的特征（Brodal，2010）。除此之外，前庭核复合体还广泛接收皮质、小脑和脑干接收的传入信息。前庭信息和前庭外信息的整合对于更高层次的前庭功能来说非常重要,例如感知自我运动和空间定位等功能(Angelaki et al,2008)。

◆ **前庭核复合体的传出联系**

来自前庭系统的信息作用于三个主要区域:

- 经由前庭脊髓通路传递至脊髓的运动神经元,完成前庭脊髓反射(VSR)。
- 眼外肌的运动神经元:前庭-动眼反射(VOR)。
- 小脑。

前庭核复合体与小脑之间存在回返联系,用于监控和调节前庭反射,该反射在姿势控制中发挥作用。

<u>前庭脊髓反射(VSR)</u>

VSR 在协调头颈与躯干的运动中发挥着重要作用,以保持头部的直立位(Cullen,2012)。此外,还在与重力相关的无意识姿势维持中起到关键作用。前庭可以影响姿势控制,这包括了对身体姿势性张力的调控作用。因此,在应对非预期的头部活动时,前庭脊髓通路能够选择性的调节姿势性张力。当头部运动固定于躯干之上时,前庭信号则不能分辨头部运动或整个身体的运动。因此颈部本体觉输入信息就能够提供头部相对于躯干运动的重要信息。颈部本体觉感受器的激活会诱发颈丘反射,该反射与前庭四叠体反射共同调控头部稳定性和身体姿势(Pettorossi et al,2014)。

<u>前庭脊髓通路</u>

来自前庭外侧核并投射至脊髓的大多数神经纤维构成了前庭脊髓束的外侧束,该传导束贯穿脊髓全长,通过单突触影响了α运动神经元和γ运动神经元(Brodal,2010;Markham,1987)。由于这种单突触的联系方式,可使机体能够迅速恢复平衡。

外侧前庭脊髓束主要调控轴向肌肉(躯干和颈部的深层姿势肌)和肢体近端肌肉(Markham,1987)。外侧网状脊髓束发出侧枝至颈髓和腰部脊髓。因此中枢神经系统能够给脊髓的颈部和腰部发送相同的信息,从而协调躯干、四肢与头颈的肌肉组织。因此,前庭系统的功能主要针对的是身体此时此地的状态。

外侧前庭脊髓束影响的是同侧的身体,包括躯干和四肢。它能促进同侧伸肌并抑制同侧屈肌的运动神经元活性,从而在同一时间能及时改善对侧屈肌的活性(Dietz,1992)。Kidd 及其同事(1992)也支持这个观点。他们认为在站立和行走时,身体处于伸展状态,能激活外侧前庭脊髓束。

内侧前庭核通过内侧前庭脊髓束支配颈髓和胸髓上段的运动神经元。它的功能是稳定头部与身体的相对位置关系。在站立和行走过程中,头部活动是相对自由的,因此视觉能够审视或扫描周围的环境。

> 当需要进行姿势控制时,前庭系统的活性达到最大化。
>
> 头部控制和姿势控制是相互影响的。

当头部运动时,前庭-动眼反射可以使眼处于静止位,从而弥补了头部活动所造成的视觉问题(Kandel et al,2013)。前庭感受器传递了头部旋转速度的信息,该信息将被动眼神经系统所利用,去稳定眼球活动,最终使得视网膜的视觉成像在运动中保持稳定。在保持视觉成像的稳定性方面,视觉系统在处理速度和处理效率方面均要低于前庭系统。在生长发育过程中,由于身体的比例发生变化,因此需要通过运动学习来调整上述反射过程。

<u>前庭信号的皮质处理</u>

所有的前庭核都投射至丘脑的腹后核

和腹外侧核（Kandel et al, 2013）。丘脑传递和调节前庭信息，投射至皮质，在皮质-丘脑-皮质通路中具有重要功能。解剖上，并不存在单独的范围明确的初级前庭皮质（Lopez et al, 2011）。目前，通过神经影像学研究，越来越多的资料表明，大脑皮质存在一个高度分散的前庭皮质网络，该网络能够被前庭刺激所激活。前后岛叶、颞顶联合区、顶下小叶、躯体感觉皮质、初级运动皮质和运动前皮质都属于该网络（Brodal, 2010）。

越来越多的证据表明，前庭系统参与了知觉、动眼神经和姿势的调控，也参与了空间认知能力的调控（Brodal, 2010）。前庭信号以及参与前庭信息处理的神经结构对以下调控过程至关重要：区分自身运动和物体运动，感知直立的世界，重力的视觉感知（Cullen, 2014）。中枢神经系统神经系统参照手臂的运动和位置，采用前庭信号构建了一个内在的重力模型。除此之外，控制肌肉张力和四肢肌肉收缩的前庭信号也反馈至大脑，以更新当前的身体姿势。因此，前庭信号参与了大脑和身体之间的感觉运动回路，以此来感知身体的各节段（Lopez et al, 2012）。

临床相关性

前庭器官在平衡和传递与姿势、凝视稳定性有关的关键反射中具有核心作用。在站立的时候，短潜伏期反射能够应对意外的平衡干扰。已有研究证实，腿部和躯干的短潜伏期反射起源于前庭感受器，用于应对头部的加速度（Laube et al, 2012）。根据Forbes及其同事（2015）的研究结果，在肌群间和肌群内前庭反射（VR）是不同的，并且根据肌肉对系统动力学的影响、支配每块肌肉神经通路的不同、感觉信号和运动指令的一致性而调整。任务依赖性前庭反射对机体的移动非常重要，这是因为前庭反射在所有踝、膝、髋关节的运动肌肉中被动态调控（Dakin et al, 2013）。

站立和行走时前庭系统最活跃，此时对姿势控制的需求也达到顶峰。任何位置或姿势的变化、重量的转移或手臂的移动都会使得与足和支撑面相关的重心发生位移。无论这种位移有多么小（呼吸会导致小的位移，几乎无法看见的躯干节段间对线的变化，这被认为是对重心的一种小的干扰），肌肉张力和活动也需要调整以保持机体的平衡。

前面所提及的信息具有重要的功能效应。通过支配同侧伸肌，当个体单腿站立时，前庭核能发挥最大的易化作用。Dietz（1992）讨论了一个与"真正"站立姿势或位置相关的易化作用。临床上，身体需要优化其校准线，以有利于平衡的建立。Bussel及其同事（1996）对截瘫患者进行了研究，结果发现在患者试图踏步或行走时，屈肌反射可能会干扰中枢模式发生器的活动。结合不同研究人员的研究结果，发现单腿平衡可能是对侧腿能自由摆动的先决条件。与此同时，如果摆动被过早激活，那么站立腿的稳定性就会受到损害。

> 单腿动态平衡的能力是自由摆动的前提。
> 过早激活腿的摆动可能会干扰站立腿的稳定性。

使患者保持抗重力的站立位（放置或促进，取决于患者运动功能的水平），抗重力可能刺激患者的前庭系统，从而帮助患者受累侧出现更多的运动。通过优化和（或）正常化对线，重力的转移能够影响受累侧，从而最好地促进前庭系统激活。

网状系统和前庭系统支配了同侧和对

侧身体。影响一侧大脑运动通路的损伤会导致两侧身体运动控制的减少。简要回顾一下腹内侧系的解剖分布，虽然它呈现双侧下行，但主要是同侧投射。如果脑卒中发生于皮质下结构（如内囊），那么运动皮质和网状结构之间的联系会受到干扰，这将会使得同侧躯干的姿势控制功能发生紊乱（Schepens et al，2004；Schepens et al，2008；Silva et al，2014）。脑干损伤会发生平衡功能减退和移动障碍，还会出现吞咽困难和构音障碍，这是因为相关脑神经核团位于此区域。肌肉张力的增高或降低主要依赖于受损的网状结构是属于抑制性还是兴奋性。如果支配网状结构兴奋性区域的神经纤维受损，那么脊髓的兴奋性将减少，患者将表现出肌张力低下。反之，如果网状结构的抑制性区域受损，将会降低脊髓抑制性影响，患者将出现肌张力亢进。

1.2.6 脊 髓

既往人们将脊髓当作大脑和效应器（肌肉、皮肤等）之间的简单中转站。但是在过去40多年里，人们已经发现脊髓的功能是非常复杂的，绝非是一个简单中转结构。脊髓接收高位中枢神经系统和外周器官的信息。脊髓具有大量的受体区，在信息传递至其他系统或转化为肌肉活动之前，收集和调节来自整个身体的信息（除了头部）。脊髓还具有闸门控制功能，因此传递至脊髓的信息需要调整以适应机体的需求，也保护了大脑被过度刺激（Davidoff，1990；Kandel et al，2013）。因此综合以上两个功能，脊髓能够影响高位中枢神经系统的活动。通过多个上行和下行传导通路，脊髓参与了大脑和身体其他部位间的信息传递。除此之外，脊髓还包含了基本的反射弧和更复杂的神经元回路，以控制中枢神经系统模式发生器产生的运动行为。研究表明在某些物种中，某些运动的节律性肌肉兴奋在脊髓水平进行规划，并根据环境变化进行调节，例如对产生移动（CPG）脊髓网络或颈髓固有系统的深入研究显示其参与了猫和灵长类动物伸前臂和前爪的运动（Marchand-Pauvert et al，2008）。

◆ 脊髓的内部结构

脊髓的内部结构分为两种：白质和黑质。白质包绕着黑质，并贯穿整个脊髓，是上行或下行信息的中转站。白质分为背侧柱、外侧柱和腹侧柱（轴突束也被称为传导束）。背侧柱和外侧柱传递感觉信息（参见"躯体感觉信息在脊髓水平的整合"部分），而腹侧柱主要与下行运动信息通路相关（Guertin，2013）。

脊髓灰质成蝴蝶样或H形排列，含有大量无髓鞘纤维。脊髓灰质从外观上被分为三个部分：背角、侧角和腹角。背角用于处理感觉信息，而腹角处理运动信息。侧角只存在于脊髓胸段，含有节前交感神经元胞体，因此用于处理自主神经信息（Lundy-Ekman，2007）。

在脊髓内部，中间神经元是信息处理中心，它们传递神经冲动，并将感觉神经元的冲动传递至运动神经元[例如闰绍细胞（Renshaw），Ia和Ib抑制性中间神经元，来自Ⅱ群传入纤维的双突触通路的中间神经元，来自屈肌反射传入纤维（FRA）的多突触通路的中间神经元]。大多数脊髓反射通路的中间神经元都能够传导各种外周刺激激发的反射反应，并对于某些反应发挥作用，这包括了随意运动。

灰质中的某些神经元能够形成局部脊髓反射通路（也称为反射弧），而其他神经元则参与了更加复杂的神经回路，这些神经回路与某些特定功能相关。反射的定义是"特定刺激诱导的快速的、可预测的、反复的、固定的和无意识的运动反应或运动"（Guertin，2013）。例如Ⅰa反射通路是最简单的反射（也成为单突触牵拉反射或腱反射）。它介导了来源于肌梭的初级传入（Ⅰa）信息，牵拉肌肉能激活该反射。通常来说，该反射在肌张力和姿势调整中发挥作用（Guertin，2013）。

虽然人们认为反射是固定不变的，但脊髓反射也能够被调整（例如通过焦虑的程度或通过训练；反射的强度能够被增强或减弱，这取决于对任务的需求度）（Brodal，2010）。

根据Alvarez及其同事（2013）的研究结果，脊髓运动功能依赖于中间神经元与其他神经元的联系以及中间神经元的特性，这些中间神经元可以调节运动神经元的激活和运动信息的输出。脊髓含有多个类型的中间神经元，可根据解剖、生理和（或）分子标准进行分类。中间神经元的分支能够跨越几个节段，称之为固有神经元（PN），已经发现固有神经元贯穿整个脊髓的白质（Brodal，2010；Flynn et al，2011）。功能上来看，脊髓固有系统参与了多种任务的调节，包括整合和调节下行的脊上神经通路（例如传递大脑运动指令的通路）和外周信息输入通路（传递外周感觉信息）。固有神经元对于整个脊髓运动回路的同步化也具有重要意义（Brodal，2010）。除此之外，偶合颈腰膨大也需要含有固有神经元的神经网络，这可以加强机体的运动能力。

近年来，固有神经元已经被认为是不完全性脊髓损伤（SCI）后功能恢复的重要基础。固有神经元可能会与下行离断的轴突形成新的脊髓通路，或者经由自身的胚芽或侧枝形成连接通路。虽然固有系统对于人体功能恢复的作用并不十分明确，但是不完全性脊髓损伤的动物模型显示已经存在有力的证据来说明固有神经元是不完全性脊髓损伤治疗干预的可靠靶点（Flynn et al，2011）。

◆ 中枢模式发生器和运动

神经细胞网络的存在能够产生特定的节律性运动，而无须意识参与，也不需要外周传入反馈信息的参与。这一点在许多脊椎动物身上是无可争议的（Mackay-Lyons，2002）。中枢模式发生器是脊髓内的神经网络，它能够产生节律性运动（Dietz，1992；Dietz，2003；Brodal，2010；Mackay-Lyons，2002）（图1.23）。中枢模式发生器能产生自动的、变化的运动，以协调两边身体的活动，有关这方面的研究大多是在脊椎动物上进行的。中枢模式发生器的生命功能都定位于脑干，如呼吸、咀嚼和吞咽等。但是有关运动的功能则定位在脊髓。在人体它们存在于脊髓的概率是非常高的（Kandel et al，2013）。婴儿早期的踏步反应就是节律性脊髓活动，提示这些神经网络是天生的，是模式发生的一种表现形式（Kandel et al，2013）。在人体，研究结果是一致的，每个肢体都由单独的中枢模式发生器来调控。对于猫和人类，这些中枢模式发生器都定位于脊髓（Dietz et al，1994；Mackay-Lyons，2002；Zehr et al，2004）。身体两侧的中枢模式发生器都通过复杂的中间神经元紧密关联。外周受体的背根纤维终止于中间神经元，这些中间神经元再发出分支进入脊髓。因此来自一个背根纤维的冲动能够传递至上下几个节段。

在人体，手臂和腿之间存在神经偶联。这是一种任务依赖性的神经元偶联，使手臂能参与步行运动中，但是如果手臂和（或）手有自主运动，那么这种偶联又会被

第1章 应用神经生理学

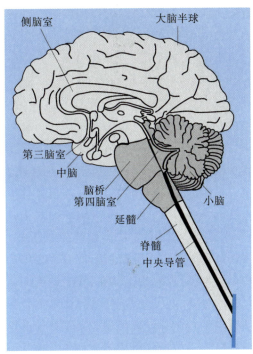

图1.23 脑干和脊髓的纵面观。脊髓和脑干含有特定的细胞群——神经元池,这被称为中枢模式发生器。长脊髓固有纤维(从颈部至腰部)对于行走时协调左右身体非常必要,这种在两侧的相互改变的节律活动是由具有起搏特性的细胞所致

打破。手臂参与步行运动,并不是一种被动的机械效应,在步行周期中,手臂的几块肌肉,尤其是肩关节的肌肉,会表现出节律性交替运动。

人们认为,这种运动方式相当于四条腿动物的四足移动模式,是脊髓中枢模式发生器的反射性活动(Zehr et al,2009)。脊髓内的固有通路对于四足协调至关重要,这通过偶合颈部和腰部中枢模式发生器来实现。

中枢模式发生器的原始形式是独立于躯体感觉信息的。对人体和猴子的研究表明,随意运动(比如伸手臂和抓握)和其他节律性运动(比如游泳和步行)能够在传入神经被阻滞后继续进行(Knapp et al,1963;Mackay-Lyons,2002)。但是,中枢神经系统和感觉的作用相互影响,这对于适应性行为的产生非常关键。近期有关运动控制的研究强调了行走过程中,输入信息在运动输出的调整中具有重要作用(Dietz et al,2009)。根据Juvin及其同事(2012)的研究,肢体感觉反馈在调节哺乳动物脊髓内的运动中枢模式发生器神经网络中有决定性作用,这一点已经被人们广泛认可。

躯体感觉反馈是整个运动系统必不可少的一部分,并且在调整中枢模式发生器产生的运动程序中非常重要,这有利于机体在行走过程中持续不断地对环境进行适应(Mackay-Lyons,2002;Zehr et al,2004;Dietz,2010)。中枢模式发生器利用的是视觉、前庭和躯体感觉系统的传入信息。中枢模式发生器和运动神经元广泛接收各种感觉受体的反馈,以控制平衡、运动方向和速度(Grillner,2006)。另外,感觉反馈提供的信息确保肌肉活动能够适应运动中的身体各部分的生物力学状态,包括位置、方向和力量等(即促进步行各期的转换)。

移动中,有三个重要的感觉来源(Duysens et al,1998):

- 来自伸肌压力敏感性高尔基腱器传递的负重信息。
- 来自足底机械感受器的负重反馈。
- 来自臀部肌肉组织的牵张敏感性肌梭传递的位置信息。

伸肌强化反馈指的是伸肌压力敏感性高尔基腱器传递的压力信息和足底机械感受器传递的负重反馈,能增加支撑期的肌肉活动,以及支撑期的持续时间。而臀部肌肉肌梭的位置信息则有利于摆动期的启动(Duysens et al,2000),其功能性结果是伸肌负重消失,摆动期启动,伸肌所施加的压力也会变得很低。换句话说,在支撑期末期,当肢体的负重降低时,伸肌强化反馈

减少，这有利于启动摆动期（Takakusaki，2013）。

Dietz 和 Duysens（2000）认为，传入信息对于增强抗重力肌中枢模式发生器活性是必需的。负重消失、足跟着地、重量转移，这些信息对于控制迈步至关重要（Maki et al，1997）。Kavounoudias 及其同事（1998）研究了皮肤受体在足底平衡中的作用。他们麻醉了双足，发现研究对象在丧失足的敏感性后，不能保持单腿平衡。特异性分布于双足的机械感受器能够编码空间来源、幅度和足部皮肤压力幅度改变的速度。因此，中枢神经系统能够持续接收有关足底压力空间和时间分布的信息。

除了脊髓内中枢模式发生器，中枢神经系统内还有其他神经网络在步行中发挥重要作用。参与移动的启动、调节和控制的高级中枢神经系统如下（Takakusaki，2013；Guertin，2012）：

- 中脑运动区（MLR）。
- 前庭系统。
- 网状结构。
- 小脑。
- 基底节。
- 皮质。

中脑的核团，即 MLR，能通过激活低位脑干的网状脊髓神经元启动运动（Mackay-Lyons，2002；Takakusaki，2013）。目前已经确定了三个带状区域在运动启动中具有重要作用：

- 外侧下丘脑启动了与饥饿、口渴或进入浴室相关的步态。
- 未定带则启动了观光样步行（即视觉引导的步行）。
- 室周区激活了愤怒和恐惧（打架和飞行）反应。

脑干的网状结构和前庭系统都参与了抗重力肌肉的激活。网状脊髓束激活了脊髓节律发生系统，还增加了姿势肌的张力（Takakusaki，2013）。基底节整合了姿势和运动，因此参与了肌张力调节和运动调整。而更进一步的调节则是要通过小脑，它能够协调左右两边身体的中枢模式发生器活动。运动皮质至基底节和小脑的连接能够对精确性和适应性运动的控制发挥作用，这需要意志力、认知能力、注意力和预测能力共同参与（Takakusaki，2013）。在运动学习和错误纠正过程中小脑同样也被激活。皮质对于简单无障碍的行走所施加的影响很小，但对于存在视觉扫描、知觉、导航等行为的行走，皮质则具有重要作用，皮质还参与调整中枢模式发生器以使行为适应当前环境。当步行变得更为复杂的时候，皮质也会变得更加活跃。由于中枢模式发生器并不能观察地面情况，因此，当步行变得更加复杂的时候，此时，脚步声特异性很低，那么对视觉输入信息的需求将加大，皮质的激活将更具节律性，以引导双足的位置（Lacquaniti et al，2012）。

> 脊髓和脑干内的中枢模式发生器主要控制平坦均匀表面的步行活动，而小脑则参与协调此活动（即该步行为自主活动）。

◆ **临床相关性**

对于处于急性期或亚急性期的中枢神经系统受损的患者，模式发生器对于较早激活姿势活动和协调能力具有重要意义。这是因为在相对单一的环境中步行并不需要认知功能参与。

- 模式发生器产生的步行是选择性位移的结果，这不同于过度位移所产生的反应性步行。
- 模式发生将会自发地得到加强，甚至

对于存在严重运动、感觉或知觉障碍的患者也是如此。

- 通过促进身体不同部位和身体左右两边的相互作用和协调,模式发生会增强整个身体的运动能力,也提高了身体的平衡控制能力。
- 早期促进步行有助于激活中枢神经系统和神经肌肉系统,并提高患者的积极性。
- 足跟着地会产生良好的支撑期,这有利于同侧摆动期的进行(动能释放)。
- 良好的支撑期会稳定姿势系统,同时也会释放对侧下肢进入摆动期。因此,姿势控制越好,步态启动也就越好。
- 模式发生依赖于恰当的传入信息,使得运动活动能够适应周围环境。
- 因为每个人都以不同的固定速度行走,因此步行速度必须处于一个适当的水平,这才有利于步行周期的转换。
- 早期促进步行有助于患者知晓周围环境,这样也就提高了患者的感知能力。
- 如果患者将注意力集中于步态模式上,这将会打断自然的中枢模式发生器节奏,这是因为中枢神经系统会削减外周输入信息的优先处理权。

为了让脊髓或大脑损伤的患者获取最佳的运动康复效果,治疗人员除了要诱导损伤后神经系统的可塑性,还必须给这些患者提供适当的传入信息,以激活并加强中枢模式发生器(Molinari,2009)。传入信息的作用是修饰运动方式,控制步态周期的转换,并加强正在进行的活动。根据Rossignol及其同事(2007)的研究成果,"脊髓损伤后,主动的感觉刺激,以及采用多种增强感觉刺激的训练方法,将很有可能使患者取得更好的运动康复疗效"。

1.2.7 神经肌肉系统

对于运动来说,中枢神经系统处理的最终结果就是骨骼肌的活动。肌肉和中枢神经系统两个系统持续交换信息和需求。肌肉系统在结构和功能上已经高度分化以适应各种环境下,各种运动的需求,最终达到执行多种任务的目的。神经肌肉系统具有适应能力:中枢神经系统发出的信息能改变肌肉组织的结构和功能,反之亦然(即中枢神经系统损伤会改变肌肉的功能,这又会使得中枢神经系统的结构和功能发生改变)。

◆ 骨骼肌的结构和功能

人体有超过300对的骨骼肌(Kanning et al,2010)。

骨骼肌包含了收缩和非收缩成分、特定的感觉器官或感受器。收缩成分为梭外肌纤维和肌梭的末端,非收缩成分指的是结缔组织和感觉器官(高尔基腱器和肌梭)。

所有的骨骼肌都由多核细胞构成,称之为肌纤维。每个肌纤维都构成了收缩蛋白、肌球蛋白和肌动蛋白。这些蛋白相互作用,使肌肉产生收缩效应。肌球蛋白有特殊的投射结构,称之为横桥,位于其头部,该结构能够与肌动蛋白形成连接。当肌动蛋白相对肌球蛋白滑动时,肌肉就产生了收缩(Lundy-Ekman,2007)。

肌球蛋白和肌动蛋白丝呈规律的带状排列,该结构称之为肌小节。一个肌小节的重复序列则称之为肌原纤维。每条肌纤维都包含有大量平行排列的肌原纤维。因此,肌纤维产生的肌力与其所含有的肌原纤维的数量呈正比。

运动神经元和运动单元

运动神经元都具有相同的功能:驱动

肌纤维的收缩,因此运动神经元是中枢神经系统的最后通路(即所有与运动相关的中枢神经系统和外周的信息都汇聚于此)(Manuel et al,2011)。在中枢神经系统内,运动神经元是仅有的轴突离开中枢神经系统后支配非神经元组织的神经元,它的轴突将神经系统和肌肉系统紧密联系在一起。运动神经元的胞体位于脊髓灰质的前角(Floeter,2010)。在哺乳动物中,有三种类型的运动神经元:α、γ和β神经元(Floeter,2010)。α运动神经元支配骨骼肌(横纹肌),γ运动神经元支配梭内肌,而β运动神经元则同时支配梭内肌和梭外肌(Kanning et al,2010)。运动单元是运动系统的功能性单位。运动单元由一个运动神经元和几条肌纤维构成。每个运动单元的肌纤维都具有相同的结构和功能特征。一个肌肉由多个运动单元构成,并包含了不同类型的肌纤维(Schiaffino et al,2011)(图1.24)。运动单元的大小变异很大。对于进行精细运动的小肌肉,运动神经元可能只支配几个小的运动单元。而对于产生较大肌力的肌肉,一个运动神经元可能支配多个运动单元。如果一个肌肉要进行协调、流畅的运动,那么运动神经元需要选择性激活适当数量的运动单元,从而产生所需的活动。

骨骼肌纤维

骨骼肌纤维能被分为两组:红肌纤维,其收缩速度较慢;另一种是白肌纤维,其收缩速度则较快(Brodal,2010;Floeter,2010)。这两种肌纤维能被再分为三种类型和几个亚类型。三种主要类型如下所示:

- 1型纤维,也被称为慢收缩(ST)(Brodal,2010)或慢氧化(SO)型肌纤维(Rothwell et al,1994;Floeter,2010)。该类型的肌纤维通常是红色的,这是因为含有较多的肌球蛋白。1型肌纤维的耐受性较强,主要执行精细动作,产生的肌力较为温和。该类肌纤维又被称为紧张性肌纤维,这是因为该肌纤维能长时间保持动力性收缩。1型肌纤维大多分布于身体抗重力活动区域。通过肌纤维活动的精细度,可以对身体起到稳定作用。肌纤维的紧张性活动是动态进行的。"紧张性"指的是某种物质具

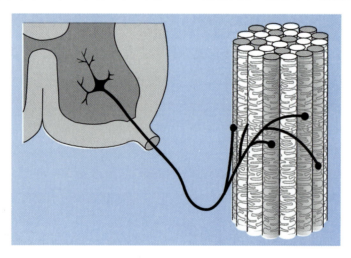

图1.24 包含多个肌纤维的运动单元,并具有相同的纤维类型、支配它的α运动神经元和轴突分支。肌纤维有不同的运动单元在肌肉内分散排列

第1章　应用神经生理学

有"张力或收缩特性,尤指肌肉的张力"(Thomas,1997)。含有1型肌纤维的运动单元也被称为S型运动单元(慢疲劳)(Rothwell et al,1994)。

实例

在站立和行走时,比目鱼肌是持续活动的,需要有很好的耐力。比目鱼肌主要包含了张力性/1型运动单元。因此该肌肉属于姿势肌。手部的小肌肉,如骨间肌和蚓状肌也主要是1型纤维(Rothwell et al,1994)。手部的小肌肉主要是稳定手掌和掌指关节,并给手部提供一个姿势背景,以进行手指运动和精细运动控制。

- 2型肌纤维也被称为快收缩(FT)肌纤维,因为该类肌纤维有较快的收缩速度。这种肌纤维也被称为白纤维,氧化能力较低,耐受性较差,但是收缩速度和力量较强。该类肌纤维具有时相性质,主要功能是产生运动。运动单元也被称为FF型(快速,易疲劳)。2型肌纤维可进一步分为如下类型:

  —2A型或快速氧化糖酵解(FOG)型(Rithwell et al,1994;Floeter,2010)。运动单元则属于耐疲劳型(FR)运动单元,具有较好的耐疲劳性。

实例

在步行、跑步、跳跃、不平坦的地面移动、登高等行为中,腓肠肌是产生力量的最重要的肌肉。这些运动行为同时需要耐力和爆发力。因此,腓肠肌的成分主要是快速氧化糖酵解型肌纤维。

- 2B型肌纤维全部是白肌纤维(Brodal,2010)。运动单元属于快速糖酵解型(FG)(Rothwell et al,1994)。该类纤维的耐受性较差,但是产生的力量较强。

实例

在移动和站立中,胫前肌是间断工作的。使用胫前肌主要目的在于时相性活动,对耐力要求低。

中枢神经系统控制运动神经元活动水平的能力

肌肉收缩产生的力量可以通过以下两种方法进行分级(Brodal,2010):

- 募集的运动单元数量。如果募集数量增加,那么产生的肌力也增加。
- 运动神经元冲动的频率。如果冲动频率增加,肌力也会增加。

一块肌肉运动活性的募集是按顺序进行的,主要遵从 Henneman 募集原则(Henneman,1985;Mendell,2005):小的、慢运动单元(含1型肌纤维)的激活要先于大的、快速运动单元的激活。该募集原则也被Brodal(2010)称为大小原则,被Rothwell称为募集顺序(Brodal,2010;Rothwell et al,1994)。

功能相关性

小的运动单元已被证实具有最强的耐力,主要出现在维持姿势活动的肌肉中(即持续活动对抗重力)。有些研究人员认为,姿势活动是四肢功能的基础(Dietz,1992;Massion et al,2004;Shumway-Cook,2011)。

> 一块肌肉的运动单元按顺序被募集,小的运动单元先于大的运动单元被激活。
>
> 姿势稳定性是选择性运动控制和功能的基础。

大多数肌肉是多种运动单元的混合体。因此,肌肉组织能够进行各种不同的活动:一块肌肉与某些肌肉相互合作,可以执行稳定身体的功能,而与另一些肌肉合作,则又具有运动功能。运动单元按顺序被募集,使得肌肉组织能将其活动进行分级,这些活动主要与力量、肌肉协同、必要功能相关(Massion,1992)。根据机体对肌肉的要求,肌肉能够改变其功能,作为主动肌、拮抗肌或协同肌。

大多数肌肉都具有内在选择性,这要依据运动单元的分布、肌纤维的类型和大小。运动单元的激活也可能存在差别,有些运动单元进行离心性收缩,同时另一些运动单元进行不同程度的向心性收缩。解剖上跨越两个或更多关节的肌肉可能会离心性延长超过一个关节,同时,跨越其他关节的肌肉向心性收缩。这种能力被称为区域化(compartmentalization)(Van Ingen Schenau et al,1990)。

实例

在运动的时候,股四头肌能持续改变它的活动。在支撑期,近端离心收缩,使得髋关节伸展,而与此同时,远端则出现向心收缩,稳定膝关节以发挥承重功能。在摆动期起始的时候,股四头肌的功能发生逆转,近端出现向心收缩,辅助下肢向前摆动,而远端则出现离心收缩,让膝关节出现屈曲。

区域化指的是跨越一个或更多关节的肌肉以便同时执行不同的功能。

运动单元和肌纤维的可塑性

骨骼肌纤维的显著特征是它的功能能够依据不同的环境和生理需求而发生变化(Matsakas et al,2009;Brodal,2010)。目前已有明确的证据说明在应对需求时,肌纤维(运动单元)不仅仅发生大小的变化,还会出现肌纤维类型的变化(Scott et al,2011)。这种应对刺激发生变化的能力,被称为肌肉的可塑性(如训练和康复),这种能力能使肌肉能够适应不同的功能需要。

在出生时,大多数肌肉都是由慢(1型)收缩肌纤维构成。只有当机体发育成熟后,才能确定慢收缩肌纤维和快收缩肌纤维的比例(Rubinstein et al,1981)。运动员肌纤维的类型分布会根据他所从事的运动而有所不同。长跑运动员、自行车运动员、越野滑雪运动员的1型红纤维比例较高,而举重和短跑运动员(即需要快速产生力量的运动)2型白纤维的比例较高。其部分原因是因为个体的遗传特性,但肌肉的可塑性也是主要原因之一,它是个体对外环境适应的主要基础。

肌肉对训练、微重力环境、衰老和各种病理生理状态的适应就是其可塑性的表现。肌肉可塑性对人体来说是有益的,也可能表现出各种适应不良。肌纤维类型的改变也会造成肌肉功能失调(Scott et al,2011)。

在应对各种环境需求和临床状况时,肌肉细胞能表现出强大的适应新的基因表达水平的能力(Sieck,2001)。通过基因表达,将基因携带的信息转化为细胞的结构和功能(Flavell et al,2008)。肌纤维类型的改变就是基因表达改变的结果,这被称为使用依赖的可塑性适应。

电刺激试验已经证实肌纤维会随着信息和功能需求的变化而发生改变(Kidd,1986;Doucet et al,2012)。

> 肌肉会根据应用情况在某种程度上改变其纤维类型。

肌小节的数量决定了肌纤维的长度:肌小节数量越多,肌肉越长。在人体,肌小节的数量和肌肉的长度通常与肌肉的功能是相匹配的。在最需要的地方进行运动，运动范围内，肌肉收缩的力量达到最佳。如果肌纤维被牵拉，或保持在相对较短的状态时，肌小节也能产生很小的力量。使用肌肉的方式能影响肌纤维的长度。如果肌肉长期保持在较短的状态，那么肌小节就会逐渐丧失，从解剖的角度来说，肌肉的长度将会变短（Lundy-Ekman，2007）。Sahrmann（1992）认为，缩短的肌肉会比其拮抗肌更容易被募集。这样的结局就是缩短的肌肉会变得更加强壮。Sahrmann将此现象称为偏向募集（biased recruitment）。

如果肌肉长期处于牵拉状态，那么肌肉将会变长，也就是说肌小节的数量会增加。这将会使肌肉不能产生足够的肌力，以进行相应活动。Sahrmann将此现象称为牵拉无力（stretch weakness）。

功能相关性

针对神经疾患的患者进行康复，一个重要的议题就是减少骨骼肌的制动作用，尤其是那些固定于缩短状态的肌肉。肌肉的长度会影响肌肉产生肌紧张的能力（Gray et al，2012）。肌力-长度关系说明肌肉张力在肌肉处于不同长度时，会发生相应的变化。当关节角度增加时，肌肉长度会增长；而当关节角度减小时，肌肉长度又会缩短。对于每个关节，都有一个最佳位置能使肌肉产生最佳肌力。这主要取决于肌腱插入骨组织的相对位置，以及骨内力和骨外力的大小。这个最佳位置还取决于横桥的最佳数量。横桥由肌动蛋白和肌球蛋白丝构成。

例如，如果踝关节长期处于跖屈位时，跖屈肌将会减少肌小节数量，以适应新的长度，这样会造成踝关节在静息时就处于跖屈位。同样，跖屈肌获得峰值肌力的位置也将会发生变化。这种变化的结果是出现肌无力和功能下降，这是因为跖屈肌的峰值肌力将在一个新的位置产生，这个位置已经不再是最佳功能位了（Gray et al，2012）。

> 肌肉长度对于运动和功能非常重要。

肌肉平衡

肌肉平衡是关节周围肌肉内和肌肉之间或肌群之间协调的结果，包括主动肌、拮抗肌和协同肌。在具有完整中枢神经系统神经系统和肌肉骨骼系统的人类，不同肌肉群内的活动的分级是经过精细协调的，以适应相关功能和环境。肌肉平衡的维持依赖于神经、肌肉和生物力学因素（Sahrmann，1992；Sahrmann，2002；Stokes，1998）：

- 肌肉因素，如肌肉长度-肌肉和肌肉产生适当力量之间的张力关系。
- 神经因素，肌肉内运动单元被募集的顺序，不同肌肉或肌群被激活的顺序。
- 生物力学因素，对线、结构和关节功能。

如果上述因素受到干扰，如神经系统疾病，肌肉将会失去平衡，导致对线不良。

> 肌肉平衡取决于于肌肉、神经和生物力学因素。肌肉募集发生改变，以及运动活动的分布会影响到机体对线情况。对线发生改变会影响肌肉的功能。

Zackowski及其同事（2004）将损伤关节个性化描述为在其他关节活动期间，无法稳定一个关节的现象，也就是运动控制受损。这些学者的其他研究还表明，损伤肢体产生肌肉共同激活模式的能力也减退，这是因为肌肉活动出现了异常的空间调整（分布）。

肌肉的非收缩成分

肌纤维束被结缔组织保持在一起，结缔组织包裹了整个肌肉，这些结缔组织被称为筋膜。肌肉内的结缔组织和筋膜与肌腱相连（Brodal，2010），它起到了连接、支持和将机体结构保持在一起的作用。纤维组织是弹性组织，具有支撑肌肉和关节的作用，还得允许运动。因为肌肉力量通过肌腱传递，因此肌腱特性发生改变也是运动发生改变的重要原因。随着年龄增长，纤维组织会失去力量和弹性。如果纤维组织长时间处于缩短的状态，那么就有可能出现挛缩（Tyldesley et al，1996）。如果一个肌腱的顺应性较强，那么存储动能的能力、收缩速度和产生力量的能力将会减弱（Gray et al，2012）。临床上，保持肌腱的完整性和肌腱顺应性最小化非常重要，因为这样能够预防肌纤维的过度缩短（Gray et al，2012）。

肌张力

肌张力指的是肌纤维、感觉器官内的活性、肌肉黏滞度及结缔组织的活性状态。肌张力是组织僵硬度的一种表现形式。肌肉长度和肌肉张力的关系被称为绷紧（Brodal，2010）。对此关系进行控制被称为绷紧控制（stiffness control）。

肌张力通常用于描述放松状态肌肉的张力大小，也被称为静息张力。Brodal（2010）认为，肌肉收缩是张力发生变化的最为重要的因素。肌纤维、结缔组织和肌腱的黏性特性也是张力变化的次要因素（Simon et al，1998）。Shumway-Cook 和 Woollacott（2006）将姿势张力定义为在直立位时，肌肉对抗重力的活动能力。他们认为，"在静息状态时，整个人体的肌肉，不仅仅是躯干肌，都处于紧张性活动状态，以保持身体处于严格定义的垂直位"。他们用"理想对线"这个词，描述当身体活动超出这个严格定义的垂直位时，肌肉收缩会增加（即任何小范围的活动都会增加机体对肌肉活动的需求）。为了维持正常功能，肌张力需要足够高，以使身体处于动态激活状态，以对抗重力。姿势张力受到躯体感觉受体（足底皮肤和颈部受体）、视觉系统及前庭系统传入信息的影响。其他影响张力的因素还包括了疼痛、恐惧、情绪、大脑和脊髓其他部位的输入信息。

> 肌张力与肌纤维状态、感官的活动、肌肉黏性和结缔组织相关。肌肉收缩是张力发生变化最为重要的因素。

来自所有躯体感觉受体的信息传至脊髓，例如皮肤、关节、结缔组织、肌肉和肌腱，也包括了其他的感觉信息（视觉、听觉、平衡觉）和中枢神经系统内的运动系统。一个运动神经元将会对应来自感觉器官、受体、大脑和脊髓内各种传导通路形成的 50 000 个突触（图 1.25）。机体持续调整信息，最终形成运动活动。在大多数情况下，肌肉长度、张力和活性将会与机体所执行的功能相匹配，这是信息整合的结果（Brodal，2010）。

临床相关性

许多中枢神经系统损伤的患者常常会出现平衡、选择性运动控制能力和肌力的减退。损伤本身、患者的体位摆放（坐位或卧位）、对功能独立性的需求、刺激、训练以及激活和控制身体的能力，都会随时间推移影响神经肌肉而出现的适应性。神经肌肉系统将会适应新的身体状态以及身体是如何被使用。这将会导致以下问题：

- 长度-张力关系会发生变化，肌张力发生改变。
- 运动单元的募集模式发生改变，这可

第1章　应用神经生理学

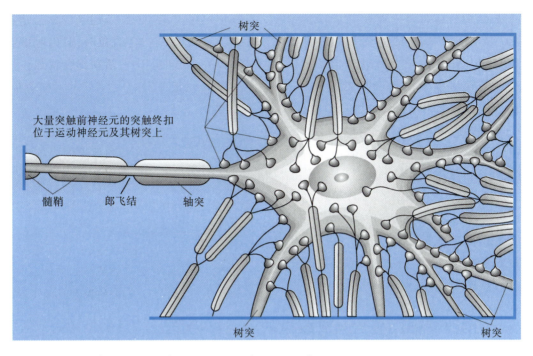

图 1.25　运动神经元的突触连接。一个运动神经元大约有 50 000 个突触

能干扰身体或部分身体作为运动背景的稳定能力。
- 肌肉失去平衡（不同肌群间的相互作用降低）。
- 肌纤维类型发生改变，结缔和（或）纤维组织的含量和构成也发生改变；肌肉变长或缩短；增加肌肉绷紧或牵拉，将会阻碍肌肉功能和有效激活。
- 患者的运动方式和使用身体的方式也发生变化：为达到运动目标，将会产生新的运动策略。患者将利用有效的运动策略使他们的机体在功能上能运转正常。不恰当的活动将会加重上述因素，在短期和长期使患者运动的选择复杂化并受到限制。
- 肌张力、肌肉使用情况以及收缩和非收缩组织的变化情况等都将诱发机体出现对线问题。这将最终影响肌肉的功能。
- 躯体感觉信息或知觉发生变化，也会影响患者的运动能力。

肌张力低下和肌张力亢进指的是肌肉张力的变化状态。Brodal（2010）将肌张力低下描述为肌肉组织的张力减退。临床上认为这是肌肉激活能力的减退。与正常人群相比，肌肉组织的紧张性或绷紧程度都处于较低的水平。肌张力亢进指的是即便患者想要放松，但肌肉张力或绷紧程度仍处于持续升高的状态。临床上认为这是不能进行肌肉张力分级和调节能力的减退，与正常人群相比，肌肉组织的紧张性或绷紧程度均处于较高的水平。

在大脑急性损伤的早期，例如脑卒中，患者会出现全身瘫痪，而急性创伤性脑损伤患者则会出现严重的全身肌张力亢进（角弓反张）。脑干某个部位的损伤则会出现严重的肌张力减退或瘫痪，而且通常是双侧的。但是，治疗师很少能遇见完全低张力或完全高张力的患者。大多数患者呈现的是高张力和低张力肌肉和肌群的混合状态,而有些肌肉也能表现出正常的活动。肌张力增高能使肌肉变得更加僵硬,顺应性和灵活性也相应减低。而低张力可能在精细的活动分级不恰当时引起不稳定。

中枢神经系统损伤后,肌肉组织丧失可变性和灵活性。运动单元的分布发生改变,机体对线也发生偏离,这些将对肌肉功能产生负面影响,肌肉不得不面临新的工作环境。患者不能调整和募集所需的神经肌肉活动,以有效达到既定目标。有效性指的是与健康人群相比,患者无须使用过多的力量或努力就能达成目标。

背阔肌在解剖学上是一块肌肉,但是实际上它包含了许多节段,这些节段共同工作以发挥相应功能。当整块肌肉收缩时,能产生脊柱的伸展,腰椎前凸增加,并伴有手臂的内旋、内收、伸展。在正常情况下,背阔肌能够被差异激活,此时腰椎的伸展增加,并同时出现手臂被牵拉高过头顶,就像脱衣服的时候,上衣被拉出颈部和头部一样(图1.26)。背阔肌的远端出现向心性收缩,而与手臂功能有关的远端则同时出现离心性收缩。依据作者的临床经验,当中枢神经系统损伤时,肌肉执行不同功能的能力受损。虽然肌肉被激活后,能在整个运动范围内收缩,但患者分区化活动肌肉的能力却有所降低。以背阔肌为例,手臂出现内旋、内收和伸展,并伴有腰椎的伸展。如果患者习得这种整体模式,那么患者的功能独立性将会降低。

在中枢神经系统损伤中已经表现出肌纤维的改变(Ada et al,1990;Gray et al,2012)。由于制动、失神经支配或活动减少所致的肌肉失活使肌肉组织面临萎缩。Hufschmidt和Mauritz(1985)认为,在痉挛的肌肉中,肌纤维张力变化的一个原因是

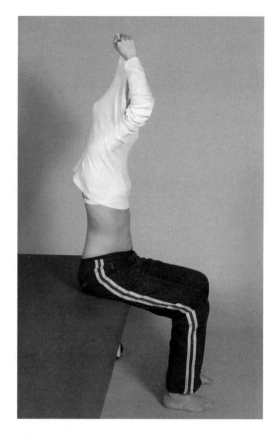

图1.26　背阔肌的活动

痉挛肌肉抵抗受到的牵拉。相位性肌纤维的功能可能转变成更高的张力激活。

在许多神经病理状态下,患者姿势控制是最易受影响的功能。临床经验提示患者采用可利用的策略去维持平衡,例如固定手臂、增加手臂的支撑,或屈髋和内收髋关节。当手臂进行支撑动作用于维持机体平衡的时候,手臂将不能自由行使其他功能。正常情况下,快肌纤维的活动在手臂中处于主导地位,用于在复杂环境中执行快速运动。当手臂肌肉被募集用于维持稳定的时候,手臂肌肉组织为适应功能需求,将逐渐改变肌纤维类型,可能会增加某些患者手臂肌肉的绷紧度。

在中枢神经系统病理状态下肌肉长度会发生改变(Goldspink et al,1991;Gray et

al,2012)。当患者每天坐的时间过长,其髋关节屈肌将始终处于缩短位。肌纤维缩短是为了适应姿势的需求。这将会使肌小节减少,最终髋关节屈肌出现了解剖学上的变短。当患者试图站立或在助手的帮助下站立转移时,缩短的肌肉将会受到牵拉。肌梭和高尔基腱器将给脊髓传递牵拉张力,α运动神经元被激活,髋关节屈肌收缩,进而降低了肌梭所感受的张力。髋关节屈肌过早收缩是预先募集所致。因此患者要么抬高下肢,这样就会失去稳定性,要么髋关节和骨盆下拉,使患者不能处于站立位。

反过来,如果患者在坐位时髋关节屈肌处于伸长状态,当患者每天坐的时间过长,髋关节伸肌将处于被动牵拉状态,其长度被刺激"生长"。最终,肌小节的数量将增加,肌肉将不能产生适当大小的肌力,使患者站起、维持站立或在支撑期时稳定髋关节。这是因为过度牵拉会导致肌无力。因此,当患者进行转移、站立及行走时,需要用手臂支撑维持稳定性。这样又会通过手臂和躯干增加患者屈肌的活动(下压)。因此患者试图通过增加屈肌活性,并降低伸肌活动来保持站立姿势。

如果患者的手臂每天长时间置于面前的桌子或大腿上,这样该患者的远端肱二头肌将有变短的风险。近端肱二头肌长度的变化则与肩关节位置有关。肱三头肌远端也将受到牵拉而变长,近端则通常变短。肌肉远近两端都将丧失被功能性激活的能力(Ada et al,1990)。

不运动将会使肌内纤维组织的含量增加,肌肉会变得更加绷紧(Goldspink et al,1991;Gray et al,2012)。拮抗肌、关节囊和韧带将会被拉长,绷紧度将会降低,支撑组织将失去平衡,稳定性将被破坏。这对患者的运动功能将有负面的影响。

小 结

- 众所周知,中枢神经系统神经的组织与信息处理过程是平行分布的。
- 运动活动是感觉、运动和认知系统之间复杂相互作用的结果。
- 知觉系统的主要功能是为运动活动提供必需的感觉信息。
- 感觉系统在运动控制中的作用是必不可少的。
- 运动活动和感觉信息是紧密关联的。运动是感觉的一个工具。
- 躯体感觉系统包括了感觉信息受体和传导通路,将感觉信息从身体传递至大脑各区,大脑整合这些信息,并发挥作用。
- 实体觉也被称为触觉知觉,其作用基础是躯体感觉信息、运动、感知变化和知觉的能力。
- 肌梭能持续为中枢神经系统提供肌肉状态的信息。中枢神经系统因此能随时了解即将发生、正在发生或已经发生的运动,并进行比较。
- 高尔基腱器感知肌肉张力的细微变化,能为中枢神经系统提供肌肉收缩状态的信息。
- 通过高尔基腱器、肌梭、关节和皮肤的受体,负重和(或)长度反馈的作用能为步行的运动控制提供重要的反馈信息。足跟着地对于启动支撑期非常重要,继而才能产生移动。
- 足跟离地是支撑期终止的重要信号,继而进入步行的摆动期。
- 意识性躯体感觉信息的传递主要通过两个传导通路:背柱内侧丘系传导通路和前外侧系统。此外,还有腹侧和背侧脊髓小脑传导通路将躯体感觉信息传递至小脑。

- 视觉通路始于视网膜细胞，它的轴突传递至丘脑，终于视觉皮层。
- 看着自己的手能够提高手部触觉的敏锐度——触觉的视觉增强效应。抓握（伸手去抓物体）动作需要与眼球的活动协调完成。
- 身体图式指的是身体持续更新的感觉运动图谱，该图式对于运动环境的感知非常重要。
- 随意运动取决于中枢神经系统许多区域的作用。
- 皮质脊髓束的传导纤维始于大脑皮层，下行通过内囊支配脊髓内的中间神经元和运动神经元，整个通路无突触中断。
- 皮质脊髓系统主要支配远端肌肉组织。远端运动控制（即手指和脚趾活动的灵活性）是随意（最少的自主）运动的一种。
- 皮质脊髓系统有多个功能，包括控制随意运动、闸门控制感觉输入、控制脊髓反射环路、为运动做好脊髓准备等。据推测，由S1区发出的锥体纤维对于感觉通路传递的信号非常重要，而对于运动活动的启动也同样具有重要作用。
- 基底节连接了大脑各叶和皮质下结构，它形成解剖和功能各异的神经网络。
- 小脑是神经系统的主要结构，是大脑进行行为修正的脑区；小脑能够调节行为的速度、节奏和力度，从而达到协调和调整运动质量的作用；小脑也与感觉处理过程紧密关联。近期的研究表明，小脑也能被很多认知任务所激活，但这些认知任务并不包含运动成分。
- 网状结构与中枢神经系统内大多数结构存在关联；在近端和远端运动中发挥作用；它能激活高位和低位中枢神经系统，并在功能上形成一个整合系统。
- 脑桥延髓网状结构（PMRF）是来自皮质和皮质下结构的各种信号的整合区，借此能确保姿势反应能及时地处于适当范围和幅度内，以适应所执行任务的需求。
- 目前已明确有两条脑干下行通路：腹内侧脑干通路和背外侧脑干通路。这些通路影响了头部-身体-四肢协同性，从而提高运动和平衡能力。这对于姿势和姿态调整是必需的，这有利于手和足的小肌肉执行技巧性运动。
- 前庭系统处理头部运动和定向信息，在日常生活中扮演非常重要的角色。前庭系统能够给我们提供自我运动和方位的主观感受。此外，前庭系统还在稳定凝视和平衡控制中有重要作用。
- 脊髓参与了大脑和身体其他部位之间信息传递的作用，这是通过几条上行和下行信息传导通路来实现的。除此之外，它还包含了某些基本反射弧和复杂神经元回路，用于控制中枢神经系统模式发生运动行为。
- 脊髓内神经网络（中枢模式发生器）能产生节律性运动。
- 肢体感觉反馈用于调节运动中枢模式发生器神经网络，这对于人类移动至关重要。
- 肌纤维能改变它们的类型以适应实际需要。
- 肌肉长度对于运动和功能非常重要。
- 运动单元按顺序被募集，因此，较小运动单元通常先于较大运动单元被

第1章 应用神经生理学

激活。

- 区域化指的是一块肌肉跨越一个以上的关节,而同时执行不同功能的能力。
- 肌肉平衡与肌肉、神经和生物力学因素相关,肌肉活动的分布和募集发生改变将会影响人体的对线情况,对线发生改变又会影响运动功能。
- 张力与肌纤维的状态、感觉器官的活性、肌肉黏性和结缔组织相关,肌肉收缩是肌张力变化最为重要的原因。

1.3 运动学习与可塑性

1.3.1 概 述

在2004年,英国医学科学院(2004)文献提到神经康复的科学重要性:"在最近20年,神经科学发生了空前的进步,这改变了我们对于哪些神经损伤后的功能是可能恢复的以及这些功能如何恢复、如何能够提高这些功能恢复等问题的认知程度"。里程碑式的成果是发现了成年动物和人类的大脑存在可塑性,这大大影响了神经康复研究的理论和概念,并将其转化到实践中。目前非常明确的是,人的大脑终生都具有可塑性,而非一成不变。在神经康复中,物理治疗的目标是将功能残疾最小化以及将功能性运动恢复最佳化。通过大脑可塑性的调节能够实现上述目标。大脑可塑性是终生固有的技巧学习和再学习的能力(Cai et al,2014)。神经可塑性被定义为"神经系统通过重组其结构、功能和连接以应对内在和外在刺激的能力"(Cramer et al,2011)。

对于大脑的结构和功能,以及其重组和修复能力的假说基本都源于对海星和青蛙的研究。既往观点认为,损伤后,中枢神经系统不能自我修复或改变。但是,治疗师发现,临床上,许多患者都能再次提高和学习运动功能,要么患者既往执行过这些运动,要么通过其他策略执行运动(Bobath,1990)。科学研究表明,脑卒中后大脑结构会发生改变,并适应于患者对其使用的方式。研究还发现,中枢神经系统损伤后,脑结构和患者行为之间也存在相应联系(Ward et al,2004)。无论是健康还是受损大脑,都具有很强的学习能力,而学习又会让大脑结构和功能发生改变。研究人员已经证实,重复行为能够获取运动技巧,这是神经结构和功能变化的结果(Richards et al,2008)。中枢神经系统损伤后的功能改善就是一个再学习过程。在治疗期间,患者通过练习重新获取丧失的功能。人大脑依靠的是与初始学习这些功能相同的神经生物过程。有人有可能提出疑问,对于中枢神经系统运动网络产生严重损伤的大脑,其运动学习能力是否与未受损大脑相同?在脑卒中或大脑受损后的数周内,因为大脑重建机制的上调,因此大脑的反应性已经增加(Richards et al,2008)。在健康的大脑中,学习依赖神经元的可塑性知识,给我们提供了广阔的视野,即在康复期间,损伤大脑如何进行适应。本章后面将对此进行更为详细的讨论。

技术的进步使得非侵入性检查人脑技术成为现实,这增加了对中枢神经系统损伤后大脑重组的了解。这些成像技术能被分为两大类:功能成像和结构成像(Fantini et al,2001)。

功能成像代表了一类测量技术,该技术的目的是从图像资料中提取有关生理功能的定量信息,例如功能性磁共振成像(fMRI)、正电子发射计算机断层扫描成像(PET)、经颅磁刺激(TMS)、脑电图(EEG)

和脑磁图(MEG)。当特定成像发生结构改变时,功能成像技术就能展现大脑活动的不同方面。这些特定成像与中枢神经系统损伤患者的功能变化是紧密相关的(Ward et al,2004)。但这类技术也有局限性,这是因为在进行成像检查时,患者需要保持他们的大脑处于安静状态。然而新技术一直也在发展,例如近红外光谱技术(fNIRS)。

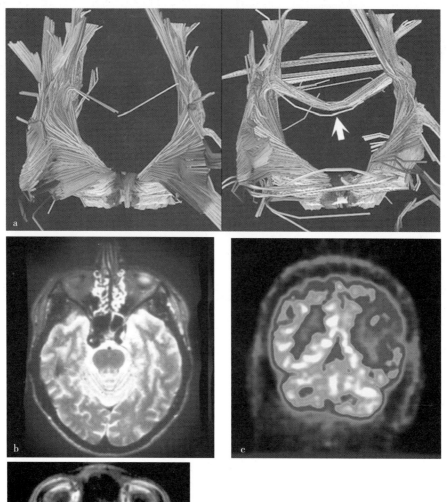

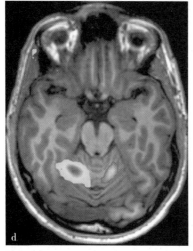

图1.27 非侵入性成像技术。a.弥散张量成像(纤维束成像)是非侵入性脑检查技术,凭借该技术,可以进行大脑解剖结构的研究。两张图显示的是大脑相同部分的解剖结构。箭头指向的位置是两张图大小不同的纤维束。b.脑磁图。c.正电子发射断层扫描成像。d.功能性磁共振成像

结构性成像代表了一定范围的测量形式，能够提供解剖结构信息。这些形式包括了 X 线、计算机断层扫描（CT）、磁共振成像（MRI）和弥散张力成像等。弥散张力成像技术能非侵入性显示人活体大脑纤维束（图 1.27）。

我们具备学习能力，说明在突触水平，神经系统的功能受到了外部环境影响。可塑性存在于外周神经系统、肌肉组织以及中枢神经系统的各个水平（参见"运动单元与肌纤维可塑性"部分），可塑性适应终生可以发生。在细胞水平，可塑性会使轴突、树突、内环境、突触和递质发生巨大的变化。学习可能会在中枢神经系统多个部位诱发轴突变化，其变化分布区域与所学习的内容呈现特异性相对关（Brodal，2010）。例如运动技巧学习与运动皮层和小脑的突触发生以及树突棘的可塑性紧密关联，这也被称为运动图谱可塑性（Kleim et al，2003；Adkins et al，2006）。经历似乎也可改变神经元结构和突触的效应，重建血管和胶质突起，改变神经发生的速率（Kleim et al，2008）。

如果不了解未受损大脑产生学习的方式，就无法正确理解神经可塑性。神经康复基于这样的假设，即运动学习理论能应用于损伤后的运动恢复，训练能对运动损伤患者产生永久的改善。接下来将讨论一些运动学习的基础原则，这些原则来源于实验室对健康人群的研究。

1.3.2 运动学习

人体运动系统能够通过实践和经验来学习。如果大脑开始学习执行某一运动，它能在运动指令和感觉反馈之间建立某种联系。学习的结果就是建立一个（新的）特定任务的内在模型，用于预测自发运动的感觉后果。运动学习可以看作是内在模型的进一步发展，是感知信息和运动信息的精确匹配（Wolpert et al，1995）。通过学习，运动方式会被大脑存储，并能被大脑调出，在适当的环境中得以使用（Bastian，2008）。这些内在模型的学习和构建依赖于错误信息的反馈，这些错误信息来源于先前的运动表现。研究表明，一种习得的运动内在模型能够转换成另外一种运动。Krakauer（2006）认为："内在模型的概念对于康复的重要性在于该模型能够随着肢体变化更新。因此康复技术的重点在于能增强恰当内在模型的形成，而非简单的重复运动"。

运动学习并不是一个被广泛接受的概念。但是，Lee 和 Schmidt（2008）将运动学习描述为"通过学习的过程把技巧性运动的控制能力储存在记忆中，而运动记忆是学习的产物"。运动学习包括了以下两种不同类型（Kitago et al，2013）：

- 运动适应。
- 技巧获得。

运动适应是运动技巧学习的一个特殊成分（Kitago et al，2013；Reisman et al，2010）。根据 Bastian（2008）的研究，适应可以被定义为"通过'尝试－错误'的练习，调整运动以适应新需求的过程"。适应的关键特征是在无新需求的情况下，进行更多的练习，让运动恢复其最初的状态。因此，运动适应是一个"短期的运动学习过程"（Bastian，2008）。有效运动很大程度上依赖于适应过程，这对于人类行为和康复非常重要。适应能够给神经系统提供重要的灵活控制能力，因此这就能解释针对某种任务的需求，机体能做出相应的预期改变。因此，"习得"的运动模式能够适应多种不同环境（Bastian，2008）。

人们认为，预测错误的能力（即预期运

动结果和实际运动结果之间的差异）是适应的驱动力。小脑介入了适应性学习过程，因此，小脑受损会损害适应过程（Shadmehr et al,2010）。许多类型的运动，包括眼球运动、手臂运动、步行和平衡都被包括其中（Bastian,2008）（参见"小脑在运动学习中的作用"部分）。

错误的具体特征（例如错误的大小）会影响学习过程如何出现（Criscimagna-Hemminger et al,2010）。研究表明，适应过程中，错误越大，学习转化到自然运动中就越少（Orban de Xivry et al,2011）。这个观点得到了 Reisman 及其同事的支持（Reisman et al,2007）。他们使用分带跑步机（一条跑步带速度高于另外一条跑步带）进行研究，发现，逐渐改变跑步带的速度对于适应能力的提高非常重要。这提示我们小的渐进式错误而非大错误是大多数成人学习的方式。

技巧学习与变化相关，变化能随时间推移提高机体的运动表现（如学习骑自行车）（Shmuelof et al,2012）。Adkins 及其同事（Adkins et al,2006）将"技巧训练"定义为"对运动顺序的新组合的获取及随后的改进"。运动技巧获取指的是通过反复练习以及与周围环境相互作用，机体独立产生运动或按顺序轻松执行运动活动的过程（Doyon et al,2005）。

Kandel 及其同事（2013）认为，学习能影响行为，长期记忆是学习的结果，至少有两种存在形式（图1.28）。

内隐记忆（非陈述性或程序性）是感知和运动技能无意识的记忆（即记忆不能被有意识地回想出来，例如骑自行车）；该记忆是不经意的。内隐记忆对注意力的要求较低。大多数日常生活的再学习都是内隐记忆，并不能有意识地知晓这些日常任

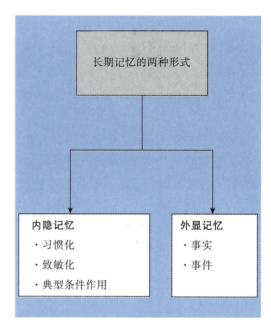

图1.28　长期记忆的两种形式

务的组成部分。内隐学习和记忆系统的工作区位于内侧颞叶、背外侧前额叶皮层、小脑、基底节和感觉运动皮层。因为内隐记忆工作区是广泛分布的，所以脑卒中后该部分功能通常不会完全丧失（Levin et al,2009）。内隐记忆有多种形式——习惯化、致敏化和典型条件作用，这在脊椎动物和非脊椎动物中已经进行了大量研究，但人类要远比这些动物复杂。

• 习惯化是一种学习过程，在此过程中，通过重复地暴露于某种刺激，使机体对刺激的反应呈现下降趋势。这说明通过重复暴露，动物或人能学会忽略某种刺激。习惯化的机制包括了突触传递的突触前抑制。感觉神经元的突触前末端神经递质囊泡数量减少，导致突触强度减弱。突触连接的可塑性发生变化构建了介导习惯化短期记忆的细胞机制。学习能改变突触强度，包括短期和长期形式。短期记忆存储的持续时间由突触改变的

持续时间来决定。

·致敏化包括突触传递的突触前强化，因此，有害刺激能引起机体的反射反应。致敏化比习惯化更加复杂，这是因为刺激是通过某种神经通路引起另一神经通路发生变化。刺激的反复性决定了这是一种短期还是长期的变化。

·典型条件作用是通过联想（联想学习）来进行学习的。该过程包含了两种配对刺激。通过该过程，动物能学会预测某种环境中的事件（Kandel et al, 2013）。该反射依赖于突触前和突触后细胞的活性，也包含了突触传递的突触前易化作用。突触后成分是来自感觉神经元的逆向信号。感觉神经元的三个信号汇聚使神经递质的释放大量增加，这就出现了典型条件作用，其中两个信号是由动作电位激活化学传递过程所致，而第三个信号是感觉神经元的逆向信号，这意味着突触前细胞已经被非条件刺激充分激活了。内隐记忆的三种形式相互作用，相互加强，达到更加持久增强的效果。

外显记忆（陈述性）包含了既往经验的有意识回想，这是对某个运动成分表述性知识的获取过程。当患者知晓学习技巧的组成时，就会出现外显记忆。外显教学要先于任务实践，例如治疗师告诉患者从坐位到站立的步骤至关重要。反过来，在任务执行过程中，通过无指导的实践，患者也能获取外显认识，例如患者有意识地认识到从坐位至站立所需的步骤。外显学习和记忆的中枢神经系统分布于内侧颞叶和背外侧前额叶皮层（Levin et al, 2009; Kandel et al, 2013）。

传统上，治疗师通常采用理性的争论和许多语言指导的方式让患者进行运动学习（即他们采用运动学习的外显形式），但对于脑损伤患者来说，这种方法通常是不可行的。

在学习期间，神经系统的突触传递会发生可逆性生理改变。为了让大脑产生学习过程，治疗师需要巩固或稳定这些可逆性变化（Lamprecht et al, 2004）。记忆是保存所学信息的能力，根据其持续时间，被分为长期和短期记忆。暂时的、可逆性改变指的就是短期记忆（STM）或工作记忆（Kandel et al, 2013）。而持久的改变则是长期记忆（LTM）（Lamprecht et al, 2004）。

与适应不同，只有通过长期的练习才能获取运动技巧，有可能是数天、数周甚至是数年，这要取决于任务的复杂程度（Kitago et al, 2013）。大脑必须第一时间处理和存储短期记忆，这与可塑性变化相关，这是因为突触前膜发生变化所致，持续数秒至数分钟。但是长期记忆能持续数周，是因为突触后膜变化所致。无论是突触前改变还是突触后改变，都称为短时程增强（STP）（Kandel et al, 2013）。而如果改变持续数月和数年，那么这就与细胞核基因表达的变化相关了，这被称为长时程增强（LTP）（Kandel et al, 2013）。皮质LTP对于感觉传入信息的增强、记忆形成以及学习等至关重要（Carmichael, 2010）。

记忆巩固指的是运动技巧的增强或稳固，又被称为离线学习。记忆巩固是一个神经过程，包含了短期记忆向长期记忆的逐步转变。该过程起始于突触水平，中枢神经系统也形成新的神经通路，能持续数天至数年。目前已经发现，运动技巧练习后的睡眠能为中枢神经系统提供相关环境，以促进相关细胞和分子机制，从而加强了记忆的巩固（Siengsukon et al, 2009）。在年轻、健康的成人中，研究已表明，睡眠能增强外显学习和记忆。也有证据证实，睡眠也能促进脑损伤患者外显和内隐运动技巧学习的离线巩固能力（Siengsukon et al，2009）。

运动学习的基本原则是运动表现改善程度依赖于练习的次数（Krakauer，2006）。但是在神经康复中，对运动学习的研究发现多样化重复练习（即重复的重复）比封闭集中化练习（即重复单个任务）更能有效地长期保持运动学习能力（Kitago et al，2013）。

理解任务与练习的关系，以及任务与所需达到目标的相关性，能够增强个体的积极性。选择相关治疗目标，并将患者纳入目标选择过程，也能增加个体的积极性。个体与社会、家庭、社会关系、可能性、目标、缺陷、需求和要求等有关的角色对于个体发育和学习非常重要。个体如何使用他们的身体和思想也能塑造他们的中枢神经系统神经系统。运动、活动、策略和运动方式决定了中枢神经系统内的神经连接。

1.3.3 神经可塑性

Kidd及其同事（1992）认为"神经可塑性的概念是基于中枢神经系统适应、重建和重组自身分子形式和功能的能力"。Kidd将形式－功能的概念引入，强化了形式（结构）和功能之间的相互依赖性。形式和功能之间的相互作用使得人体有机会发育和适应功能需求。可塑性适应具有使用依赖性特点，并且该过程是个体与环境相互作用的结果。

在健康和受损的中枢神经系统，神经可塑性可以通过多种方式来体现。从分子到皮层重组等多个水平都存在神经可塑性（Johansson，2011）。Brodal（2010）认为使用依赖性突触可塑性是学习和记忆的基础。突触可塑性意味着突触前动作电位能够诱发神经递质的释放增加，突触后细胞也会改变它对相同数量神经递质的反应性，或者二者兼有之。而精确的感觉信息和调节性神经递质同时作用于突触是突触后细胞发生改变的先决条件（例如传递动机和意识相关信息的神经递质）。这就解释了为什么动机对于结构改变的发生非常重要（即，要学习）。有多个因素决定了突触活性，而突触连接的构塑也会持续个体一生（Benowitz et al，1997）。细胞可塑性最终会导致系统出现重组。

◆ **成年大脑神经可塑性的结构基础**

在成熟大脑中，表现出可塑性的结构如下所示（Jellinger et al，2013）：

- 突触有效性和重塑。
  —单突触有效性和强度发生改变的机制。
- 突触发生。
  —中枢神经系统内突触的形成。
- 轴突侧枝发芽和树突重塑。
- 神经发生和神经前体细胞的募集。

下列过程存在可塑性：

- 顺向传输和逆向传输。
- 细胞间相互作用（神经元－胶质细胞）。
- 神经网络和相关活动。

◆ **人脑中决定可塑性的因素**

神经可塑性依赖于基因表达、神经营养因子、轴突转运、侧枝发芽、神经发生、胶质细胞以及其他多个可能的因素。

基因表达

人体所有细胞都有一套完整的基因谱。不同的基因具有不同的功能，表达了皮肤、头发、指甲、眼睛、不同类型的肌纤维、不同类型的神经细胞等。而指甲细胞能够发育成指甲是指甲基因表达的结果，而指甲细胞内的其他基因没有表达,保持了沉默。这个过程被称为基因表达(Martin et al,1998;Brodal,2010)。

基因型指的是一个生物体完整的基因组成,这是由染色体上的基因组合和定位决定的。具有同样基因组成的生物体属于同一基因型。人类、智人组成了一个基因型(Harris et al,2010)。作为人类,我们有共同的遗传特性,这让我们能够依靠两条腿行走和保持平衡,同时运用我们的手臂和手进行功能活动。人类唯一的基因型使得人类发育了这些基本能力,这是人类智慧发育的基础(Eccles,1990)。个体从父母那里遗传了独一无二的基因组合,而每个人又通过自然和养育发展出独一无二的表型。

表型的定义是一个生物体可被觉察到的完整特征,包括了解剖、生理、生物化学和行为等方面。个体基因组成和环境的相互作用构成了表型(Harris et al,2010)。每个个体都有与生俱来的发育和表达基因的能力。因此,对于每个人来说,运动、行为、才能均不尽相同,即每个人都是独一无二的。但是,每个人也都有共同的运动技能。学习能力是个体体格和智力具体特征的基础。持久的可塑性改变是基因表达变化的结果。

多个科学家认为中枢神经系统的这种改变呈现出活动依赖性(Seil,1997;Martin et al,1998;Brodal,2010;Ward et al,2004)。

> 环境的影响和刺激引导了可塑性和学习。

神经营养因子

中枢神经系统内,有多种蛋白对神经生长、发育和细胞程序性死亡(凋亡)起作用。这些蛋白统称为神经营养因子(也被称为神经营养蛋白)。中枢神经系统存在多种不同类型的神经营养因子,例如神经生长因子(NGF),生长相关蛋白(GAP-43/B-50)脑源性神经营养因子(BDNF),此外还有更多的营养因子在不断被人类发现。这些营养因子在神经系统中一直存在,但在发育期水平较高,在神经再生和重组时表达达到峰值。

神经营养因子影响和引导如下功能(Stein et al,1997;Butz et al,2009):

- 侧枝发芽和再生。
- 损伤神经元的存活。
- 神经元死亡(凋亡)。
- 轴突形成新的末梢和生长锥。
- 新突触的形成、维护和递质传递。
- 抑制指定的过程。

神经生长因子对于学习过程是必需的。训练、练习和日常活动等生理行为刺激了神经营养因子的释放,而活动则维持了营养因子的表达,不活动则会减少营养因子的表达(Agnati et al,1992;Bailey et al,1993;Olson,1996)。这些因素刺激了神经细胞的代谢、神经纤维的生长以及突触效应中活动驱动的变化。它们依赖的是突触后细胞至突触前细胞的逆向信号。中枢神经系统受运动活动的影响;运动如何被执行(即我们的身体如何运动以及运动如何被使用),另外还有一般活动。

神经营养因子能提高中枢神经系统损伤后的恢复(Ergul et al,2012),主要通过增强如下机制:

- 血管生成(从已经存在的血管形成新的血管)。
- 神经发生(神经元生成)。
- 突触发生(神经元间突触形成)。
- 神经元可塑性。

中枢神经系统损伤后,血管生成的有益作用可能会受到发病前基础疾病的负面影响，例如糖尿病和高血压病（Ergul et al，2012）。阿尔茨海默病患者和帕金森病患者由于神经生长因子表达减少，因此中枢神经系统可塑性也降低（Jellinger et al，2013）。

> 活动和运动有利于中枢神经系统可塑性发生变化，这包括了正面的和负面的变化。

◆ 轴突转运

神经纤维或轴突内含有轴浆。轴浆在轴突内以不同的速度朝两个方向转运，这被称为轴浆流，内含各种颗粒（Olson，1996；Benowitz et al，1997）：

- 顺向轴浆转运——从胞体转运至突触。
- 逆向轴浆转运——从突触转回至胞体。

这些轴突转运机制是一种适应机制，有利于所有分泌细胞的细胞器在细胞间进行传输（Kandel et al，2013）。轴浆流中的颗粒沿着轴突长轴以开始-停止的方式被主动运输。除了动作电位，轴突转运是神经元之间信息传递的另外一种方式（Kidd et al，1992）。逆向转运是将信号转运回胞体（Kandel et al，2013）。动作电位会影响颗粒转运的速率，这对于中枢神经系统的发育、学习和重组非常重要。

> 运动活动可促进轴突转运。

轴突转运在中枢神经系统和神经肌肉系统再生和重组中有重要作用。神经系统所有的可塑性都依赖于其营养状况。而轴突转运能将蛋白和其他颗粒转运至胞体，或从胞体转运至突触。人们认为，活性生长因子受体能够沿着轴突被逆向转运至细胞核的作用位点，例如细胞骨架基质就是被逆向转运。合成指的是单一物质通过化学变化转变为复杂物质的过程。中枢神经系统的蛋白合成对于基因表达和学习过程来说是必需的。

通过逆向转运，胞体被告知突触和突触后细胞的活性，以及突触前细胞的作用效果。如果有必要，突触前细胞会根据反馈改变它的突触效应。因此，效应细胞对支配它的神经元具有重要影响，能让中枢神经系统了解它们所需要的信息。因此，肌肉状态对于中枢神经系统的功能也具有重要意义，而运动神经元的活动对于维持运动终板的结构和肌肉的代谢同样也非常重要。运动终板、肌肉内特定受体的密度和分布、肌纤维的功能特性都能被直接刺激所影响而发生改变（Troen et al，1982）。

> 肌肉活动能增强神经营养物质的转运和表达。刺激能诱发肌肉代谢、结构和功能发生改变。

◆ 侧枝（轴突）发芽

轴突的发芽类似于大树发芽（图1.29），这被称为轴突或侧枝发芽，无论正常还是受损的中枢神经系统都存在该现象。如果中枢神经系统损伤致使神经细胞受损，它的轴突将从近端至远端发生退化变性，突触形成的位置将变空。这一现象可发生在神经系统的所有水平。附近未受损的轴突将受到刺激，通过反应性轴突生长或再生产生发芽现象，此时神经营养因子被大量释放，这是对伤害刺激的一种反应。逆向轴突转运携带了活性生长因子受体的相关信息，这些信息能刺激轴突生长锥的形成。GAP-43/B-50是由神经细胞释放的神经营养蛋白，这些神经细胞都携带有空余的突触位点。该蛋白能促进轴突侧枝形成，并寻找新的接触位点以形成新的突触，而老的突触将会消失（Hallett，1995；Lee et al，1995），但新的连接不会存储原来神经支配的方式（Brodal，2010），它们含有别的神经地址，因此不能完全重建丧失的功能。

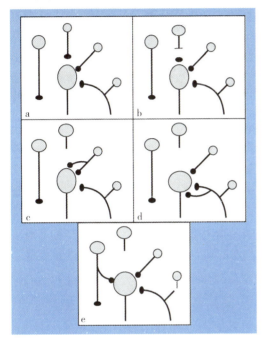

图1.29 侧枝发芽形成新的突触。a.正常情况。b.损伤使突触从远端至近端发生变性退化。c.中间神经元发芽。d.传入（感觉）纤维发芽。e.下行纤维发芽

侧枝发芽的作用并不总是积极的，它可能不会诱导运动控制或其他丧失的功能的正常化（Brodal，2010）。如果侧枝发芽来自感觉神经元，那么患者可能会出现对外周刺激的超敏现象。侧枝发芽并不是学习的必然结果。研究发现，临近轴突发出侧枝形成新的突触是局部营养因子释放的结果。这些新的突触能否被保留下来，要取决于它们是否会被机体正确地使用（即被刺激）和感受。如果患者试图进行适当的移动，轴突侧芽发生的随机接触将会出现继发性改变。这些新突触的出现时间将会变得更加持久，并或多或少都会参与正确运动方式的形成。

> 正确和不正确的运动都可能会被学习。

◆ 神经发生

直到20世纪90年代早期，人们还认为成年大脑的神经细胞不具有再生能力。从那之后，人们在大脑的记忆中枢——海马——中发现了新的神经再生细胞——干细胞（Eriksson et al，1998；Kempermann et al，1998；Jellinger et al，2013）。因此，成年大脑的神经可塑性不仅仅局限于轴突、树突和突触水平的结构调整，还包括了某些脑区新神经元的产生、分化和成熟（Faralli et al，2013；Cayre et al，2009）。

中枢神经系统的所有损伤都能激发内源性神经保护性反应，借此神经发生和神经可塑性联合发挥作用。神经营养因子能够激发和调节该反应（Jellinger et al，2013）。多项研究表明，缺血性脑损伤会诱发神经干细胞增殖能力的提高，接下来就会出现齿状回颗粒下层（位于海马区）新神经元的产生增加（Greenberg，2007；Chen et al，2010；Komitova et al，2006）。神经发生持续机体整个一生，但随着年龄增加，神经发生的能力会降低，这是因为神经干细胞的比例会逐渐下降，变成了成熟神经元。研究表明锻炼能增加海马齿状回区的神经发生（van Praag，2009）。

神经前体细胞能生成神经元、星形胶质细胞和寡突胶质细胞，并具有内在的可塑性，以进行自我更新和分化。实际上，动物研究已经表明，神经干细胞能特异性取代受损或患病的细胞，在某些情况下能引起行为的恢复（Hori et al，2003）。

◆ 胶质细胞对损伤后可塑性和修复的作用

可塑性并不仅仅限于神经元，星形胶

质细胞也具有可塑性。星形胶质细胞参与了多个功能,这些功能对于中枢神经系统的发育、功能和修复非常重要(参见"中枢神经系统的基本组成"部分)。人脑中近半数为星形胶质细胞。在成年人中枢神经系统内,它们与突触的联系非常紧密,在调节离子和神经递质浓度方面具有重要作用。近期的研究还发现,星形胶质细胞也具备对多个突触施加控制的能力。它们对于突触后功能至关重要,并且也为突触稳定和维护所必需(Faralli et al, 2013)。此外,星形胶质细胞也参与了整个神经系统的活动依赖性突触结构和功能的改变(Ullian et al, 2004; Faralli et al, 2013)。目前,在发育中和已经成熟的有机体中,人们对星形胶质细胞的观念已经从最初的支撑功能,发展成具有活性调控突触结构和功能可塑性的功能。除此之外,星形胶质细胞还能促进神经元存活、突触重组和突触生长(Faralli et al, 2013)。胶质细胞也具有兴奋性,并与其他细胞形成信息沟通(Diniz et al, 2014)。

1.3.4 皮质的可塑性

皮质对于感觉输入、经验和训练的反应与对脑损伤的反应是一致的,都是皮质代表区的重组过程(脑皮质图)(Johansson, 2004)。脑皮质图的调整意味着出现多种多样的神经学表现(即可塑性),这包括了大脑或外周神经损伤后的功能恢复,但也包括了离断后的幻肢痛和幻肢感(Johansson, 2004)。行为能力和皮质图重组之间相互关联,研究这些关联机制对于理解中枢神经系统和外周神经系统损伤后的功能恢复具有至关重要的意义(Dancause et al, 2011)。

目前,人们对皮质可塑性已经进行了深入研究。Nudo及其同事(1996)进行了一项专题研究,已经受到了广泛注意。这项研究证实,对于脑卒中后皮质手功能区受损的猴子,经过强化训练,其运动皮质的肘肩功能区能接管并控制手部运动。更多近期的研究表明,皮质具有显著的功能和结构的可塑性。皮质感觉运动区的输入和输出特性终生具有可塑性,这个观念已经被研究人员广泛接受,并认为这种可塑性在所有皮质区广泛存在(Dancause et al, 2011)。MRI研究显示大脑具有活动依赖性反应,例如对于伦敦计程车司机来说,他们大脑中与空间导航功能相关的海马区体积较正常人群增大,这是因为计程车司机需要花费大量时间用于伦敦街道的导航上(Chen et al, 2010)。此外,钢琴演奏者和盲文阅读者他们皮质运动区的体积也会增大,这代表了他们的手功能技巧(灵活性、精细运动功能)较正常人群显著增高(图1.11)。感觉输入信息缺乏将会诱发皮层重组,接下来又会导致皮质投射区扭曲失真,皮质感受野增大和重叠。例如,对于肢体离断的患者,与离断部位接近的身体在皮质的投射区要比一般人群大。躯体感觉发生改变能使大脑的功能结构发生改变。活动对于建立神经连接是必需的,这些连接形成了神经投射(Bailey et al, 1993)。外周输入信息改变,能迅速激发皮质区的重组(Johansson, 2004)。Huber及其同事(2006)证实,仅仅进行短期的制动也会带来皮质可塑性的改变。在他们的研究中,上肢制动12h就会诱导体感诱发电位(SEP)(一种非侵入性评估躯体感觉系统功能的方法)和运动诱发电位(MEP)(直接刺激暴露的运动皮质或经颅刺激运动皮层,然后记录肌肉活动)幅度发生改变。目前,人们已经广泛了解肢体废用和制动都会诱导皮质运动区活动受到抑制,这表现为运动区兴奋能力的减退(Huber et al, 2006;Avanzino et al,2011)。这说明,尽早启动感觉-再学习和刺激活动对于中枢神经系统损伤的患者来说至关重要。

皮质重组不仅仅是因为使用增加或减少。只重复进行运动并不足以产生大脑皮质图的可塑性变化。多项研究证实,训练方式对于皮质可塑性至关重要。例如动物进行运动技巧学习,已证明能够改变动物运动皮质投射区的地形结构。这说明,以全新的方法学习运动能够在运动皮质具有更大的投射范围(Adkins et al,2006)。在技巧训练过程中,与感觉运动功能相关的皮质区活性最高。在新的学习过程后,该区域大小或神经连接的数量都明显增加(Nudo,2003;Ward et al,2004)。技巧训练能增加投射区面积、突触密度、突触数量,也可增加皮质运动区的厚度,其原因可能是因为血管生长所致(更多的血管能增加血流)(Nudo,2003)。在人类中,对于与技巧性训练相关的运动皮质,经颅磁刺激已经被用来显示其学习依赖性的神经可塑性。个体接受五个手指参与的钢琴演奏任务,结果表明受试个体手指肌肉(接受训练的)的运动皮质投射区范围明显增加,同样增加的还有运动诱发电位幅度。而接受技巧性踝关节运动训练的受试个体,他们受训肌肉的运动投射区范围和运动诱发电位幅度也都显著增加(Kleim,2011)。fMRI研究发现对于学习技巧性手指运动的个体,他们的运动皮质、小脑和基底节都会发生改变(Chen et al,2010)。

无论对于健康还是受损的中枢神经系统,感觉和运动皮质都有强大的重组能力,并持续终生(只要退行性疾病不阻断中枢神经系统改变的能力)。因此,成人神经肌肉系统很可能具有功能可塑性。Nudo(2011)描述了几个躯体感觉和运动皮层的重组机制:

- 存在但在功能上处于非活跃状态的通路:该过程依赖的神经元或神经通路在解剖上具有比他们通常功能影响范围更大范围的连接。有些区域受紧张性抑制的控制。如果抑制被解除(例如脑卒中后),这些区域的影响会迅速上升或暴露。
- 侧枝发芽和新突触的形成:树突侧枝发芽在长期的皮质重组中发挥作用。
- 成年皮质区域的重组,包含了长时程增强(LTP)和长时程抑制(LTD):LTP和LTD是突触强度的永久性改变。LTP是活动依赖的可塑性,将会使突触传递能力永久性增强,并具有传入特异性(一组突触带来相应改变,并且不会影响另外的突触)。LTD是与LTP相反的过程,将会产生长期的突触有效性降低。信息通过这两种机制进行存储(Johansson,2004)。

1.3.5 脊髓的可塑性

目前已经有可靠的研究证据表明,不完全性脊髓损伤后,中枢神经系统的多个水平和多个部位都存在神经可塑性(Onifer et al,2011)。脊髓神经元回路的可塑性也具有任务专一性和应用依赖性。

不完全性脊髓损伤后,神经可塑性取决于多个因素:损伤的平面和程度、损伤后医学和手术的处理状况,以及康复的干预手段等(Lynskey et al,2008)。

在损伤以上或以下平面,备用的神经环路将会发生适应性改变,这包括了皮质、脑干、小脑或脊髓水平(Darian-Smith,2009)。几乎半数的脊髓损伤是不完全性损伤。这意味着在损伤水平以下尚有残存的功能存在（Lam et al,2008）。对于不完全性脊髓损伤，其功能恢复的潜能要高于脊髓完全性损伤（Lam et al,2008）。

不完全性脊髓损伤后，损伤周边未受损和受损的轴突将会发生侧枝发芽现象（Rank et al,2015）。这些发芽能够绕过损伤区，形成新的突触练习，这具有促进患者功能恢复的作用。训练能够增强这种可塑性改变（Rank et al,2015）。

脊髓损伤后，短的和长的脊髓固有神经元（PSN）也具有重要作用。最近的研究表明，离断的网状脊髓纤维能出现自发的发芽现象，并与脊髓固有束形成突触联系，因此能绕开损伤区形成旁路（Rossignol et al,2011）。

训练和锻炼对于与可塑性相关的细胞和分子的功能具有很大影响（Cotman et al,2007）。活动平板训练是研究最多的训练系统，可提高脊髓损伤的可塑性。该系统利用体重支持（BWS）技术，使患者能够进行步态训练，从而以活动依赖的方式提高患者神经系统的可塑性。在患者能完全负重以及具备充分的运动控制之前，用体重支持技术进行步态训练就可以开始。

感觉输入在正常移动的调节中发挥了决定性作用，而脊髓损伤后该作用能发生改变（Rossignol et al,2011）。脊髓环路对皮肤本体觉输入信息具有高度的敏感性，因此活动平板训练能够对脊髓现存的神经环路重新"编程"（Onifer et al,2011）。除此之外，感觉信息对于调整中枢模式发生器功能和诱导损伤后可塑性机制都具有重要作用（Molinari,2009）。训练时，一个重要的参数就是需要提供与正常状态高度吻合的感觉刺激（即适当的感觉提示）。活动平板训练能将脊髓环路与感觉输入结合起来。由于这些感觉输入又与承重和迈步相关联，因此对于激活脊髓环路，为使患者重新获得有效的移动，这种结合是非常有必要的（Molinari,2009）。承重和地面接触对于腿部肌肉的激活也是必需的。因此，对于完全性截瘫患者来说，充分的体重支持技术并不能显著激活肌肉（Dietz,2002）。

人类行走不仅仅包含了移动双腿的能力，还需要神经指令的协调，以调节直立平衡和姿势，也就是患者的步态适应周围环境的能力。因此，姿势控制的恢复是脊髓损伤后移动能力恢复的先决条件。但是，针对脊髓损伤对迈步的影响，人们已经进行了大量研究，而脊髓损伤对姿势的影响，目前相关研究还较少（Boulenguez et al,2009）。

当然，基本的感觉提示也需要将重点置于躯干肌肉的激活上，以使患者保持直立姿势。活动平板训练能通过身体负重和髋关节的传入信息，为中枢神经系统提供这些感觉提示。

大脑内的可塑性改变会表现为适应不良，而脊髓也会出现该现象。例如损伤后神经病理性疼痛和触摸痛就是疼痛传导路径发生改变所致（Onifer et al,2011）。脊髓损伤后其他的适应不良性改变还包括了自主神经反射异常和痉挛（Onifer et al,2011）。

1.3.6 中枢神经系统损伤后恢复的理论

推测有多个机制参与了中枢神经系统损伤后的功能恢复过程。这些机制通常被分为两个主要阶段：①自发重组；②训练诱导恢复（Chen et al,2010）。在缺乏干预的情况下，脑损伤后的恢复就是一种自发恢复。脑卒中后的自发恢复据推测能粗略保持3个月（Kwakkel et al,2006）。而创伤性脑损伤（TBI）则大约能保持6个月（Nakamura et al,2009）。理论上，损伤后自发性恢复存在3个过程（Dancause et al,2011）：

- 解决神经机能联系不全。
- 代偿。
- 替代。

训练诱导的恢复无时间限制，损伤后数年也会发生。这种恢复方式依赖于多个因素，包括个体的经验和动机。根据恢复阶段的不同，不同的神经机制用于启动不同的恢复策略，这些机制是对患者所经历改变的一种反应（例如康复）。

◆ 解决神经功能联系不全

急性脑损伤后，与损伤区距离遥远的脑区也会表现出功能的减退，这是因为代谢、血流、炎症、水肿和神经元兴奋性等大量病理性改变的发生，这些病理改变在急性期尤其明显（Kleim,2011）。这些机制被共同称为神经功能联系不全（Pekna et al,2012），即与损伤区远离，但解剖上存在密切联系的部位，在急性损伤后会出现活动抑制的现象。该现象是由于损伤区的功能性输入信息通路受到阻断所致。研究认为，对于动物模型和人脑卒中的幸存者来说，至少某些早期的功能恢复是由于解决了神经功能联系不全所致（Dancause et al,2011）。

人们已经研究了小脑作为从脑卒中后功能恢复的中介作用（Makin et al,2013）。研究表明，对于恢复良好的患者来说，损伤皮质脊髓束对侧小脑半球的活性发生了明确变化。这提示我们小脑活性和脑卒中后手瘫痪的功能恢复之间存在可能联系。潜在的机制尚不明了，但可能归结于血流动力学改变所致，例如神经功能联系不全，还可能与小脑在运动技巧学习中的先决功能有关（Small et al,2002）。

◆ 代 偿

中枢神经系统损伤后，大脑学会使用其他来源的信息进行运动，或使用不同的运动策略来达到运动目标（Brodal,2010）。运动代偿指的是使用新的运动或运动顺序，以不同于损伤前的方式去执行任务（Kleim,2011）。在脑卒中后的人体，就能常常看到肌肉或运动方式的代偿使用。例如脑损伤后，躯干过度运动、肩胛上提、肩关节外展、盂肱关节内旋都是用于代偿上肢功能的受损。下肢的代偿运动则包括了增加使用未（少）受累下肢完成从坐位至站立的转移；过度使用助行器来替代双下肢负重；行走时髋上提并划圈以向前摆动大腿。为了获取早期的功能独立性，鼓励脑损伤患者代偿受损的运动控制，此时患者的焦点是完成任务，而非该任务是如何完成的、运动是否有效率和质量。这种早期的代偿运动策略具有局限性，会限制患者长期提高身体机能、结构和活动的潜能。如果脑卒中患者在急性期不使用受累肢体，而只依靠代偿策略，那么患者会错过可塑性的时间窗，也就错过了将真正的功能恢复最大化的时机（Levin et al,2009）（参见"中枢神经系统损伤后误适应的可塑性和运动恢复"部分）。

◆ 替 代

替代理论包括基于功能恢复的各种可塑性机制。替代指的是大脑的一部分替代另一部分功能的能力（Brodal,2010）。该机制并不能完全重新存储神经网络的功能，并达到损伤前的水平（Brodal,2010）。功能的替代理论包含了生理过程的重新识别（例如显示既往存在但功能未被激活的连接）、侧枝发芽、轴突发生、去神经高敏性等。

◆ 未受损大脑半球对恢复的作用

正常情况下,两个大脑半球的功能是相互匹配、相互平衡的。但是最近的研究表明,单侧大脑受损,例如脑卒中,会破坏这种平衡,使两侧大脑半球出现竞争性相互作用,这将影响大脑的依赖经验的可塑性。在脑卒中亚急性期,运动皮质兴奋性降低,瘫痪肌肉的皮质投射区也有所减少。研究表明,这些区域都位于受累半球损伤部位的周边(Bütefisch et al,2006)。此外,fMRI 和 PET 的研究证实,发生脑卒中后,损伤对侧(未受损)半球的活动呈现增加趋势(Dancause et al,2011)。这种半球间的不平衡现象又被称为半球间竞争假说(Allred et al,2008;Dancause et al,2011;Takeuchi et al,2012)。在此假说中,损伤侧半球神经组织的丧失将会导致半球之间来自损伤侧的抑制减少。这种过度的半球间抑制转移对未受损皮质的行为激活(Allred et al,2008),将加重患者的神经功能联系不全,并可能引起运动激活的下降,以及降低身体受损部位功能恢复的潜能(Dancause et al,2011;Jones et al,2009;Calautti et al,2010;Allred et al,2014)。为了应对上述情况,可采用非侵入性大脑刺激技术(NIBS)来阻断或减少可塑性的不良适应,例如重复经颅磁刺激(rTMS)和经颅直流电刺激(tDCS)(Raffin et al,2014)。非侵入性大脑刺激技术的治疗目标是恢复损伤侧半球的兴奋性,降低非损伤侧半球的过度兴奋(Mally,2014)。Kheder 及其同事(Kheder et al,2009)发现,采用非侵入性大脑刺激技术治疗急性脑卒中患者 5d,用于抑制损伤对侧半球活动,结果发现损伤侧针对瘫痪上肢的传出信息增加,增强了患者的功能恢复。该疗效在治疗结束后仍持续了 3 个月。该发现提示我们,大脑半球之间的竞争性相互作用影响了依赖经验的可塑性。使用未发生瘫痪的肢体能诱发未受损半球的过度兴奋,这将通过异常的半球间抑制作用来抑制受损半球的活动。为了防止上述的可塑性适应不良的发生,有必要避免过度代偿运动,因为代偿运动会限制脑卒中后真正的运动功能的恢复。换言之,代偿使用健侧肢体将负面影响损伤侧肢体的功能恢复,其对受损身体侧的残存功能产生不良影响,通过使用正确的康复训练,人们最终会意识到这一点(Allred et al,2008)。

◆ 脑损伤后的功能改善

脑损伤后的功能改善有两个机制,即恢复和代偿(Kleim,2011)。无论在文献中还是在临床上,恢复和代偿这两个词都没有很明确的定义(Levin et al,2009)。"恢复"这个词通常指的是中枢神经系统受损后结构或功能的恢复,也指患者的临床功能改善。由于对这个词的理解不同,造成了学科间交流的混乱。所以,为了明确这个词在神经康复中的意义,我们有必要澄清这一定义,使神经科专家和治疗师能够共用一个明确定义的共同语言。Kleim(2011)认为,在神经行为学水平区分恢复和代偿,这需要充分理解神经可塑性和康复依赖上的功能改变这两者之间的关系。一个明确的定义能深刻理解患者所采用的具体神经策略,也能了解引导康复过程。考虑到运动功能,Levin 及其同事(2009)认为应采用世界卫生组织(WHO)的国际功能、残疾和健康分类(ICF)来定义恢复和代偿(表1.1)。ICF 鉴别区分了身体健康、受损状态下和活动残疾状态下的病理生理特点(第 3 章将对 ICF 进行进一步讨论)。因此,同时从行为和神经水平来理解恢复和代偿的定义。

第1章　应用神经生理学

在 ICF 的框架下（表1.1），Levin 及其同事（2009）对与运动操作有关的恢复和代偿进行了定义：

- 健康状态（神经水平）。
- 身体功能和结构（操作）。
- 活动（功能性的）。

表1.1　运动恢复和运动代偿在3个不同水平中的定义

水平	恢复	代偿
ICF：健康状况（神经元）	损伤后神经组织最初丧失的功能的恢复。既往由于循环事件而不被激活的脑区能被重新激活。尽管上述现象不在原发损伤的部位出现，但有可能在损伤周边区（半暗带）和神经机能联系不全的区域出现。	神经组织获取一个损伤前没有的功能。能看到大脑替代区域的激活，这些区域的激活在健康个体中不能被观察到。
ICF：身体功能/结构（操作）	执行运动的能力恢复到损伤前水平。在任务完成中，病前运动模式的再次出现（自发性关节活动度、关节间时空协调等）。	以新的方式进行过去的运动。在完成某一任务期间，能观察到替代运动方式的出现（即肌肉激活方式发生不同自由度的改变，例如增加主动肌/拮抗肌的共同激活、相邻关节运动间的时间延迟等）。
ICF：活动（功能）	与健康个体相同的方式使用肢体或末端效应器成功完成任务。	交替使用肢体或末端效应器成功完成任务，例如，用一只手和嘴替代两只手来打开一包薯条。

大多数从事脑卒中后神经可塑性和脑重组相关研究的专业人员都认同恢复和代偿在神经水平的定义。但当涉及身体和活动范畴时，则没有达成一致。许多研究采用功能测试去评价患者完成日常生活活动（ADL）的能力，并将其作为他们的结局判定指标。但这些测试并不能测量患者的运动质量，因此不能鉴别区分出患者是损伤后恢复还是代偿机制所致的恢复（Kitago et al，2013）。最终，这将对不同治疗措施的有效性产生误判，并对患者产生误导（Levin et al，2009）。

◆ 中枢神经系统损伤后误适应的可塑性和运动恢复

损伤和过度训练会使神经系统产生误适应的可塑性，这将会导致幻肢痛和肌张力障碍、新发癫痫、脊髓损伤后自主神经反射异常以及反射亢进和阵挛（Cramer et al，2011；Ferguson et al，2012）。

研究人员已经发现，误适应的可塑性能减弱患者的运动功能，并限制脑卒中后运动功能的恢复（Takeuchi et al，2012；Takeuchi et al，2013）。代偿运动策略、同侧运动投射激活以及损伤后脑半球竞争性相互作用都能产生误适应的可塑性（Allred et al，2010；Jones et al，2009；Takeuchi et al，2013）。

习得性废用

患侧肢体损伤加重的一个可能机制就是习得性废用，这是反复失败地使用患肢所致。在此状态下，患者会减少患肢的运动控制，这将会诱导患肢进一步出现功能障碍。例如,减少对偏瘫侧上肢的控制,将会诱发代偿机制,患者将使用健侧上肢去代偿患侧上肢的功能。因此,患者将不会再使用、刺激患肢,患侧上肢的活动会越来越少,其在损伤半球的运动投射也会萎缩。习得性废用将会产生继发性肌肉和软组织的改变(Ada et al,1990)。同时,由于健侧肢体的过度使用,肢体的运动投射也会增加。在自发恢复阶段,实践(或者说由于缺乏实践)影响了 M1 的皮质投射。习得性废用也是半球间失衡的原因之一(Takeuchi et al,2012)。

◆ 睡眠和神经可塑性

睡眠和突触可塑性是紧密关联的。睡眠能够重建突触可塑性,这是因为突触重建的不同过程都发生于睡眠期间,而且对于恢复具有积极的作用(Gorgoni et al,2013)。

在治疗间歇期改善睡眠对于记忆和学习的巩固也非常重要。

> 运动训练会引起皮质的感觉运动区重组。

◆ 临床相关性

中枢神经系统损伤会让人的生活状态突发巨大改变。这对患者和患者家庭的身体和心理状态都会产生严重影响。在身体方面,患者甚至进行最简单的任务例如独立坐下或较复杂的任务例如上厕所和穿衣等,都存在困难。因此,中枢神经系统会尽快学习以适应这些功能的需求。

随着急性中枢神经系统损伤患者学习能力的提升,中枢神经系统可塑性会诱发患者功能恢复的潜能。在中枢神经系统内,需要给突触提供正确的感觉信息,以引导神经连接的形成。Nudo 及其同事(1996)已明确证实猴子的手在大脑投射区的扩大可以被训练所诱发的损伤毗邻区的重组所抵消。进一步的研究还发现,训练需要有一定的强度,并且从行为上还需要与诱发皮质重组相关(Demain et al,2006;Takeuchi et al,2013)。

形式和功能的相互作用影响了可塑性机制。因此,运动恢复和可塑性要依赖于运动康复的本身。针对患者采用合适的训练方法是主要挑战。将训练方法和患者经历结合起来,能使干预措施(提高可塑性)取得最大的效果。

对于治疗中枢神经系统功能障碍的卫生专业人员来说,可塑性给他们提供了希望。治疗者通过与患者互动,来影响患者,治疗者对于患者中枢神经系统重组的调节也具有重要作用,因此能影响患者功能的进展。学习会对生理和行为功能产生正面或负面的影响。患者如何使用他们的身体,如何移动或借助其他手段移动,都将影响神经和肌肉系统的重组。当一个患者从椅子向浴室转移时,他的一条腿表现出扭曲和旋转,而手臂出现不受控制的屈曲,那么这就是中枢神经系统所学到的东西。如果一个动作重复发生多次,中枢神经系统的结构和功能可塑性就会发生改变,学习过程就会建立。有些学者认为,中枢神经系统损伤后,存在一个急性可塑性改变的时间窗(Nudo et al,1996;Seil,1997)。相关研究主要在动物身上进行(猫、大鼠和猴子),但是对神经系统损伤的人类,也进行了一些影像学研究(PET、fMRI)。接下来将针对时间窗展开讨论。时间窗比较宽泛,有足够的空间进行个体化解读,这主要依赖于患者的发病前状态、身体一般情况、损伤的类型、定位和大小等。

损伤后急性期,中枢神经系统处于休克期,这将持续2~3d,这是由于神经元损伤所致。而中枢神经系统抑制性活动增加则也会保护中枢神经系统免受进一步伤害。皮质和脊髓功能的改变则在几个小时后发生,如下所示:

- 神经生长因子的水平升高。
- 潜在的突触和连接被激活。
- 突触强度增加(LTP)。
- 失神经超敏性发生。

早期功能恢复的发生可能是由于水肿的吸收以及坏死组织的降解所致,这将持续数天,也可能是数周,这主要取决于损伤的大小。急性期向亚急性期和后期的转变是一个渐进的过程。3~4周后,患者的活动和功能会发生可见的改变,这是因为神经可塑性发生了变化,如下所示:

- 突触改变。
- 皮质图重组。
- 进一步暴露。
  - 剩余神经突触或链接。
  - 侧枝发芽(几天后发生)。
- 脊髓水平也有新的神经连接形成

临床经验证实,许多脑卒中、脑外伤、MS患者对刺激都具有高敏感性。意外的声音、不安、焦虑、对跌倒的恐惧、突然触摸或无感觉的触摸等情况都能造成患者肌张力不受控制地增高,这将导致患者出现痉挛(Craik,1991;Stephenson,1993)。患者对活动的需求已经超出其本身所具备的平衡和运动能力,因此在进行活动期间,患者将出现对线不良的情况。中枢神经系统损伤后的功能重组部分依赖于未受损神经通路的重组。脊髓环路具备强大的重组能力,呈现出活动依赖性和损伤诱导的可塑性(Muir et al,1997;Oudega et al,2012;Lynskey et al,2008)。通过训练,特定外周感觉输入信息刺激了神经元环路,使其发生重组,增强了现存的和早期未激活的下行神经连接,以及局部神经环路(Bose et al,2012)。

临床上,治疗师会遇见患者肌肉黏滞性发生变化、挛缩、对线和募集方式改变、水肿、循环和代谢减少等情况,这些都对肌肉活动产生负面的影响。由于身体受限不能进行各种运动,轴突转运也会由于机体不能活动而减少。提高前述的各种因素能够改善轴突转运,刺激神经营养因子的产生和运输,进而促进神经肌肉系统的功能恢复和重组,最终提高患者的功能恢复。"如果要训练和改变脊髓环路以进行某个特定的运动任务,那么在训练期间,要尽可能进行正常的运动,这一点非常重要。""在某些研究中,增强外周刺激能提高脊髓损伤后的肢体运动"(Muir et al,1997;Hubli et al,2013;Hubli,2011)。作者所理解的正常意味着对线和肌肉激活方式都符合活动所需。

> 提高运动控制需要患者在训练和练习期间,尽可能正常地执行运动,还需要经由皮肤、关节和肌肉的传入信息在时空上的配合。
>
> 神经可塑性使功能恢复的可能性持续终生。

中枢神经系统损伤后,很多患者很快就会发生不同程度的瘫痪。中枢神经系统会迅速代偿受损的功能,主要是发展新的策略去完成相应目标。例如增加对未受损侧肢体的依赖性,或者固定身体的某些部位以弥补不恰当的姿势和平衡。中枢神经系统损伤后代偿策略的使用是不可避免的,但是经过适当的治疗,这些代偿能够被最小化,因为这是实现功能所需要的。只要患者能控制姿势、平衡以及选择性运动，那么代偿策略的使用就会减少。

临床医生在运用Bobath观念中，需要鉴别不适当的代偿策略（会限制患者功能提升和目标的获取）和在既定环境下执行任务所需的策略（一旦任务完成，该策略就不再持续存在）(Graham et al, 2009)。

不适当的代偿策略有如下特征：
- 在任务完成后还持续存在。
- 限制患者的其他功能。
- 掩盖患者进一步恢复的潜能。

但是，患者不会停止某种方式的运动，除非他们能找到可替代的、更加有效的运动策略来达到同一目标(Raine et al, 2009)。治疗中的挑战在于调整任务，以鼓励患者积极参与，但又不会影响患者执行任务的潜能(Graham et al, 2009)。

Bobath临床医生的目标是通过系统固有的可塑性，来挖掘每个患者的潜能(Raine et al, 2009)。脑损伤的临床表现多种多样。运动功能紊乱对每个患者的影响是独一无二的，并且受到损伤前后患者个人经历的影响。神经损伤、活动恢复和参与的潜在因素对每个患者来说都是截然不同的。有效康复干预的重要观念是脑卒中恢复机制的多样性，以及脑损伤后引导功能恢复的可塑性过程。患者的健康状况、年龄、生活方式、损伤时间、脑损伤的本质和程度等都会影响大脑的可塑性。

Kleim和Jones(2008)认为，如果治疗能有效取得最大限度功能恢复，那么有几个重要原则需要注意：

用则进,不用则废(Use it or lose it) 多项研究表明，如果神经网络不能长期积极参与任务的执行，那么该神经网络就会退化。例如中枢神经系统损伤后，肢体的瘫痪导致感觉输入信息的减少，将会使邻近未受损的感觉信息投射皮层"入侵"受损的感觉皮层(Elbert et al, 2004)。皮层空间处于长期竞争状态，因此有重要信息输入的皮层就会增大，这样就会压缩别的信息投射的皮层。如果大脑某个区域未被激活，那么神经递质的产生将会减少。因此，如果由于缺乏使用，使得大脑的应用减少，那么将会使神经活动和功能进一步退化。在实际生活中，一个脑卒中患者不能伸出偏瘫的手臂去够物体，那么他就马上会使用健侧上肢去完成这个动作。那么偏瘫侧上肢就会变得更加不活跃，其皮质投射区也会萎缩，并被其他区域所取代。健侧身体的行为会诱发脑卒中后异常的半球间相互作用。习得性废用是影响半球间不平衡的另一因素，另外还伴有健侧肢体的使用增加，致使受累半球的神经活性增高(Takeuchi et al, 2012)。习得性废用是限制患者感觉运动功能恢复的主要因素。据此人们已经发展出强制性运动疗法（CI-MT）来治疗习得性废用，并且对患者产生了积极改变。一定程度的强化对于优化患者功能恢复的潜能非常重要(Feys et al, 2004; Kwakkel et al, 2004; Langhorne et al, 2011)。

熟能生巧(Use it and improve it) 与前述的情况相比，多项研究表明，增加使用会使对应的皮质投射区扩大。通过强化刺激和使用需求，大脑在激活区能够产生更多的神经递质。如果在一定的时间框内没有再进行刺激，那么神经递质的产生又会回到初始的低水平。这说明，恢复期患者需要每日进行集中治疗，以提高感觉运动功能。练习（用于驱动特定脑功能）能够同时增强脑功能和神经结构。这意味着每天需要进行几小时的训练，并连续训练数天。

术有专攻（Specificity is needed） 训练的本质影响了可塑性的本质。神经功能的改变受限于被训练的特定功能。临床意义在于训练要有特定的形式，这样才能决定大脑特定区域的可塑性改变，例如技巧性训练或持久性训练。

持之以恒（Repetition is needed） 与技能相关的神经元的持久改变不仅需要个体获取技能，还需要长期持续使用该技能。也就是说，要多次重复使用该技能以达到巩固的目的。近期的动物实验也证实，大量重复能对依赖使用的皮质可塑性有重要影响，这与脑卒中康复的随机对照试验（RCT）结果一致。在神经康复中对运动学习的研究也显示，多样化反复训练，"即无重复的重复"比锁定集中练习（即重复单个任务）更能有效长期保持运动学习能力。多样化的训练也能让一个新任务的学习更具有整体性。

循序渐进（Intensity is needed） 可塑性的建立也需要足够的训练强度。但是，脑卒中后如果要获得更好和更快的功能改善，目前对康复的训练量和训练强度并无统一标准。神经系统疾病患者的康复需要多学科多方法的参与，其重要性已被人们认可。患者每次起床或自己穿衣服，在此过程中，他是如何被帮助/训练/促进，将有助于增强经验依赖的可塑性。在急性期，患者需要学习使用偏瘫肢体，而不能依赖代偿策略去获取早期的功能独立。在Bobath观念中，24h管理已经被人们认为是一种创造训练机会的重要方法，这可以使全天的训练强度最大化。如果时机得当，这将包括多学科小组所有成员的参与。

运动想象是一个认知技术，通过该技术，身体技巧能够以一种安全的方式被反复地排练。该技术对于患者来说是一种附加的治疗工具，以便在治疗师指导性治疗结束后，帮助患者继续进行技能训练。因此，运动想象能在很大程度上增加患者的康复强度和时间，并且某些研究也已发现运动想象能增强患者运动技能的学习。当同样的运动参照身体练习而在想象中练习时，某些神经网络被激活（Calayan et al, 2009）。

时间因素（Time matters） 运动学习的神经可塑性基础是作为一个过程发生的，而不是作为一个单一事件。在不同时期，神经可塑性有不同的形式。虽然在任何时期治疗都能促进神经可塑性，但是只有在某一个特定的时间窗，治疗才最为有效。早期的强化康复对患者的功能恢复非常重要（Winstein et al, 2006）。针对幸存者的社会心理功能以及患者家庭状况的研究也证实了上述观点（Aboderin et al, 1996; Karger, 2008）。康复究竟多早进行，强度究竟应该多大，目前尚无定论（Bernhardt et al, 2009）。有些学者认为6个月后的持续主动康复是无效的（Aboderin et al, 1996）。Ashburn（1997）则认为这些研究具有局限性，这是因为这些研究采用的是敏感性较差的结局评估，这些评估不能观察到患者身体功能的定性改变。尽管学者们认为神经康复在损伤后应尽早介入，并且针对年轻患者会产生最佳的效果，但是并无证据证明损伤后数年进行康复，以及针对老年患者就无康复效果（Nielsen et al, 2015）。

突出事件（Salience matters） 突出事件（对个体有意义的事件）、动机和注意力对于可塑性的调节至关重要（Woldag et al, 2010; Kleim et al, 2008; Takeuchi et al, 2013; Nielsen et al, 2015）。这意味着干预

措施对于具体个人必须重要且有意义。与意义较少的措施相比，有意义的干预措施对患者的疗效更佳（Feuerstein et al, 2013），这被称为干预的"突出事件"。有意义直接与认知创造相关，也就是说患者能意识到他或她的功能，功能的重要性及所发生的变化和变化的重要性（价值、突出事件等）（Feuerstein et al, 2013）。

一些对动物和人类的实验研究已经发现存在转介突出事件的神经系统（Kleim et al, 2008）。通过静息状态的功能磁共振成像（fMRI），人们已经发现了与突出事件相关的神经网络，这包括了双侧前脑岛、前颞顶交接区和背侧前扣带回皮层（Luo et al, 2014）。这些神经网络能够观测内感刺激和外感刺激的突出事件，并能引导行为，校正我们对内外环境的预期（Luo et al, 2014）。该神经网络对于刺激经验相关的可塑性至关重要。众所周知，情绪能调节记忆巩固的强度。因此，当针对个体有目的性的训练运动/行为时，可增强神经可塑性。动机和注意力对于学习也是必需的，因此运动必须"属于"患者。脑卒中后，大脑必要要学习偏瘫侧肢体新的能力，以准确预测运动指令的感官后果，通过增加偏瘫肢体的皮质投射能达到上述目的。

年龄因素（Age matters） 老年人的大脑会对经验有反应，但是训练诱导的可塑性更容易在年轻大脑上发生。

小 结

- 在神经康复中，物理治疗的目的是使功能性残疾最小化及运动功能恢复最佳化，这些目标可以通过调节大脑可塑性而实现。

- 神经可塑性被定义为"神经系统通过重组结构、功能和连接，以应对内外刺激的能力"。

- 神经康复是基于这样的假设：运动学习的原理能够被应用于损伤后的运动恢复，训练能诱导运动功能障碍的患者出现永久性运动功能改善。

- 运动学习的结果是产生一个特定任务的一个（新）内在模型，该模型被用于预测自发行为的感觉后果。

运动学习有两种不同类型：运动适应和技巧获取。

- 中枢神经系统内可塑性改变可出现适应不良的情况。

- 活动和运动能促进中枢神经系统可塑性发生改变，这包括了正面和负面的改变。

- 适当和不适当的运动都能被患者习得。

- 肌肉活动增强了神经营养因子的产生和转运。刺激能使肌肉代谢、结构和功能发生改变。

- 在健康和受损的中枢神经系统内，神经可塑性有多种表现形式，并且出现在从分子水平到皮质水平多个水平的重组。

- 无论是健康还是受损的中枢神经系统，感觉和运动皮质都具有强大的重组能力，并且该能力能持续终生。

- 大脑半球间的过度抑制将会使行为的激活转移至未受损皮质，这会加重神经功能联系不全，导致患者的运动激活减少，使损伤侧身体的恢复潜能降低。

- 运动控制能力的提高需要在训练和练习期间尽可能正常地执行运动，此外还需要经由皮肤、关节和肌肉的传入信息在时空上是合适的。

- 神经可塑性使患者终生都具备功能恢复的可能性。
- 一定强度的治疗对于提高患者的感觉运动功能是必需的。

1.4 中枢神经系统损伤后的重组和结局

中枢神经系统损伤的结局是多个因素相互作用的结果：
- 诊断：血管性损伤、外伤或疾病过程。
- 定位：一个局部病灶或多个病灶。
- 损伤程度。
- 发展速度：急性发病或缓慢起病。

一个患者病情如何发展与中枢神经系统可塑性变化程度、损伤的个体特点、并发症情况、患者发病前身体状况、社会地位，以及精神状态（智力和应对策略）和社会网络（家庭、朋友和同事）等因素相关。

脑卒中后最初的瘫痪是由于损伤（休克）的急性发病，神经元破坏和死亡、水肿、循环减少以及抑制活动增加（保护大脑免受进一步损伤）所致（图1.30）。作为脑卒中的生物化学的后果，约75%的脑卒中患者出现了循环输出和血压的改变。而大多数患者能在7d内恢复至正常水平。而严重的高血压或低血压患者则预后较差。

血压过高或过低、高血糖或低血糖、体温升高等因素都能进一步破坏损伤灶周边的半暗带。急性脑卒中的治疗目标是纠正灌注至正常水平，干预生物化学障碍的连锁反应，以最大限度地保护半暗区组织（Maas et al,2009）。

Turton和Pomeroy（2002）发现约50%的脑卒中患者在梗死2周后，表现出梗死区面积增大的现象，而50%的患者则表现出梗死区面积减少的现象。他们认为刺激或活动需要谨慎，以免造成中枢神经系统其他活动区域的血供增加，而导致半暗带的细胞死亡。反射和运动活动的逐渐恢复与水肿的消退和坏死组织的分解有关，也就是中枢神经系统重组的启动。有些学者也报道急性脑梗死后，受累较轻的半侧身体也会出现病理征和症状——肢体近端无力要甚于远端，牵张反射也发生改变（Mani et al,2013；Bohannon et al,1995；Haaland et al,1981；Rothwell et al,1994）。

1.4.1 上运动神经元损伤

脑卒中、多发性硬化症（MS）和其他原因（外伤或疾病）所致的脑损伤都被划分为上运动神经元损伤。上运动神经元（UMN）或Betz细胞，是定位于M1区的锥体神经元，连接大脑与脊髓。上运动神经元损伤后的运动功能紊乱可分为阳性和阴性体征（Canning et al,2004）。阴性体征是损伤的直接结果，而阳性体征则与继发改变有关。这种分类并没有包括认知或感知功能紊乱，或心理反应。尽管上述功能紊乱可能是患者学习或重获功能独立受限的主要原因。

◆ 阴性体征

- 无力。
- 灵活性丧失。
- 疲劳。

脑卒中后大部分残疾是因功能受限而致的阴性运动障碍（Burke,1988；Bohannon,2007；Canning et al,2004）。

单侧脑卒中会产生对侧肢体的偏瘫，但是对身体同侧的影响研究却较少。脑卒中患者不仅在受累侧出现无力症状，还在所谓的健侧也会出现，因此健侧应该称为受累较轻侧才更为准确（Canning et al,2004；Kitsos et al,2013）。与常规思维相反

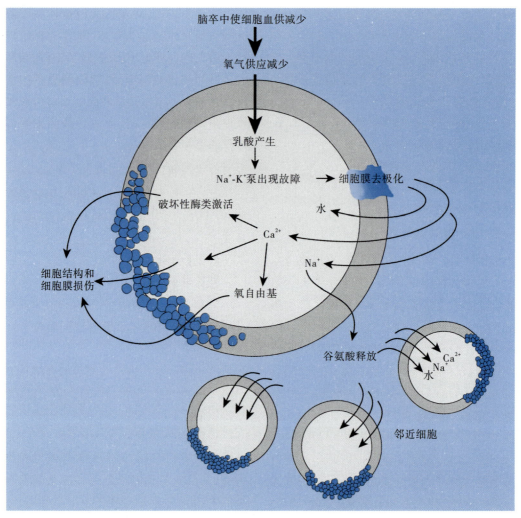

图1.30 生物化学的连锁反应[本图经许可绘制(Turton A et al,2002)]

的是,脑卒中患者的躯干肌呈现出双侧受累(Fujiwara et al,2010)。对于损伤同侧的肌肉,其肌力受损呈现出近端甚于远端的现象(Bohannon et al,1995)。由于神经活性的减少或改变(即系统内无力和中枢神经系统通路的无力),无力是最先出现的症状。其次,肌肉活动会减小或不活动,这将导致肌纤维的萎缩和改变(Patten et al,2004;Gray et al,2012)。肌肉力量减小也是由于功能性运动单元减少以及不能像以前那样激活运动单元所致(Toft,1995)。

无 力

在中枢神经系统损伤后,中枢神经系统执行运动指令的能力被阻断,这将产生无力或瘫痪(Gracies,2005)。瘫痪被定义为"当机体试图产生力量或运动的时候,针对主动肌的指令定量性缺乏"(Yelnik et al,2010)。运动指令的缺乏导致机体不能同时募集大量的运动单元和(或)足够的放电频率(Yelnik et al,2010)。

脑卒中后,肌容积减少,肌纤维长度改变(根据使用量,变得更短或更长)。肌腱顺应性变得更强(弱),这些都造成了肌无力的出现（Gray et al,2012）。

灵活性丧失

灵活性是机体迅速适应需求并根据姿势控制以稳定背景的能力。Canning 及其同事（2004）将灵活性定义为机体针对环境变化,能精确、迅速、合理和熟练地完成运动任务的能力。灵活性还包括了协调肌肉活动以适应环境需求的能力。

疲　劳

疲劳指的是个体意识到身体和精神缺乏活力的状态（Lerdal et al,2009）。许多患者在中枢神经系统损伤后会出现疲劳症状。在 MS,疲劳是最为重要的症状之一（Giovannoni,2006）,而对于其他疾病或感染也会出现疲劳症状（Soderlund et al,2005）。脑卒中后很多患者都存在疲劳症状（Canning et al,2004）。Lerdal 及其同事（2009）对此进行了系统性回顾研究,结果表明,对脑卒中患者来说,疲劳的发生率大约为 38%～77%。如果患者的大脑激活方式恢复到相对正常的水平,那么该患者的恢复可以认为是成功的。但如果患者的 MRI 显示患者存在持续的双侧皮质激活,那么该患者的恢复通常较差（Ward et al,2003）。但是患者即使恢复很好,非侵入性脑功能检测也显示患者的大脑激活也发生了相当大的改变（Ward et al,2004;Cramer et al,2000;Cramer et al,1997）。大脑激活方式的改变是疲劳的原因之一。甚至对于恢复良好的患者来说,仅仅活动一个食指,就会耗费相当大的能量去激活大脑（Cramer et al,2000）。患者肌肉力量产生减少,因此需要更大的努力才能完成一个运动（Toft,1995）。因此,肌肉无力有可能是疲劳的另外一个原因。但是,虽然多项研究试图发现脑卒中后疲劳的决定性因素,但是目前尚无确定或充足的证据来证明某个因素是疲劳的关键原因（Lerdal et al,2009）。

目前的证据提示我们,脑卒中后,与阳性体征相比,阴性体征更能限制患者的功能恢复（Canning et al,2004）。因此,在神经康复中,阴性体征应该成为最为主要的治疗目标。

◆ 阳性体征

上运动神经元损伤后的阳性体征如下所示（Pandyan et al,2005;Canning et al,2004;Thibaut et al,2013）：

- 腱反射增强并且扩散。
- 总体反射（Mass reflex）。
- 阵挛。
- 运动时共同收缩出现了协同困难。
- 痉挛。
- 联合反应和不协调的刻板的痉挛性肌张力障碍。
- 屈肌痉挛。
- 伸肌痉挛。

这些症状主要与中枢神经系统的重组有关,这意味着学习在产生和建立继发改变（阳性体征）中起主要作用。在临床上,经常会用到痉挛和联合反应这两个词。但痉挛在不同的情况下又有不同的意思。

痉　挛

痉挛这个词的解释很广泛,从 Lance 的定义（1980）（Young,1994）：反射亢进以及对被动牵拉产生速度依赖性抵抗,到认为痉挛是神经和非神经组织发生改变所带来的各类问题的复合体。Lance 的定义引发了人们的争议,这是因为该定义过于局限,只将痉挛描述成一种高张力状态。也有学者将痉挛定义为一种综合征（Burke,1988;Brown,1994）、一种状态（Toft,1995）、发展的结果（Carr et al,1995）,并且与中枢神经系统的功能可塑性相关

(Burke,1988;Brown,1994;Barnes et al,2008)。对痉挛的定义进行的一项文献回顾发现,31%的文献采用了Lance的定义,而35%的文献则使用了肌张力增高这一定义,而没有行进一步探讨。此外,3%的文献还使用了其他定义,而31%的文献则根本没有进行任何定义(Malhotra et al,2009)。由于缺乏精确的定义,这使得很难比较相关研究(探讨治疗干预后的痉挛状况和结局)。痉挛测量学会和数据库(EU-SPASM)的支持网络受到了欧洲委员会的质疑。因为该学会的任务是审查和评估痉挛测量的方法,并建立评价框架。该组织回顾了文献并强调了痉挛这个词应用的不同方面。结果发表于2005年的《残疾与康复》(Disability and Rehabilitation)杂志(Pandyan et al,2005;Platz et al,2005;Wood et al,2005;Voerman et al,2005;Burridge et al,2005)。

Pandyan及其同事(Pandyan et al,2005)将痉挛定义为"上运动神经元损伤所致的感觉运动控制的紊乱,表现出间断或持续的肌肉无意识激活",这个定义包含了中枢神经系统结构和功能的改变,排除了上运动神经元损伤的阴性体征以及软组织和肌肉的生物力学改变(非神经元改变)。

运动控制紊乱可能涉及下面的情况:
- 高级中枢神经系统的调节丧失导致α运动神经元的抑制作用减少,这引起对异常的激活频率和兴奋刺激期的反应。下行传导至脊髓的通路丧失导致许多抑制性中间神经元的活性减少。
- 其他传入路径(例如皮肤、本体觉)的活动。皮肤传导路径对痉挛发挥了一定作用。
- 反射活动的反馈调节出现紊乱。
- 运动神经元/中间神经元的非典型行为被称为平台期电位。该电位比正常静息电位的去极化程度更高,这使得一个细胞在没有突触持续兴奋的情况下,也能产生动作电位。神经元兴奋的阈值维持在一个较低的水平,这样即使没有持续的突触兴奋,神经元也能去极化。

痉挛的机制较为复杂,有多个因素参与其中。在人类,痉挛综合征被视为一种复杂临床状况的集合,包括了过高的肌张力(张力过高)、肌肉性质的改变、反射亢进、肌肉震颤(阵挛)(Dietz et al,2007)。前述所有的因素都是痉挛的临床征象,并且相互独立存在,病理生理过程也不一定相同。而中枢神经系统结构和功能的改变如下所示:

- 牵张反射的神经网络增益(扩大),也就是说,对于既定的一个传入信息(Ia和Ⅱ),各自对应的α运动神经元的反应要高于正常状态,可能由不同的机制引起:
  —运动神经元兴奋性增加。
  —α运动神经元的特性发生改变。
  —Ia突触前抑制减少。
  —传出通路的抑制作用发生改变。
  —交互抑制发生改变。
  —回返抑制发生减少。
  —屈肌反射通路兴奋性增加。
  —力量反馈改变(有关肌肉实际产生力量的反馈)。
- 牵拉受体的阈值降低(即痉挛的患者更易引出牵拉反射)。这是由于受体敏感性增加以及肌梭传入增加所致。目前的研究证据提示我们,对于脑卒中患者来说,肌梭传入活动并不一定都会出现异常(Pandyan et al,2005)。

Yelnik及其同事(2010)认为对"痉

挛"这个词的使用常常超出了它的定义,被用于描述各种类型的肌肉过度活动。"肌肉过度活动"这个词才更为合适,应该优先使用。

◆ **上运动神经元综合征的复杂问题**

卫生专业人员所面对的上运动神经元损伤患者所表现的各类复杂问题实质上是阴性体征、痉挛或肌肉过度活动的结合体,也包括了其他因素。Pandyan 及其同事(2005)认为:"痉挛所致的异常肌肉活动仅仅是牵拉反射的高兴奋性所致,对于这一假设,目前并无充分的证据来支持。因此,看上去传入通路(如皮肤的)、脊髓上控制通路(或系统)的活动,甚至 α 运动神经元的变化都参与了痉挛相关症状和体征的形成,这些都是上运动神经元综合征的特点。"其他与上运动神经元综合征相关的因素如下所示:

- 来自肢体节段的惯性成分。
- 软组织和关节黏弹性特质的改变。
- 肌肉的异常随意激活。
- 异常无意识的激活现象,这不同于牵拉反射高兴奋性。
- 患者认知能力(理解指令的能力等)。

临床上,感觉反馈和感知觉能力的变化也起到了重要作用。治疗师在患者身上所见的都是损伤的继发后果。因此,必须根据个体情况,来分析和干预患者的问题。

肌肉过度活动与影响皮质网状脊髓传导系统通路的损伤是相关联的。这些损伤包括了皮质网状通路在皮质或内囊水平发生的损伤,网状脊髓束和前庭脊髓束在脊髓水平发生的损伤(Pandyan et al, 2005;Burke, 1988;Burke et al, 2013;Brown, 1994;Brodal, 2010)。网状脊髓系统在近端身体的稳定中扮演了重要角色。影响皮质网状脊髓传导系统的损伤通常与姿势和平衡控制的紊乱相关,也与痉挛相关。对皮质脊髓系统的研究表明,该系统的损伤通常不会导致痉挛,但是会产生肢体远端灵活性的丧失(Brodal, 2010)。小脑和基底节受损也会间接导致肢体活动不灵。

◆ **临床表现:痉挛和联合反应**

对于联合反应这个词,不同的临床医生有不同的理解和应用。下文将讨论痉挛和联合反应的临床相关表现、可能的因果关系、激发这些反应的因素,以及这些反应对患者运动控制的后果。

联合运动这个词指的是自然的活动,这种活动要么需要相当大的努力才能完成,要么这种活动是复杂的或新的并具有正常运动特征的。联合运动和联合反应有很多的共同点,但是很多方面又有所不同。当学习一项新的技能时,联合运动会逐渐消失。而联合反应则不会这样,其特点是运动单元或肌肉异常地参与了运动的执行,并且会变得越来越强烈。联合反应又被称为运动协同失调。很多中枢神经系统损伤的患者都会出现与确切诊断无关的相似症状(例如脑梗死、脑出血、硬膜下出血、创伤性脑损伤、MS 及其他上运动神经元损伤,也包括了不完全性脊髓损伤)。

接下来将讨论脑卒中后的可见改变。脑卒中后的几小时或几天,患者能表现出一些初级的运动活动,受累肢体(也称为偏瘫侧)会出现一些受控和非受控运动。当患者还不具备控制能力的时候(例如平衡),如果患者进行需要控制的运动,此时就能在第一时间观察到非受控运动的出现,通常出现在上肢和下肢,但躯干也会经常发生。如果任务非常困难,或需要很大的努力才能完成(适应实际情况的需求),或患者感到不安全、不稳定或不快乐时(通常指的是患者担心跌倒或患者自己感到控制力很差不能应付目前状况），此时就会出现代偿性无意识的运动反应。这种无意识肌肉活动的募集将会随着时间的进展而增加，这种无意识肌肉活动将会出现得越来越多，越来越容易被激发，最后发展成为一种固定的无意识运动方式。这种运动方式的特点是有一定的多样性，并且容易被激活。在文献中，通常有如下形式：

- 异常的肌肉协同活动（Carr et al, 1983）。
- 异常的运动或灵活性（Shumway-Cook et al, 2006）。
- 异常运动协同（Tyldesley et al, 1996）。
- 运动痉挛的模式（Stokes, 1998）。
- 联合反应（Bobath, 1990; Dvir et al, 1993; Edwards, 1996; Pandyan et al, 2005; Burke et al, 2013）。

作者观察到，这些运动异常指的都是运动活动的同一方面。在下文中将使用联合反应（AR）这个词。既往人们认为 AR 是由于中枢神经系统受损后原始反射的释放（Bobath, 1978）。针对中枢神经系统结构和功能、可塑性以及运动科学的研究表明，在基于背景的运动中，中枢神经系统并不受反射的控制，也不是分层组织的。中枢神经系统是一个多方向、相互整合的系统，通过个体与环境的相互作用得以发展。

AR 与损伤后中枢神经系统重组相关，当患者试图与环境发生相互作用时，AR 就是一个活动依赖的学习过程（即行为改变的结果），而不需要具备运动控制的先决条件。

Walshe（1923）首次将联合反应描述为失去随意控制肌肉的姿势反应，这些肌肉实际上是高张力的。如果运动控制在整体上或局部减少，平衡就会受到影响。痉挛和联合反应常常与皮质网状脊髓传导系统和前庭系统的损伤相关联（直接或间接），其在姿势控制中具有重要作用。临床经验提示，与卧和坐等活动相比，联合反应在挑战平衡的活动中出现得更多。步行就是挑战人体平衡的运动，可能通过前庭脊髓通路增加对抗重力肌肉的驱动（下肢伸肌、上肢和手的屈肌）。因此，患者步行或从坐位到站立转移的时候常常能观察到手臂屈曲的姿势，这就是因为增加了前庭脊髓通路的兴奋性（Kline et al, 2007）。如果一个脑卒中患者表现出阳性体征，那么就能推测他可能存某种程度的姿势控制问题。患者因此需要代偿减少的姿势控制和运动功能。中枢神经系统的重组呈活动依赖性的，也就是说取决于身体如何被使用（形式－功能）。相反，运动控制则依赖于中枢神经系统的结构和功能，整合的系统控制，也就是生物力学因素（形式－功能）。联合反应可能不只有一个原因。它是多因素诱发的，其确切机制在个体间差异很大。临床医生观察到的联合反应都是无意识、混乱无序的活动，这也是中枢神经系统活动的表现形式，也是中枢神经系统与内外需求相互作用的结果。联合反应会诱发肌肉、结缔组织、皮肤的继发改变，以及机体的对线不良（即非神经元改变）。

◆ **影响肌肉僵硬的其他因素：非神经元性改变**

近期的研究发现，除了运动神经元活动的病理改变（无意识脊髓上的下行传入通路和抑制性脊髓反射等），肌肉性质的改变也会影响肢体痉挛的临床表现（Dietz et al, 2007）。脑卒中后，肌肉张力增高似乎与肌肉亚临床的挛缩相关，而不是与反射的高兴奋性相关。胶原组织和肌腱的变化、肌纤维内部僵硬度增高、肌小节的丧失都会造成肌肉的亚临床挛缩。除此之外，肌纤维力学性质的改变也会诱发肌肉张力的增高（Dietz et al,2007）。

许多学者将继发性肌肉和结缔组织的改变描述为患者运动功能紊乱的一部分（Goldspink et al,1991；Voerman et al,2005；Wood et al,2005）。有些研究则认为上运动神经元损伤后，肌纤维将逐渐发生转变：Goldspink 和 Williams（1991）以及 Hufschmidt 和 Mauritz（1985）发现，激活方式发生改变会使Ⅰ型纤维迅速发生萎缩，这将导致肌肉的活动减少或使用发生变化。他们还证实，起初更具有相位性的肌肉部分地转变为更具张力性特征的肌肉。脑卒中患者如果存在痉挛，那么其肌肉萎缩将会增加，尤其是Ⅱ型肌纤维（Dietz et al,2007）。研究人员还发现，正常情况下含有更多Ⅱa纤维的腓肠肌也会逐渐增加Ⅰ型纤维的含量。不同的研究有不同的结果，这取决于所研究的患者和肌肉。但所有的研究都证实了肌纤维变化是对上运动神经元损伤的一种反应。

当瘫痪的肌肉被保持在缩短的位置，其肌小节就会丧失。肌肉如此调整是为了能在缩短的状态下，产生最佳的肌力，这样最终会产生挛缩。

创伤性脑损伤患者如果昏迷超过3周，那么将会出现明显的挛缩，这可能是因为制动时间过长所致。在创伤性脑损伤后偏瘫患者中，发现约97%患者受累较轻侧的肢体也会出现挛缩（Yarkony et al,1987）。

中枢神经系统损伤后，增加对被动运动的抵抗也会引起另外一种肌肉现象，称作触变性（thixotropy）（Vattanasilp et al,2000）。触变性指的是物质被搅动后，其从胶体状溶解的变化。肌肉和结缔组织都存在该现象。肌肉作为一种触变性物质其刚硬度取决于肢体的运动历史。例如当瘫痪的肢体长时间保持在缩短位时，它对被动活动的抵抗性将增强。但是，当瘫痪的肌肉被牵拉、运动或激活后，对运动的抵抗又会变小，肌肉变得"松弛"（Vattanasilp et al,2000）。

是肌肉特性发生变化还是神经元活性发生了变化，这个问题非常重要，取决于所研究的患者个体和肌肉。这对于治疗团队分析哪些因素触发了患者的联合反应、运动资源和偏离具有极为重要的意义。平衡和运动控制受损，但患者对功能独立又有需求，这容易诱发患者产生联合反应和继发性非神经性并发症（Ashburn et al,1988；Cornall,1991）。临床上，鉴别神经性和非神经性运动功能障碍非常重要。治疗渐进性挛缩和治疗运动功能障碍的方法是不同的。这可能涉及夹板固定、手术、严格的体位摆放，以及一个综合的管理程序处理。

小　结

- 脑卒中后第1周，需要采取具有一定强度、特殊的治疗方式。临床方案的制定要基于患者的觉醒状态、意识状态、血压、颅压水平和体温等水平。此后，患者活动越少，其问题可能就越多。

- 脑卒中、MS和其他原因（外伤或疾病）所致的脑损伤都被划分为上运动神经元损伤。

- 上运动神经元损伤后运动功能紊乱被分为阳性体征和阴性体征。

- 阴性损伤——无力、灵活性丧失和疲劳——似乎是限制脑卒中患者功能恢复的主要原因。

- 痉挛的形成机制很复杂，有多个因素参与其中。

- Pandyan及其同事(2005)将痉挛定义为"上运动神经元损伤所致的感觉运动控制的障碍,表现出间断或持续的肌肉无意识激活"。
- 肌肉特性的改变(非神经元性改变)也是临床上出现肢体痉挛的原因之一。
- 联合反应是失去随意控制的肌肉的姿势反应。

(江 山 译,刘钦刚 审校)

第 2 章 人体运动
Human Movement

人体的运动是复杂的。许多专著对此题目都有所论述。最近已经做了很多对不同运动科学分支的研究。运动科学是从不同的角度研究运动的,例如,物理疗法、心理学、教育学、物理学、生理学、生物力学、生物学。这为所有的治疗师提供了重要的运动基础知识。然而,许多关于运动的研究仍然是在实验室里研究健康的年轻人,因此并不直接适用于临床患者。

这本书呈现的物理治疗,是基于国际Bobath 教师培训协会(IBITA)的认证教师以及作者的经验、知识以及观点。观念这个词是指"对某些事物的理解或一种理念"(Thomas,1997),或者,它是"用于建立一种理论的要素"。在这里,观念的应用基于临床推理形成的基础知识。因此,对一种观念的理解不是简单地学习一种方法,而是学习去分析和理解一个人运动问题之间的关系,即人为什么会以这种方式运动?本章使读者能够提高自己对平衡和运动的理解,它的亮点是治疗师在选择治疗中枢神经系统病变患者时能做出一些推理。

我们了解到,中枢神经系统根据它接收到的输入信息发生变化并对该输入信息做出反应。在个体与环境之间存在着持续的相互作用,这塑造了身体和大脑,可塑性是大脑与行为之间的桥梁。作为一种结果,人体的运动是有适应能力的,人类有能力进行学习,健康的中枢神经系统和中枢神经系统损害后都有这种能力。治疗师成为患者所处的环境和训练的一个重要部分;经过一定时间,治疗能诱导皮层激活模式的变化(Nelles,2004)。治疗的目标是帮助患者发展和优化自己的潜能。但"医生目前正被迫介入干预,以便'把患者弄出去',这是因为所谓的成本效益比。然而,训练的代偿策略是否妨碍了真正的恢复,从而拖延了时间并增加了患者在长时间内对医疗水平的要求?"(Held,1987)。这句话在今天看起来似乎是真实的,就像作者在近 30 年前所写的那样。

卫生专业人员面对这种困境,通常知道什么是可能的,但很少有条件跟随其病程发展的全过程。我们可能会限制患者的潜能,或许缺乏乐观的精神和视角,并且不相信患者能够改善。目标被设置在一个利用现有的资源(时间、经济、能力)和信心上能达到的水平,而不是按照患者的真实潜力,根据患者的损伤部位和范围、病前状态、总体状况以及可塑能力,即患者的学习能力来确定目标。

首先,作为治疗师需要改变自己的工作设想,我们应该期待恢复,并采取阻止而不是鼓励代偿发生的措施。我们应该仔细分析每个人的问题,必须尽早干预(Held, 1987)。

在康复中,目标是与国际功能、残疾和健康分类(ICF)范围相关的:

参与
- 参与生活,履行角色。

活动
- 主要活动。
  —日常功能。
  —患者在个人环境里的功能。

身体功能与结构
- 控制平衡、运动和功能。
  —改善姿势控制和选择性运动。
  —恢复与环境互动的能力。
  —控制张力的募集,通过早期和渐进的与重力的相互作用及良好的对线,以优化肌肉的激活及在需要时的支持或促进。
  —建立相应的运动策略和模式。
  —建立与重力相互作用相适应的力量。
  —保持肌肉的长度和运动范围。

与物理治疗相关的目标是由患者和治疗师一起制定的。患者的需求和目标与治疗目标必须是协调的。治疗师的挑战是提高患者的能力、洞察力,并理解引起更多地参与和独立的过程,这都需要时间。对于许多患者来说,治疗的首要目的是改善其选择性姿势控制和平衡功能,以完成其在自身环境中的日常活动。如果患者姿势控制恢复到能使他们更充分地参与周围的环境,并倾向于和周围的世界融合,在我们看来,他们将有更多的机会参与到各种不同的社会事务中。

人们在自己的兴趣、愿望、目标、需求、以往的经历、喜欢和不喜欢的方面都是独特的。为了能够建立一个富有建设性的患者与治疗师的关系,治疗师必须适应许多不同的人,并以积极的态度、同情心、专业化对待每一个人并尊重人的独立人格。重要的是要创造一个积极的学习环境,鼓励和激发患者,同时提供真实的信息,而不要让他们失望。有证据支持这种理论,即应把患者置于一个丰富的环境中来开发他们的学习潜力(Virji-Babul,1991)。动机和注意力是学习的重要因素(参见"运动学习与可塑性"部分)。评价和治疗建立在以下方面:

- 人体运动的分析。
- 人体运动的差异分析。
- 临床推理。
- 适当的治疗技术以促进患者恢复运动控制。

下一节介绍和讨论以下方面的问题:
- 平衡与运动。
- 在观念上理解治疗原理并个体化地选择合适的治疗技术。
- 其他形式的治疗(干预)措施。

2.1 平衡与运动

2.1.1 人体运动控制

当研究人体的运动时,我们能确认他们能否正常地坐着、站立或行走,站起或坐下或翻身,因为人体都以一个基本类似的方式完成这些活动。当人们有良好的平衡时,我们能认识并观察他们的运动策略,使我们能够认识到在一般人群中的共同特征,从而界定了人体的基因型。人体解决运动任务有很多共同点:

- 适当的募集顺序和肌肉紧张度。
- 各个不同关节必要的关节活动度。
- 四肢和躯干之间必要的关节活动度。
- 产生适当的扭矩。
- 适当的对线,这对肌肉的选择性激活

和排序是必不可少的。
- 适当用力，即不超过有效和达成目标的正常需要。
- 节律、速度及变异性。

必须在时间和空间上协调地激活运动的基本成分，以对抗重力，同时功能性地使用我们的手臂。我们的日常活动需要对姿势和运动都加以控制。个人、目标、环境和实际情况将决定哪些成分是最重要的。个体有自己的、个性化的运动方式，个人的表达方式，即外在类型。可以通过个体的移动方式来辨识一个人。也许听到他在大厅里的脚步声就足够了：节奏、步伐、速度、稳定度、轻、重或拖沓步就是个人的所有特征。运动表现甚至可能反映出一个人的精神状态：开放的、自信的人，或是收敛的、谦虚的、没有安全感或焦虑的人，这只是两种可能的极端情况。当其目的是执行一个给定的任务，即作为一种手段来完成运动任务时，这种运动就被认为是随意的（局部的或目标为导向的）（Le Bo-zec et al, 2004; Bouisset et al, 2008）。根据力学定律，随意运动可引起内部的力和扭矩，并传播到全身及支撑面（Base of Support, BoS），在那里产生地面反作用力（ground reaction forces, GRF）。读者可在本章"姿势调整"部分阅读更多关于 BoS 和 GRF 的内容。这些力和扭矩将引起对人体平衡的扰动。因此，随意运动面对两个对立的限制：①朝着一个目标运动身体的重点节段；②稳定身体的"姿势"节段（即身体节段不直接参与随意运动）以保持平衡（Yiou et al, 2012）。

> 人体的运动是多种多样的，不伴有不适当的用力。它是高效的、精确的，以及有成效的，通过人、任务和环境之间的相互作用而得到发展。

人体运动的表达既反映了人类的共同特征，又反映了个体化的表现。一个人的体格和姿势使治疗师能了解他的运动经历以他以前如何运动身体。通过分析运动，对个人的表现进行评估，也对如何进行与目标活动、环境相关的运动，以及在不同情况下改变不同活动的能力进行评估。运动分析，包括在活动过程中的观察和手法操作（动手），特别要关注下列情况：

- 平衡。
  — 姿势控制。
  — 体位活动、体格和姿势 - 姿势张力。
- 重力与环境及支撑面之间的关系。
- 协调、交互支配。
- 身体节段及其功能（稳定与运动）之间的关系。
- 协调各个组成部分的顺序、时间和空间（即运动模式的募集）。
- 单个成分的选择性运动。

2.1.2 平衡

人类通过运动与环境进行互动，并学习认识自己与周围世界的关系，平衡是人类日常活动的基础。平衡是运动、感觉和认知过程之间相互作用的结果，它能够使我们保持稳定并在支撑面上进行抗重力活动，同时自由地使用我们的双手进行功能活动。保持平衡，最基本的就是不跌倒。然而，平衡控制是很复杂的，包括维持姿势、促进运动、恢复平衡（Mancini et al, 2010）。因此，人们可以说，平衡就是运动，也是运动的先决条件。平衡是一种人类和环境之间整体的感觉运动和知觉的相互作用，它要求对整个身体的神经肌肉活动同时进行适度控制和协调。正常情况下，大多数人都能适应实际情况。平衡为身体提供了与环境相关的协调与安全，是运动系统的基础。患有神经系统疾病的患者失去了他们的运动技能,并且不能像以前那样做出同样程度的调节。因此,如果平衡受到威胁,几乎没有可供他们选择的余地。随着平衡的下降或缺失,机体不得不使用其他策略防止跌倒。脑卒中后由于平衡障碍,以及相关的运动、感觉、认知或运动控制整合方面的障碍,50%~70%的患者可能会发生跌倒(Kamphuis et al, 2013)。保持平衡的能力被描述为"相对于BoS保持、达到或恢复身体质量中心(Center of Mass, CoM)的行为,或更通俗地说保持在稳定的限度内"(Pollock et al, 2000)。

为了能够保持平衡,神经系统必须满足"自由度"问题,这是由Nikolai Bernstein(1967)首次提出的。自由度,就是在人体运动中需要控制的大量成分,自由度给了我们许多不同的可能性,使神经系统在完成任务时能够保持灵活性。但是,中枢神经系统是如何从无限的可能性中做出选择的?例如,它是如何选择关节的角度以产生需要的运动?或是如何选择正确的肌肉,使用合适的肌力?中枢神经系统控制自由度问题的神经机制和原则仍然是未知数。Bernstein通过分组输出变量,提出了一种神经策略,以简化多自由度的控制。这一假说是基于Bernstein的实验观测的,在运动活动中,关节角度是联合控制的,而不是单独控制的。这已经得到一些研究的支持,最近的研究结果支持Bernstein的假设,即中枢神经系统通过限制肌肉在固定肌群或协同效应中被激活,从而简化了运动控制(Ting et al, 2007; Safavynia et al, 2012)。协同效应可以被定义为"一组肌肉被单个神经指挥信号"所募集(Torres-Oviedo et al, 2006)。因此,激活肌肉的协同可能是神经系统取得反复和相关的多关节协调的一种机制(Ting, 2007)。

用于描述平衡的语言还不清晰(Tyson et al, 2006)。平衡和姿势控制这两个术语常可以互换使用,并没有被普遍接受的定义;然而,在我们的理解中,平衡是一个总称,包含以下意义:
- 姿势控制。
- 预姿势调整(APA)或前馈姿势控制。
- 保护反应/反应策略。

◆ **姿势控制**

中枢神经系统最重要的功能之一是协调姿势和运动,以便在自我发起的运动和外部触发的干扰中稳定身体(Horak, 2006)。神经系统必须在所有以双足站立姿势的运动活动中,自动保持身体质量中心在双足上的平衡:所有的运动都必须以姿势调整开始和结束(Dietz, 1992)。姿势控制已经在健康受试者和肌肉骨骼疾病与神经系统疾病的患者中进行了广泛的研究(Jacobs et al, 2007; Sousa et al, 2012; Gribble et al, 2012)。姿势控制不再被认为是一个系统或一系列直立反射和平衡反射(Horak, 2006)。姿势控制是与个人、任务和正在执行的任务内容相关的系统(Shumway-Cook et al, 2006)。姿势控制系统包括参与维持平衡的所有感觉运动和肌肉骨骼成分。换句话说,姿势控制是一种运动动作的支持系统,在我们做运动活动时确保平衡。

姿势控制通过感觉、知觉、认知和运动系统,以及身体肌肉骨骼器官的相互作用而发展。运动的愿望在结合来自所有感受器官和身体感觉的接收和调节后形成执行运动的基础。运动不断地适应环境、目标和情况的变化。姿势控制被认为是日常生活活动(ADL)和工具性日常生活活动(IADL)独立的关键成分,比如去购物的能力（Hsieh et al，2002）。

神经系统的一个重要功能是确保在运动和姿势之间充分的协调："姿势和动作像连体婴儿一样：不可分开，但在一定范围内独立（Morasso et al，2010），或姿势是运动的基础（Cram et al，2011）"。因此，平衡系统的效率将影响人们随意运动的效率。为优化控制平衡，人类建立了参与对即将到来的扰动进行姿势调节的机制。Bouisset 和 Le Bozec（2002）称人体建立的抗扰动能力为姿势－运动能力（posturo-kinetic capacity，PKC），它包括"稳定身体节段以便根据运动速度和力量帮助随意运动的能力"。根据 PKC 理论，完成一个功能性活动在很大程度上取决于姿势控制能否有效发挥抗扰动的作用（Yiou et al，2007）。有几位学者支持这一理论，他们认为完成一项随意运动任务，例如，用手向外指和伸手去够依赖近端（例如躯干）和远端身体节段（例如手）之间的精确协调。Mononen 及其同事（2007）提出的证据是射击精度依赖躯干和下肢准确的姿势控制。有些证据来自病理学。例如，Hsieh 及其同事（2002）表明，脑卒中后早期的躯干控制是预测上肢功能恢复的最强因素；Stoykov 及其同事（2005）报道，脑干脑卒中后，专门训练改善坐位平衡和躯干控制，患者上肢的运动速度和共济失调也会得到改善。

PKC 理论强调最根本的需要是建立对预期扰动预先进行姿势调整，以优化平衡控制（Yiou et al，2007）。这些姿势调整相当于预姿势调整（APA）（本章稍后详细讨论 APA）。为了确保一个有效的姿势控制，PKC 理论强调姿势关节活动性的重要性。具体来说，该理论预测，任何限制关节活动性的因素（例如衰老或病理改变）都可能改变局部运动的效能。

姿态的控制可以分为两种不同的但相互作用的系统：预调整或前馈系统，其姿势修正先于运动；反馈或反应系统，其修正是对扰动的反应。肌肉是姿势控制系统的效应器，并起到前馈和反馈姿势的稳定作用。因此，这些姿势活动是张力－功能适应性变化的结果（即改变保持稳定的不同运动单元的活动分布）。

◆ **预姿势调整**

预姿势调整（Anticipatory Postural Adjustments，APA）或前馈控制是基于经验和学习的，对希望的姿势需要进行感觉和运动系统的预先调节（Shumway-Cook et al，2006）。APA 是在运动开始之前的主动活动，涉及的肌肉活动不直接参与运动（目标导向的运动）的产生，只是维持姿势控制。在计划的运动开始之前，需要对平衡和稳定进行预判，中枢神经系统需要重新规划姿势对线，这时需要使用预控制。Belenkiy 及其同事（1967）（Masson et al，2004）第一次描述了抬臂活动预姿势调整，并且从那以后他们广泛研究了随意运动。中枢神经系统通过经验，精确地估计预扰动的影响，并使用协同的选择性肌肉预激活，以提供最佳的身体稳定性（Santos et al，2008）。

APA 表现出两种不同的现象：一是运动前的早期姿势调整，这有时被称为预备 APA（pAPA）（Schepens et al，2004；Leonard et al，2009）或早期姿势调整（early postural adjustments，EPA）（Klous et al，2011；Krishnan et al，2012）；第二种现象是在运动过程中发生的姿势反应，身体或身体节段通过它在运动的执行过程中得到稳定，这通常被称为伴随 APA（aAPA）（Schepens et al，2004）。pAPA 和 aAPA 在性质上都被认为是前馈性的，因为两者均产生在能影响它们正在进行的运动之前（Massion，

1992）。pAPA 和 aAPA 不是一个随时间变化的单一现象，而是对扰动进行姿势预备的两个不同方面（Krishnan et al, 2012）。pAPA 的主要目标是确保计划的动作有充分的力学条件（Klous et al, 2011），而 aAPA 是伴随运动的姿势反应，以产生基本的力和力的运动，对抗那些与预期扰动相关的力。

预期对即将到来的扰动进行预测，这意味着要通过运动经验建立内部模型，并存储在中枢神经系统中以便在完成活动时使用；能够实现预测的关键因素是基于学习（Massion et al, 2004）。

研究表明，APA 专门针对局部运动的具体特征，如预期扰动的方向和速度（Berg et al, 2012）。而且，当扰动不可预测时，APA 减少，从而引起更大的反馈策略，这与我们踏步以避免跌倒相似。如果位移非常突然，而脚可以自由移动，APA 可能并不总是存在的（Santos et al, 2009；Santos et al, 2008）。此外，在健康者姿势不稳定的情况下，中枢神经系统可能会勉强地激活强的 APA，因为 APA 本身可能会引起扰动以求平衡。因此，中枢神经系统会尽量避免暴露出一个脆弱的不稳定状态去应对另一个扰动源（Yiou et al, 2012）。

◆ 保护性反应（策略）

处理平衡的实际扰动的第二种调整类型，被称为保护性反应或代偿反应，又称为代偿性姿势调整（CPA）（Santos et al, 2009）。这些反应是肌肉的协调激活，以稳定被扰动的身体（Ting et al, 2009），这并不是简单的反射，而是肌肉的协同激活以及策略（Kandel et al, 2013）。一般不能预测 CPA，但可以被感觉反馈启动（Alexandrov et al, 2005）。每一项保护策略都会激活不同的肌肉模式，并在适当的方向上提供姿势稳定。

在站立时，人体主要使用三种主要类型的保护策略恢复身体平衡：两种策略保持足的位置（被称为足的位置策略），第三种策略通过迈步或伸臂改变支撑面（Horak, 1987；Horak, 2006），后者也被称为改变-支撑策略。

足的位置策略：

· 踝策略对抗身体站立时的摇摆，并遵从由远端到近端激活的原则（Horak et al, 1986；Rothwell et al, 1994；Shumway-Cook et al, 2006）。

· 髋策略首先激活低位躯干、骨盆，及髋-相关肌肉组织，即更多是按从头到足（近端到远端）的顺序募集。在许多情况下发生迈步反应，甚至在重力线在支撑面内、平衡不受威胁的情况下也是如此（Maki et al, 1997；Shumway-Cook et al, 2006）。

改变-支撑策略：

· 快速迈一步和伸臂运动是恢复平衡的重要方式。这些保护性反应比肢体随意运动要快得多，可以非常有效地减少因不可预知的突然平衡扰动引起身体质量中心（CoM）的运动（Maki et al, 2006）。在这种情况下，迈步是反应性的，但在大多数时候表现出计划和策略的成分，即把足移向可能恢复平衡的方向。然而，当迈步以开始移动时，我们会超前计划并启动前馈策略。此时表现出更强的认知成分，因此这并不是一个保护性反应。

· 在站立或行走时，恢复平衡的保护性反应并不局限于下肢。更准确地说，全身反应更常见（Marigold et al, 2009）。这些反应表明它们本身可协调下肢和手臂的反应，以及稳定躯干肌肉活动（Marigold et al, 2009）。如果迈步是不可能或者是不适当的,则手臂会被募集进行保护性反应。常常表现出计划的成分来,即我们的手臂总是放在最适合防止跌倒或降低跌倒风险的位置,例如,当一个人走下飞机的舷梯或站在公共汽车上的时候会抓握扶手以保持平衡(Marigold et al,2009)。

早期的姿势控制理论认为代偿策略的发展来自于固定策略,即踝策略对髋关节反应扰动幅度的增加,只有非常大的扰动变化,才能迫使身体质量中心超出基本支撑面。然而,现在已经知道,支撑策略的改变常常是选择性的,即使是较小的扰动幅度(McIlroy et al,1996)。

当位移发生时,人体能够正常地使用不同的策略。选择适当的姿势控制反应策略反映了复杂、综合的感觉运动过程的能力。有效的人体姿势控制取决于对于整个身体结构在空间中(身体图式)有一个正确的认知,以及身体的质量中心相对于重力线和支撑面的位置(Bouisset et al,1981)。因此,所使用的策略将取决于当时的状况;肌肉激活的顺序根据需要和能力而变化,策略的选择将取决于以往的经验、习惯、期望和禁忌(Ting,2007)。反应的变化还取决于双足,当位移发生时它们是可以自由移动还是保持静止的,支撑面是比足大或是比足小,如何位移以及研究的参与者是否被指示保持静止或允许移动。关于脑卒中患者改变支持策略的研究报道指出,即使该肢体被障碍物阻挡,迈步反应也是"最小受累"肢体占优势(Lakhani et al,2001;Mansfield et al,2012)。而且,当使用受影响最大的肢体迈步时,脑卒中患者在抬脚时也会表现出时间滞后,不能利索地抬离地面,需要几个步骤,甚至无法启动迈步(Lakhani et al,2011;Martinez et al,2013)。患侧肢体功能的改善与平衡的恢复密切相关(Mansfield et al,2013;Mansfield et al,2012)。对帕金森病患者的平衡进行研究显示,其迈步冻结或迈步反应的速度和步长降低(Jacobs et al,2007;Smith et al,2012)。

APA和CPA之间的关系已经得到了证明。Santos及其同事(2010)研究了APA在代偿姿势调整中的作用,表明在预期和代偿的平衡控制机制之间存在一种相互作用。本研究结果还提示在平衡障碍患者的康复中优化使用APA的重要性。

2.1.3 有关姿势控制机制起源的神经机制

目前还远不能理解平衡和运动是如何协调的。然而,众所周知,中枢神经系统的某些神经网络与这种协调有关;脊髓、小脑、基底节、皮层和脑干的区域是实现平衡的关键(Jacobs et al,2007;Deliagina et al,2008)。

大脑皮层既可直接通过皮质脊髓环影响姿势反应,也可间接通过脑干的沟通影响姿势反应,并通过对特殊的预选任务提供速度和灵活性来影响姿势反应,以应对失去平衡的威胁(Jacobs et al,2007)。行为实验表明,当健康受试者收到将要发生的姿势扰动幅度信息时,他们能够量化并修正他们与此信息相关的姿势反应,证明前馈调整需要大脑皮层的参与(Papegaaij et al,2014)。辅助运动区(supplementary motor area,SMA)被认为担负着生成APA的作用(Jacobs et al,2009)。此外,执行功能的减少,如注意力、心算、定向、记忆和干预平衡,进一步说明大脑皮层回路参与姿势控制(Jacobs et al,2007)。基底神经节可能作为大脑皮层和脑干之间的"中间人",自动选择和实施了特定背景的姿势反应(Takakusaki et al,2004)。这让我们有可能根据实际的任务需要来改变平衡策略。此外,基底节(BG)可能与姿势控制的认知特点相关,包括对不可预知性及优先考虑一个复杂姿势任务最重要因素能力的处理(Visser et al,2005)。

小脑是控制直立姿势的一个重要组成部分,可参与调节进行中的运动的姿势控制(Massion et al,1999)。它在复杂的运动程序中担负调整躯干和四肢运动的前馈,或匹配肢体运动的姿势控制(Thach et al,2004;Gramsbergen,2005)。

在一些研究猫和人的调查中试图发现担负姿势控制机制起源的神经机制(Massion,1992;Schepens et al,2004;Schepens et al,2003),已经提出了两种不同的中枢组织模式(Robert et al,2007):

- 单过程控制,该模式中APA和随意运动将分享一个共同的命令(Aruin et al,1996)。
- 平行过程控制(双程控制),该模式中APA和随意运动可通过并行的命令分别被控制(Massion et al,1999;Schepens et al,2006;Schepens et al,2004;Tagliabue et al,2009)。

姿势控制和运动之间平行关系的假说可通过皮质和网状结构之间的联系得到证明(Schepens et al,2004;Schepens et al,2006;Schepens et al,2008)。一些研究表明,前馈姿势调整的神经命令可以通过脑干的脑桥延髓网状结构(pontomedullary reticular formation,PMRF)得到确定。Schepens及其同事(2004)和Schepens及其同事(2006)证明该区域的神经元在pAPA和(或)aAPA期间,在猫站立伸臂运动中均可放电。他们发现在PMRF启动姿势反应和产生伸臂运动中存在独立通道。因此,这项研究支持双程控制。

2.1.4 姿势控制的功能

姿势控制的两个主要功能性目标是姿势定向和姿势平衡(Horak,2006)。

◆ 姿势定向

姿势定向是身体对环境变化的定向和身体各部分的对正能力。人体的姿势可以根据任务和运动目标主动定向于各种参考系。姿势定向是基于对感觉信息的解读。参考系可以是视觉的、躯体感觉的或前庭的(Horak,2006),或身体对环境定向的内在表现,例如根据记忆估计参照位置(Popovic et al,2008)。

姿势定向涉及以下方面:
- 维持身体节段之间正确对线的能力。
- 保持与环境的适当关系的能力。
- 建立一个对抗重力的垂直定向。
- 为知觉和行动创建一个参考系。

保持姿势控制所需的信息对于我们自身的身体意识、空间定向及内模式是非常重要的(Brodal,2004)。内模式是特定活动所需要的存储信息,例如下楼梯或在空间中取东西(参见第1章)。皮层的神经网络可协调不同的感觉方式,并赋予它们意义。因此,姿势控制为我们与周围环境相关的知觉和动作产生一个参考系(Brodal,2004)。

个体相对于支撑面的姿势定向和重力能够决定可行和有效的运动策略(van der Fits et al,1998)。躯干的定向可能是身体最重要的受控变量之一,因为躯干的定向将影响四肢的定位(Popovic et al,2008)。

中线是临床上一个经常使用的术语。这是一个广义的术语,很难准确地定义。中线是指身体节段之间的相互影响与对线,并涉及身体和知觉的双重因素,例如身体图式。人们探索和适应环境,并采取需要的知觉、平衡和运动。我们必须感知我们的身体在空间的位置以适应环境。中线控制这个术语既指保持平衡的能力,也指保持平衡的经验。对中线的知觉(即垂直度)是平衡控制及与环境互动的关键。一个直立的人,对垂直的知觉,也被称为主观垂直(SV),与重力垂直完全一致。这需要一种更新的内在模式(Barbieri et al, 2008)。这种垂直度的内部再现是由多种感觉成分构成的,包括视觉、听觉、躯体感觉和前庭输入(Mittelstaedt, 1996;Mittelstaedt, 1992)。有不同的方式来评估主观垂直:包括视觉垂直(VV)、触觉垂直(HV)和姿势垂直(PV),后者与平衡失调最为相关(Pérennou et al, 2008)。正如 Mittelstaedt(1992)所述,主观的 PV 首先由来自于躯干的重力感受器决定,其次是由来自躯体感觉的信息决定的。

◆ 姿势稳定

平衡可以被定义为对线性加速度和角加速度的稳定与抗阻,因此被称为姿势稳定。姿势稳定涉及感觉运动策略的协调,以便在不管是自启动还是外部触发的对姿势稳定扰动期间,我们能保持身体质量中心相对于支撑面的稳定(Horak, 2006)。

某些活动可能会超越稳定的界限,并需要支撑面的改变(例如迈一步)。某些活动将着重于达到目标,而不是保持在稳定的限度内(例如,足球守门员主动扑倒救球,这种扑倒是尽可能受控制的)。稳定是力量相互间平衡的一种结果,或是彼此之间均等的结果。在人体的运动中,稳定始终是动态的(即运动也发生在稳定的节段)。动态稳定,确保了每一瞬间的动态平衡(即动态的稳定允许一个活动从开始到结束都能充分地进行)(Bouisset et al, 2008)。即使我们站立时,整个身体也存在节段性调整(即站立的稳定也是动态的);保持一个姿势的能力需要对神经肌肉的活动进行连续调整。稳定允许身体各部分之间的运动,要伸手够物,身体必须保持稳定,然后逐渐向外伸出手臂。当我们够物时,手启动手臂运动,同时通过前馈机制(APA)稳定身体。行走过程中的稳定(动态稳定)可以被定义为保持功能性移动的能力,无论是否存在外界的干扰或存在内部的错误控制(Hilfiker et al, 2013)。

在行走过程中控制姿势稳定比保持直立更复杂(Winter, 1995)。在向前运动的过程中,髋关节和骨盆的神经肌肉被激活,以保持这些节段稳定,同时在空间上向前运动,髋关节旋转并从屈曲变为伸展。当我们到达摆动期时,该活动改变;张力降低时就可以自由摆动(图 2.1)。

稳定区是不断变化的,这不仅取决于功能,还取决于运动中各个阶段的变化。因此,能动性是稳定性的基础,稳定就是为了运动。躯干可保持稳定以便四肢运动,四肢也可稳定以便躯干运动,上部躯干可以稳定以便骨盆活动,骨盆也可稳定以便躯干运动。右半身可以稳定以便左半身活动等。即使在远端,下臂必须稳定以便手部运动,手腕稳定以便手指运动。小腿和足也是同样的道理。当运动变化时,参与稳定的节段也随之得以调节和变化。

2.1.5 姿势控制的多种感觉整合

要产生一个背景相关的姿势激活,中枢神经系统必须首先确定身体相对于环境的现时状态。要做到这一点,人体使用多种感觉参照:重力(前庭系统)、与环境的接触(躯体感觉系统)、体位的本体感觉信

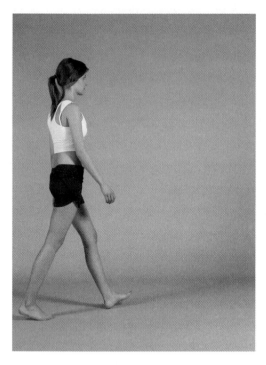

图2.1 在运动过程中稳定区的变化

号(Mergner et al,2003)、身体与环境中物体之间的关系(视觉系统)(Horak et al, 1997)。这三个系统的整合能使我们保持平衡(Marigold et al, 2004)。感觉信息被转换成适当的运动反应,以确保平衡的预控制和反应性控制两个方面。人体姿势控制必须适应和稳定许多不同的情况,这需要一个多种感觉刺激重新赋值的过程。感觉重新赋值是中枢神经系统抑制不正确或微弱的感觉信息同时对其他有用的感觉信息变得更敏感的能力(Pasma et al, 2012)。当环境或神经系统的状况发生改变时,视觉、前庭觉和躯体感觉输入会主动地重新赋值以保持直立姿势(Logan et al,2014)。例如,有研究表明,在环境适宜并且支撑面稳固的情况下,健康人依靠躯体感觉(70%)、视觉(10%)和前庭觉(20%)的信息保持站立姿势(Peterka,2002)。然而,当静止的表面变为倾斜时,人体会从躯体感觉向前庭信号转移感觉赋值(Peterka, 2002)。因此,当感觉整合完好无损时,增强一种感觉输入,以弥补另一个感觉通道的信息减少或缺失。因此,一个神经健全的人在无视觉期间(比如当从一个明亮的环境来到一个黑暗的环境时)是不会失去平衡的,因为从前庭和本体感觉输入的信息将会提升在黑暗环境中对姿势需求的引导。不同类型感觉信息的持续赋值调整需要有效的、灵活的、前后相关的姿势控制(Bonan et al, 2013)。中枢神经系统会选择在特定情况下最明显的感觉信息类型,而忽略那些被认为可靠性差的信息。易变的输入源倾向于被忽略(Brodal, 2004)。众所周知,感觉缺陷是许多神经系统疾病的结果,并且已经发现大多数脑卒中患者过度依赖视觉信息来控制他们的姿势(Bonan et al, 2006;Yelnik et al, 2006),这种情况也在帕金森病患者身上得到了证实(Brady et al, 2012)。这种行为使得患者只依靠视觉信息,有时甚至是不恰当的视觉信息,而忽视了正常的前庭或躯体感觉功能(Yelnik et al, 2006)。多种感觉整合能力的降低伴过度依赖视觉信息以及所导致的较差的平衡控制后果,在卒中后的慢性期(>1年)(Bonan et al, 2004)和晚期的帕金森病患者中得到了证明(Keijsers et al, 2005)。在病理状态下对感觉重新赋值的能力对于恢复平衡控制是非常关键的(Bonan et al, 2013)。研究表明,感觉整合可以在特定的多感觉训练程序之后得到改善,对神经功能完整老年人的姿势稳定(Alfieri et al,2010)以及卒中后6个月以上患者的姿势稳定也具有积极作用(Bayouk et al,2006)。

要选择合适的姿势反应,神经系统必须能够判断身体各部位相互之间以及相对外部世界的位置。这是通过身体排列的内模式以及空间定向（身体图式）达到的（参见第1章）。身体图式是身体在大脑中的再现，它会告诉人们身体各部分之间的位置关系，同时也考虑到肢体节段的长度和肌肉的长度（Gandevia et al, 2002）。因此，身体图式为空间探索（环境）的知觉分析和运动动作提供了一个基础。因此，适当的反应是建立在身体图式的基础上的，并激活姿势肌肉的协同作用，以完成适当的头部、眼睛、躯干和肢体的运动来保持姿势（Horak et al, 1997；Horak et al, 1987；Kandel et al, 2013）。我们需要从所有的感觉形式中得到详细的信息，创建并不断地更新身体图式以便维持平衡和运动；因此，一个或多个形式的减少，将会极大地损害身体图式（Blouin et al, 1993）。

中枢神经系统可用一些感觉形式的信息进行姿势控制。视觉信息有助于确定物体在空间中的定向和发现运动；在姿势控制和视觉之间存在着密切的关系。证明视觉和姿势之间联系最简单的方法就是要求人们闭上眼睛后姿势摆动增加。视觉既通过姿势需求的前馈信息又通过自身的身体运动以及周围的环境信息发挥对姿势的影响。例如在站立时，视觉可以提供有关自我运动的信息以发现运动，并监测头部和身体相对于环境的位移。这允许修正性调整偏离垂直的偏差。中央视野和周围视野在姿态控制的作用方面体现在：在安静站立时，周围视野比中央视野控制的作用更大（Berencsi et al, 2005）；在移动过程中，视觉对于通过前馈规划设定神经肌肉活动的水平是很重要的（Wade et al, 1997）。此外，它在导航和避障中具有重要的预测作用（Logan et al, 2010），能收集我们周围环境的有关信息，从而按需改变方向或速度。

正常情况下视觉不直接指引足的详细位置。如果地势不平或复杂，视觉的参与度增加，但不参与适应和调整足落地的作用；足对不平坦和变化可即刻做出反应。当一个人站在活动的平面上时，比如在公共汽车上、在火车上，或在船上，或在一个不稳定的岩石上，有大量关于足和重力线的关系及地面性质的信息从足传到中枢神经系统。姿势张力根据当时的情况和目标进行自动调整。这种调整是对来自体感系统信息的反应，即反馈。与重力相互作用的活动需要在前馈和反馈之间持续互动。

肌肉、关节和皮肤感受器提供的体感信息为中枢神经系统提供了关于头部、躯干和肢体在空间的位置。前庭作用包括检测头部运动在空间的运动，尤其是旋转和平移的检测。前庭是活跃的，即使是在休息时也能感受到重力的牵拉，从而确定与地面的垂直。在动态活动中，前庭信息担负着头部稳定的作用，如此才能达到成功的凝视控制（Pozzo et al, 1990），并且为头部提供一个稳定的参照系，头部通过它可以产生姿势反应（Pozzo et al, 1995）。

姿势控制最重要的感觉系统是内部器官的重力感受器系统（Mittelstaedt, 1996；Vaitl et al, 2002；Trousselard et al, 2004；Clément et al, 2014）。重力感受器是专门检测重量相对于重心位移的感觉受体，例如在肠道和肾脏中流动的体液重量。重力感受器可监控各个关节对抗重力的力矢量，这些信息有助于垂直轴的内部再现（Mittelstaedt, 1996）。据研究认为，重力感受器是感受人体身体定向与重力关系的一个单独通路（Karnath et al, 2006）。

◆ 轻触觉

"触摸觉（haptic）"这个词是由 Jeka 和 Lackner 在 1995 年提出的。触摸觉与来自于手和手指在触摸或摆弄物体时的皮肤、肌肉、关节上的机械感受器的皮肤感觉和运动觉信息有关。在 Jeka（1994）和 Lackner（1995）的早期工作中证明，通过食指指尖轻触在一个稳定的支撑面上控制直立姿势，触摸觉信息增加了重要的作用。轻触觉是指尖的躯体感觉信息，通过用 < 100g 的接触力去轻触摸一个物体时获得（Boonsinsukh et al, 2011）。自从这项最初的工作开始以后，已有一些研究证明，当一个人接触坚硬的固定物体时，感觉线索会向中枢神经系统提供关于身体摇摆的方向，这提高了站立时的姿势稳定性，即使所应用的力不足以给予一个显著的生物力学支撑（Jeka, 1997；Franzén et al, 2011；Lackner et al, 2005；Boonsinsukh et al, 2009）。由于轻触并没有提供一个明显的生物力学支持，姿势摆动的变化已经被归因于是体感信息的中枢神经整合，为姿势控制提供了一个额外的空间参考架构（Jeka, 1997；Jeka et al, 1994；Jeka et al, 1995）。Franzén 及其同事（2011）的研究显示，手的轻触可引起轴向张力（髋和躯干）的显著变化。作者认为，这是由于额外参考系统的存在，通过这一系统，轴向肌肉张力增加导致了姿势摆动的减少。Creath 及其同事（2008）支持此观点，他们认为轻触的益处主要是增加躯干控制。轻触觉已被证明可以减少正常人和那些由于糖尿病神经病变、小脑疾病、帕金森病、多发性硬化症、卒中及前庭障碍导致的姿势控制功能障碍（Lackner et al, 2005；Boonsinsukh et al, 2009；Kanekar et al, 2013；Baldan et al, 2014）。

2.1.6 姿势控制与生物力学条件

依据 Horak（2006）的报道，支撑面的大小和质量是平衡最重要的生物力学制约。在所有站立的负重活动中，只有足直接接触地面，因此起着重要的作用。改变足的结构以及任何对足的肌力、关节活动范围、控制的损害或疼痛，都会影响平衡控制（Horak, 2006）（图 2.2）。足具有活跃、灵活的平衡控制结构，对微小扰动很敏感（Wright et al, 2012）。通过超过 100 多块肌肉、肌腱、韧带、26 块骨头及 33 个关节，足，特别是足弓进化成对平衡控制和其他功能起着至关重要的作用（Wright et al, 2012）。对老年人平衡控制的研究表明，踝关节的灵活性，趾跖屈的肌力和足底的感觉是站立平衡控制重要的独立预测因子（Menz et al, 2005）。据推测，在治疗有平衡问题的患者时，手法治疗应用于足踝可能更有利于增强其他方式治疗的效果（Wassinger et al, 2014）。

在很大程度上，人体的姿势控制依赖躯干和颈部肌肉以及腿部的抗重力肌肉的有效功能（Gramsbergen, 2005）。肌力的减弱可能会影响可用的姿势控制机制，并使姿势反应从无力的区域转移。例如，踝关节周围的肌肉无力可能会导致髋部和躯干大的代偿运动以纠正站立的不平衡（Horak, 1987），肌力降低，尤其是下肢的肌力降低，被认为是跌倒最危险的因素之一（Orr et al, 2010；Horlings et al, 2009）。不同身体节段在支撑面上的对线会影响身体抗重力的作用，并决定对姿势有效控制时所采取的运动策略（Woollacott et al, 2008）。这可能是由于改变了协作肌肉之间的长度 - 张力关系，从而可能会破坏姿势控制所需的肌肉协同的正常功能。例如，在一些常见的姿势障碍中，在髋和踝的最佳姿势策略中两个重要的肌肉，臀大肌和胫前肌，已经发现其变弱或"不够活跃"（Daubney et al, 1999）。如果这些肌肉太

第2章 人体运动

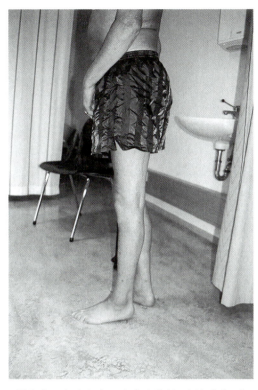

图2.2 在站立时足适应性降低，左膝过伸，左髋关节屈曲；在行走中，左足上面的身体向前运动减少引起重心后移，导致移位反馈，结果引起左手臂的联合反应

弱，就不足以应对外部扰动并做出必要的纠正动作，平衡力就会减弱。

2.1.7 躯干控制

躯干控制是躯干肌肉能够保持身体对抗重力保持直立、调整各种功能性运动时的重心转移，并进行躯干分区的选择性运动，借此在姿势调整的过程中能保持质量中心在支撑面内。

不同的身体节段被连接在以躯干为中心（Borghuis et al,2008）从眼到足的功能性运动链中（Massion,1992）。因此躯干控制是姿势控制的基本成分（Borghuis et al,2008；Dickstein et al,2004；Karatas et al,2004；Kibler et al,2006），是一个复杂的、不断变化的、动态的神经肌肉功能。

躯干占到超过体重一半的身体质量，并对身体的其他部分影响极大（Kang et al,2009）。身体的核心由躯干的肌肉骨骼区、骨盆、髋关节和双下肢近端构成（Kibler et al,2006）。腹部肌肉（尤其是腹横肌），与上面的膈肌、下面的盆底肌和背部肌肉，都有助于姿势稳定（Ebenbichler et al,2001）。躯干和骨盆肌肉负责功能性活动时躯干的动态稳定（Kibler et al,2006；Borghuis et al,2008）。躯干的节段和骨盆是相互连接和相互依存的，因为大多数背部和腹部的深、浅肌肉把躯干连接到骨盆和脊柱。躯干控制是重要而复杂的，因此，在此区域要详细地进行临床评估以明确功能障碍的诊断。

核心稳定的定义界定为"控制骨盆上面的躯干位置和运动的能力"（Kibler et al,2006），似乎忽略了支撑面作为躯干稳定和运动的重要前提。因此，躯干控制被理解为在骨盆上面的躯干选择性控制以及骨盆和髋与支撑面的关系，包括稳定性和能动性的同步控制。在下面的讨论中，躯干控制将包括躯干控制和核心稳定。

人体的躯干接收双侧脊髓上输入（Carr et al,1994），并已证明在肢体运动中躯干两侧的肌肉具有保持姿势的作用（Dickstein et al,2004）。APA 先于并伴随肢体运动并在远端运动时提供近端的稳定（Borghuis et al,2008；Dickstein et al,2004；Ebenbichler et al,2001；Kibler et al,2006；Massion,1992），从而使姿势的不稳定最小化并指导躯干以便让肢体进行所需的运动（Borghuis et al,2008）。

下躯干姿势肌（轴向的肌肉、竖脊肌和腹直肌）更多地参与维持躯干姿势控制，而上躯干肌更多地参与对抗肢体运动所带来的不稳定（Dickstein et al,2004）。适当的肌肉募集和时序对躯干控制极为重要，比单独的耐力和肌力更重要（Borghuis et al，2008）。需要躯干肌适度水平的共激活，以便在完成任务的稳定性和能动性之间给予充分的稳定，以达到最大的和复杂的平衡（Borghuis et al，2008）。为了控制存在于躯干上的三维力量，中枢神经系统可能会差异性地激活脊柱个别区域的肌肉。Park及其同事（2014）最近的研究结果表明，躯干肌肉的激活似乎是基于肌肉的机械优势（肌肉如何产生稳定的力矩），而不是运动单元大小（Henneman的大小原则）。因此，躯干控制的恢复似乎是更复杂的功能性能力的先决条件。

2.1.8 姿势控制与认知

姿势控制是人类活动中最为自主的活动（Massion et al，1994；Massion，1992；Mulder et al，1996），虽然它可能并没有像以前想象那样高的自动程度。心理学和神经生理学的研究有越来越多的证据表明，人体运动控制和情绪在很大程度上是相互连接和相互关联的；因此，认知过程和平衡控制之间似乎有很强的相互影响（Teasdale et al，2001；Niedenthal et al，2007；Yogev-Seligmann et al，2012）。在日常生活活动中产生姿势控制的同时至少有另一个活动正在进行，例如，在站立时说话，这被称为双重活动的姿势控制。双重任务涉及在一个认知型任务和姿势挑战之间分配认知资源。最近的研究表明，保持在任何情况下姿势稳定的能力，需要有一定程度的注意能力，这种注意力随平衡需求的增加而增加（Hunter et al，2001）。有跌倒倾向的老年人同时要求认知和平衡的增加（Brown et al，1999）；双重任务表现出相同的关系（Mulder et al，1996）。而且，如果任务中含

有空间成分，认知任务和平衡任务的组合会使认知任务更差（Brodal，2004）。最近的研究表明，心理因素，如对跌倒的恐惧和较低的平衡信心，可能会降低对姿势控制中改变的适应（Yiou et al，2012）。

在平衡控制中涉及皮层网络的其他证据有执行功能的障碍，如注意力、心算、定向力、记忆、平衡控制的干扰（Jacobs et al，2007）。

2.1.9 姿势张力

在下文中，采用"姿势张力"或"张力"来取代"肌肉张力"，以强调中枢神经系统激活维持姿势活动的众多肌群。Shumway-Cook和Woollacott（2011）描述了姿势张力是反重力肌肉活动水平的增加（即为了支持身体对抗重力而激活的张力肌背景），Ivanenko及其同事（2013）将姿势张力定义为"一个无意识的、低幅度、持久的肌肉紧张度，沿整个身体轴向分布的一个特定的模式"。姿势张力的功能是提供足够的关节力矩，以对抗重力保持平衡（Ting et al，2009）。在每一个运动之前、之中或之后，都有一个姿势张力的连续调整。张力水平改变最重要的因素是肌肉收缩（Brodal，2010）。让我们考虑轴向肌肉的姿势张力和对此的功能性意义。这些肌肉具有广泛的解剖起源，通过止点与一些结构连接，如骨盆、胸廓、脊柱、肩带及头部。一些轴向肌肉分布距离很长，并有多个附着点。轴向肌肉下行控制起源于皮层和皮层下结构。从脑干发出的双侧和同侧的下行通路对这些肌肉是一个重要的控制源，因为它们支配脊髓中间神经元以及单侧和双侧的运动神经元（Gurfinkel et al，2006）。姿势稳定及受控制的活动性需要轴向肌肉连续的活动，因为轴（躯干）将身体的所有

部分连接在一起；因此来自不同下行结构的轴向张力活动必须考虑身体所有部分的活动。为了协调运动，轴向肌肉的张力调节是必需的(Hasan,2005)。

姿势张力为活动提供了一个自动的背景，并可以随时变化。它需要足够高以对抗重力的影响，同时足够低以便通过小的运动进行动态的调节；因此，控制姿势张力在适当水平与重力对人体的影响和支撑面有关(Raine et al,2009)。支撑面是人体和环境之间的接触面积：站立时的足，坐位时的大腿、臀部或后背(如果椅子有靠背)，手和物体之间的接触面积。支撑面的质量，它的尺寸、材料、质地、柔软度、温度和质量，以及支撑面和重心之间的距离，在我们躺下来休息、坐、站或走路时，或当我们活动时，都是设定姿势张力水平和运动反应的重要因素。姿势张力在正常运动中是很宽泛的：当支撑面很大、重心很低时，例如在放松的仰卧位，它通常是重心最低的。当我们从床上跳起来接电话时，它可能会在千分之一秒内发生改变。在正常的日常活动中，姿势张力最高是在站立期脚趾离地时，刚好在重量转移到对侧的脚跟之前。人体可能会根据需要并通过经验和锻炼在姿势系统中调节活动。用脚尖跳舞的芭蕾舞舞者和走钢丝的人，其姿势张力需要比进行日常生活活动需要的姿势张力水平高很多。在需要保持和维持活动以对抗重力的这些身体区域中张力是最高的，并且随支撑面和重力的作用而变化。姿势张力具有个体差异；有的人天生就有较高的张力水平，有些人则张力较低。对于健康人的肌肉张力为什么会分布不同有几个可能的解释。心理因素可能起作用，焦虑的人往往比放松的人有更高的张力。另外，身体在结构上并没有稳定最大化的设计，因为身体不同的轴向节段质量并不是垂直对齐的(Wright et al,2007)。头部的质量中心在颈前部，因此颈部肌肉必须收缩防止头部向前下垂。躯干也是同样的，其质量中心在脊柱和髋关节的前面。当躯干和头向前弯曲于屈曲姿势时，上部身体的质量中心需要背部肌肉和髋伸肌一个很大的力矩(Wright et al,2007)。

重力始终作用于身体，无论是在休息或在活动。不同肌肉的活动程度取决于身体与四肢相对于重力和支撑面的方向，身体节段与活动、环境及经验之间的相对关系。

所有的日常生活活动都涉及重力并需要我们对抗重力，例如：在床上翻身，改变姿势，翻书，躺在床上伸手关灯，开始坐起来的头部运动，穿衣，使用卫生间，拿起叉子吃饭，写一封信，追赶公交车，行走在山间。肌肉骨骼系统是在不断的调节中，以便在不断变化的重力中修正活动。在户外，甚至是天气和风作用于我们的身体也需要姿势调整。

用于描述正常人的术语似乎也合乎临床上的逻辑：抗重力也是常用于神经损伤者的治疗术语。无法采取自然、直立的姿势可能会被认为是一种姿势张力的习惯性分布障碍(Ivanenko et al,2013)。在脑卒中的急性期、脊髓损伤或复发的多发性硬化症(MS)中，许多患者经受着严重的低姿势张力(图2.3a～b)，并且无法启动或保持抗重力活动，因此移动成了问题。

然而，这些因素并非都很重要，姿势张力在仰卧位并不总是降低的。大多数人知道在牙医的椅子上的情况：如果你情绪不安或紧张，你的姿势张力就会较高。在这种情况下，调节接触面积并不合适，由于肌紧张而不是放松在椅子上，你可能会有一种被悬挂在椅子上空的感觉。如果一个人坐得不舒服,并且无法调整或改变体位,姿势张力可能就会增加。

与环境的互动需要不断地调整张力、对线、平衡和运动。这种互动很大程度上取决于接收和感知来自外周感受器的信息的能力,并根据这个信息进行适应和调整。我们对支撑面情况的初步评估是根据来自双足(足底)、鞋底和手部的触觉信息。我们通过触觉接触来评估支撑面的情况。下一步是对惯性的估计;一个较小的支撑面意味着惯性更容易克服并更快地评估和评价。触觉区的面积越大,惯性越难以克服。身体与支撑面之间的关系是应对不同环境和活动进行肌张力调节的基础。对于实际的活动,无论是要放松、发起运动、平衡,或是进行功能性活动,都需要最适宜的张力。

> 在功能方面,身体和支撑面之间的感觉运动和知觉互动对调整姿势张力水平的作用比支撑面的大小更重要。

人的足是一个非常复杂的结构,这使得它能完成许多不同的功能。足是一个具有精确主动控制的、灵活的及可调节的身体节段(Wright et al, 2012;Zelik et al, 2014)。描述在不同功能中的足肌控制特性让人联想到手的精细运动控制(Zelik et al, 2014)。在站立时,足提供了支持面,而在行走过程中,在足跟触地初期和蹬离期它必须是稳定的。在站立中期,足必须灵活地去适应地面。足在身体与环境之间直接传输信息,并对支撑面做出反应,并且为了平衡和运动的最优化,不以不适当的张

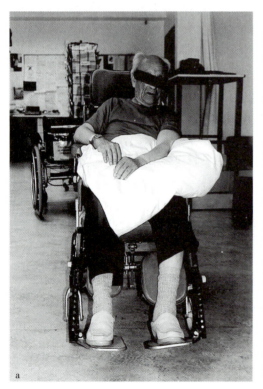
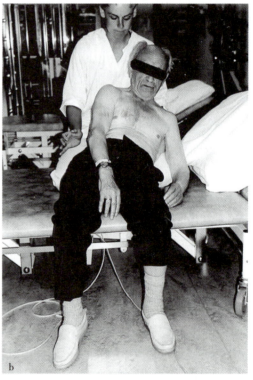

图2.3 急性脑卒中患者。a.患者似乎是倾斜或是用右臂推自己起来。他的姿势张力很低,平衡性很差,不能保持直立并对抗重力。b.在尝试坐直时,患者通过增加右侧头部、颈部和躯干的屈肌活动进行代偿。可以看到他的右脚在两个图中似乎在推地板和脚踏板,而左侧几乎没有活动

力(蹬或抓地)对地面做出反应。

足是人体的支撑面,是基础,也是感觉器官。足可传达它们收集的关于支撑面的信息,包括地面的平整与否、质地、硬度、方向、倾斜和体重的分布,传送到中枢神经系统。足的结构决定了在行走和奔跑时足和腿的哪些成分旋转,即运动模式(Nawoczenski et al, 1998)。足具有弹簧样特征,可以储存和释放弹力(McKenzie et al, 2014)。这可能是因为足的结构,特别是足弓的形成,它在行走和跑步时可以变形。变形是由于被动组织的牵拉(即足底筋膜和韧带)(McKeon, 1955)以及足内在肌的和足外在肌的收缩。从这些主动和被动结构来的感觉信息常用来控制运动和姿势(McKeon et al, 2014)。McKeon 及其同事(2014)提出,核心稳定性的观念也可以延伸到足弓。他们声称,足核心系统包括传递相关感觉输入和功能稳定性相互作用的子系统,以协调在静止和动态活动中不断变化的需求(McKeon et al, 2014)。与脊柱骨盆核心相比,足弓受局部和整体肌肉的双重控制。局部的稳定肌是足的内在肌肉,而整体肌肉是起源于小腿并止于足的肌肉。在行走过程中,足的内在肌肉控制着足弓变形的程度和速度。没有这个控制足会变得不稳定和对线不良,并可导致足部的运动异常(McKeon et al, 2014)。

足的对线和神经肌肉活动显著影响了身体其他部位的对线和神经肌肉活动(Neely, 1998; Cote et al, 2005)(图 2.2)。Thornquist(1985)指出足的负荷和张力情况可影响我们的运动方式,并决定了我们能做多大程度的运动。Thornquist(1985)使用相互作用、平衡和相互依存这些词汇来描述我们的基础、身体和心理的因素,以及和环境之间的关系(Thornquist, 1985)。然而,对线和近端神经肌肉活动的改变也会影响足部作为平衡器官的功能。

肌肉通过交互神经支配进行高效的、协调的、有节奏的、顺畅的运动,并且不会有超过实际活动需要的额外用力(Bobath et al, 1990; Edwards, 1996)。所有复杂的运动都是外力(重力,惯性,被动的、涉及结构的生物力学特征的力)和张力-长度的变化关系在主动肌、拮抗肌及协同肌群不同运动单元之间精细的相互作用的结果。交互支配调节和平衡肌肉活动,我们知道这与 Sahrmann(1992, 2002)所称的肌肉平衡相同(参见第 1 章"神经肌肉系统"部分)。交互支配被描述为在肌肉内和肌肉之间的协调相互作用(即在离心和向心的肌肉活动之间协调,产生选择性运动控制)。交互支配包括以下内容:

- 肌肉运动单元中的差异化激活。
- 关节周围不同肌肉的协调:主动肌、拮抗肌和协同肌,即离心和向心的相互作用。
- 通过神经肌肉活动协调不同身体部位:右侧和左侧,近端和远端。

从神经生理学上来说,募集原则是交互支配的一个重要元素;参与活动的运动单元依次通过突触前抑制被募集和修正(参见第 1 章"突触前抑制"部分)。交互支配是在正常运动中保持稳定性、选择性和协调的基础。

> 能动性是稳定的基础,就如同稳定是运动的基础。

2.1.10 选择性运动

选择性运动可以理解为一个关节或身体的一部分相对于其他部分受控制的、特殊的及协调的运动。选择性运动是基于交互支配上的精确控制的神经肌肉活动的结果。

稳定性和选择性都依赖于足够的关节活动范围、肌肉长度、排列、主动肌和拮抗肌的协调，及协同肌的向心和离心运动。离心肌肉活动是神经生理过程中主动的结果。交互神经支配包括以下的功能：

- 姿势调整时肌肉的自动调整活动。
- 选择性运动时保持稳定性。
- 主动肌、协同肌、拮抗肌在时序和方向上保持精确的适度控制激活和相互作用。

运动模式是选择性运动的顺序，因人、当时手的任务及情形不同而不同（图2.4 a~b）。运动是肌肉力量和周围场效应（例如重力、摩擦力、关节反作用力）之间的动态相互作用的结果，可以用模式、位移或局部解剖学术语进行描述（Mulder et al, 1995）。运动系统必须在正确的时机以正确的肌力收缩主动肌，同时拮抗肌、协同肌以及在实际功能中需要的姿势肌肉也要收缩。肌纤维的数量和运动单元的募集根据功能和相关肌肉的活动而变化。骨骼的解剖结构提高了在不同身体部位之间的协调和旋转。肌肉根据肌肉的解剖形态和纤维的排列、不同部位的肌肉组织之间的排列和他们的附着点而产生不同程度的旋转。例如跟腱在其附着的跟骨前旋转90°，胸大

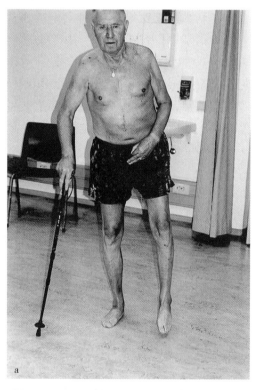 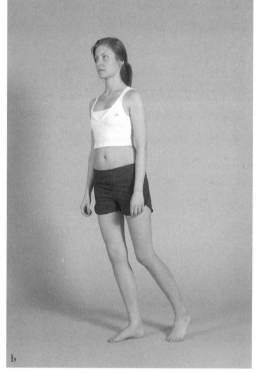

图2.4 两张图中运动模式的比较。a.患者的重心偏向右腿的右边，所以他的右手压在手杖上，从而增加了其右侧的屈肌活动，如同用右侧抬起左侧向前。通常会有身体节段之间的活动性和相互作用下降，特别是近端。患者胳膊和腿的运动模式是僵硬的固定模式，左腿的旋转没有改变，以便将腿向前摆动。足背屈减少，这可能由腓肠肌僵硬或背屈肌无力，或整条腿对线不良抵消了背屈的激活。b.一名健康的年轻女子正以左腿向前迈一步。注意支撑腿的伸展和身体段之间的相互作用。在摆动侧，运动模式从支撑期活动（更多的伸展肌、外展肌、外旋活动）改变，以便通过旋转，以同样的运动将左腿摆动向前。左足的背屈保证了足能抬离地面

肌在其附着的肱骨前旋转180°。

旋转是正常运动的一个重要组成部分,与某些刺激相比,例如肌肉触压或肌腱拍打,它给予中枢神经系统的是增强的本体感觉反馈。人体一般沿三个平面移动,即矢状面、冠状面和水平面,通过旋转将它们联系在一起。所有的重心转移和运动都需要旋转的成分。通过旋转,身体节段之间相互作用使我们的运动在对称性和非对称性之间变化。旋转是基于精确控制和联合屈肌和伸肌成分的能力,运动模式的变化是无限的,可使运动具有灵活性和弹性。旋转(例如上下臂之间、大小腿之间的旋转)和近端节段之间的关系,通过躯干旋转可使一个功能具有多样性,这样可以完成从精细活动和远端的灵巧性活动到粗大的抓握和移动的任何活动。

运动的基本模式是伸出和抓握以及站立和摆动。这些模式随活动和环境的不同可以无穷变化。伸出和站立这两种模式主要是由伸、外旋及外展成分主导。在抓握和摆动的模式中具有更多的屈肌成分,并且经常伴有外旋和内收成分。当手臂在体侧时,手最初是通过屈曲、内收和外旋接触到嘴,并且改变到肩的内旋、屈肘、前臂旋后。在所有的活动中,模式之间可以相互转换和变化:如果要伸出去够比我们肩膀高的某物时,我们摆出的姿势更多的是伸展;当要完成的活动需要精细的眼-手协调时,我们经常选择坐在一个基于躯干伸肌离心活动更屈曲的位置。正常姿势张力和正常的交互支配允许个人选择神经肌肉活动最适合于当时情况的背景。

2.1.11 正常人体运动与平衡控制的偏差

神经系统患者的疾病、损害、病变的程度和残疾是多种多样的。他们表现出个体化的特征;损伤部位和大小相似的两例患者的表现将明显不同。患者各具不同的性格、才能和经历,由此塑造了他们的身体和意识。某些患者可能还表现出其他的医疗诊断,如糖尿病和心脏问题。部分患者可能因为不同的原因而处于较差的健康状态。治疗的目的是尽可能提高患者的潜力,并在头脑中保持这种多样性。许多患者将无法达到发病前的功能水平,因而必须在他们的环境中代偿其功能。临床上,姿势控制的降低似乎是许多中枢神经系统病变患者的主要问题之一。生物力学成分、感觉输入、整合和权重调整、运动策略、认知过程和垂直度的感知,都与不同程度的不同患者的平衡控制有关。作为随意运动的基础,一个稳定参考系的丧失会导致平衡问题及肌群之间的协调和相互作用降低,速度和反应能力也下降。姿势控制可对抗肢体稳定运动;如果一个人伸出手臂于空中时身体不能保持稳定,身体与手臂一起运动,人是不稳定的。因而,如何解决不同的运动任务,人的选择是有限的,这又可以降低人的独立能力和掌握日常活动的能力。姿势控制和精确度,以目标为导向的运动在中枢神经系统中并不是单独的现象,他们是协调的,以便在一个环境背景基础上能成功完成运动任务。姿势控制需要节段的位移以及和重力的相互作用。因此,治疗师应确保患者具有节段的能动性,例如脊柱。

许多脑卒中患者往往表现出躯干控制不充分,从而影响了他们许多功能性活动的能力,如床上翻身,坐起和躺下,从坐到站起来,站立和行走(图2.5)。已发现患侧躯干表层肌(背阔肌、腹直肌、腹外斜肌)预活动障碍可影响进行日常活动的能

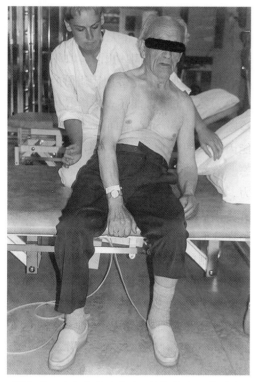

图 2.5 因为急性脑卒中,该患者表现出平衡力下降。他的躯干张力减弱,在所有三个平面中都缺乏身体节段之间的互动

力(Dickstein et al,2004)。预姿势调整受损也有在不同情况下的记录,如衰老、非典型发育和神经科疾病(Aruin et al,1997;Inglin et al,1988;Latash et al,1995;Slijper et al,2002)。

患者脑卒中后表现出躯干姿势感觉的改变(Ryerson et al,2008),躯干存在忽略,对触觉刺激错误定位(Rousseaux et al,2013)。一些研究已经证明躯干肌肉力量减弱(Dickstein et al,2004;Karatas et al,2004;Pereira et al,2014;Pereira et al,2010;Winzeler-Merçay et al,2002),已经被发现肌力与 Berg 平衡量表呈正相关(Karatas et al,2004)。对患侧竖脊肌激活的增加也有记录(Dickstein et al,2004;Winzeler-Merçay et al,2002)。

已有报道,坐位时为了头部和躯干的旋转而改变募集模式,与此一致,脑卒中患者采用同时移动头部和躯干来替代颅－尾模式(Verheyden et al,2011)。研究发现,胸部和骨盆之间的节段性旋转的缺乏与较差的姿势控制和步行能力相关(Hacmon et al,2012)。

在脑卒中早期(Genthon et al,2007;Van Nes et al,2008)和慢性期(Perlmutter et al,2010),已有研究通过姿势描记检查了端坐位。患者与对照组相比(Genthon et al,2007;Perlmutter et al,2010),发现有一个较大的晃动区和较大的位移。与对照组相比,患者在一个不稳定的支撑面上,在很大程度上依赖视觉来保持稳定(Van Nes et al,2008)。这些研究表明,患者在脑卒中后始终伴有躯干控制障碍。因为躯干控制是坐位平衡必要条件,躯干的障碍也可能影响涉及使用手臂和手的功能性活动(例如穿衣和伸手够物),可能是由于改变了肩带远端的对线、稳定性和运动,从而影响了远端运动精度。Robertson 及其同事(2012)发现,右利手的左半球脑卒中患者两侧肩带前伸减少。在右半球卒中的患者只发现左肩带出现了类似的变化,这说明两个半球的作用不同。他们还发现脑卒中后健手灵巧性降低,这也获得了越来越多的关于同侧受累的证据支持(Sousa et al,2013)。事实上,皮层下大脑中动脉出现单侧病变后,损伤不仅可以发生在负责对侧肢体运动的交叉纤维,也可以发生在皮质网状束的网络,这可能对网状脊髓通路的功能产生影响,从而干扰同侧姿势肌肉的活动。尤其是躯干控制基本上是由下行的腹内侧系调控,而内侧系主要是同侧支配(Stapley et al,2008;Schepens et al,2004)。

除了损伤外,代偿策略似乎也影响了

躯干在功能性活动中的姿势作用。由于技巧性运动受损,如伸手够物,躯干可能会通过增加屈曲和(或)旋转表现出代偿策略,正如一些作者所描述的那样(Robertson et al,2011;Reisman et al,2006;Roby-Brami et al,2003;Michaelsen et al,2006;Thielman et al,2013;van Kordelaar et al,2012;Woodbury et al,2009)。根据经验,一些患者在步行中,似乎使用躯干抬起和旋转骨盆(提髋、画圈),以摆动患腿向前来代偿步行中的选择性运动(图2.4a)。使用代偿性躯干活动移动肢体是躯干不稳定的继发原因,可能会增加患者的功能性残疾。

上述研究表明,躯干控制功能障碍是脑卒中后的一个重大问题。然而,躯干控制功能障碍也可见于其他神经系统疾病中,如多发性硬化、脊髓不完全性损伤,创伤性脑损伤和帕金森病。

2.1.12 代 偿

Shumway-Cook 和 Woollacott(2006)将代偿定义为行为的替代,即换一种行为策略是为了适应完成一项任务。代偿和代偿策略这两个术语被认为具有相同的意思。

在上运动神经元损伤后急性期常有看似严重的麻痹或瘫痪。在这个阶段,中枢神经系统是脆弱的(参见"中枢神经系统病变后的结果和重组"部分);神经营养物质的浓度增加,并促进形成新的连接。我们可通过实践进行学习,患者的中枢神经系统可迅速学习新的策略,这在当时似乎是合适的。护理者、患者自己,或环境刺激患者去做什么,或要求或多或少地独立处理,促使在中枢神经系统中形成新的连接。许多患者被要求在日常生活活动中独立掌握,而不需要做这样的姿势或运动控制。头几天,如果他们缺乏姿势控制能安全地活动,独自坐在床边的这些患者被迫进行代偿。

如果代偿能够达到目的,改善的驱动力可能会停止。大脑倾向于得到立即的成功和回报,而不是达到目标的过程。这一阶段将学习相关和适当的代偿策略。Held(1987)描述它如下:"换句话说,如果允许出现代偿,则没有明显刺激局部受损系统以便恢复,行为上的替代将会发生。"这可以通过反应性突触(新突触的形成和侧支)形成不正常的连接而与正常的连接竞争来解释。因此代偿可能限制了病变后幸免的神经功能。

临床经验支持治疗可能影响中枢神经系统损伤重组过程的理论(参见第1章"运动学习与可塑性"部分)。在最初的冲击之后,中枢神经系统的恢复非常迅速,某些功能得以幸免:因为水肿和半暗区缩小、循环改善,神经元重新开始工作及一些功能恢复,这就是所谓的自然恢复。如果患者在急性期学习使用代偿策略,可能不再需要这些神经恢复。但是,如果在急性期,中枢神经系统经历了这些策略,它们可能已经形成并很难改变。该策略通常会根据平衡的需要而建立,因为平衡和运动控制不充分,这关系到预防跌倒或不安全的感觉。因此,代偿策略往往涉及手臂固定、抓握和握住,重心转移到脑卒中受累轻的一侧,通过躯干屈曲或髋关节屈曲内收固定,或足推离地面。

下面的描述可以说明这一观点(Edwards,1996),作为协调的基础,姿势张力的降低、交互支配的丧失和无力一样,对患者的平衡和运动质量有负面的影响。姿势的稳定和定向降低,因此也影响到运动控制。中枢神经系统的主要目标是确保人的安全,因此可供选择的策略是募集和增强。

募集的顺序（Henneman募集原则）和活动的感觉运动组织被改变作为对平衡障碍的反应。通过外周感受器对运动执行中枢神经系统的反馈，会因为不同的运动和整合的改变和感觉活动如先前的反应、健康系统的反馈和正常的运动能力的调制而不同。执行的基础（即APA）在下一个运动和未来的运动中将会改变。中枢神经系统病变患者会改变他们的策略，以代偿丧失或降低的平衡控制。许多患者发展认知和视觉策略，而这种视觉策略似乎凌驾于来自躯体感觉感受器所整合的信息——他们不再听从于他们的身体。运动变慢，患者探头向前并向下看，以增强视觉信息（这种变化的头部和颈部的对线将影响前庭系统）。随着对认知策略和视觉依赖程度的增加，如果他们被干扰或注意力被分散，患者会越来越容易跌倒。Mulder及其同事（1996）提出了改善平衡的三个措施，即减少认知控制、降低对视觉的依赖、增加感觉运动的调节。当我们有平衡能力的时候，我们很少想到它；但是如果没有它，我们却总是在想它。中枢神经系统病变导致平衡控制和姿势控制自动调节力下降，增加了平衡控制的知觉。患者采取的平衡策略取决于体型、经验、个性和病变的后果。

> 不恰当的代偿策略——替代行为策略——可能会延迟或阻碍中枢神经系统病变患者平衡和选择性运动控制的建立。

临床实例

平衡通过与重力的相互作用而建立。我们必须暴露在重力作用下以发展在站立、坐、单腿站和行走中的姿势控制。Asberg（1989）发现脑卒中患者与对照组患者相比，早期站立并作为常规（在入院后每天站立，共12d），直立体位的血压改善，日常生活活动改善，几乎没有严重的功能障碍和限制。两组之间存在显著性差异，且没有其他干预可以解释这些差异。同时，也不能证实这是早期站立造成的，但Asberg建议早期站立可作为一种治疗干预。Jakobs及其同事（1985）发现，对比放松的站位和平躺，试验参与组的躯干定位知觉（躯干位置感）明显改善。这些研究支持早期站立对功能改善和患者的身体知觉的重要性。

站立似乎改善了躯干的位置觉和整体功能。

正常情况下，为了对侧腿的摆动，在支撑期髋关节和骨盆都是稳定的。这种稳定是动态的：骨盆和髋关节之间做相对运动，躯干支撑面允许重心在运动方向上转移。在整个运动中站立腿保持稳定，神经肌肉稳定性是选择性运动控制的前提条件。

在临床实践中，治疗师会遇到稳定和运动降低或改变的患者。许多患者躯干控制（核心稳定）降低以及骨盆和髋关节不稳定。躯干稳定性降低或屈曲的增加似乎妨碍了进行伸髋，而这对稳定是必需的。同时，骨盆和髋关节稳定性的降低可能会影响躯干稳定性。站立时的重量转移可能会增加踝关节的压力，从而使足部变形。结果，远端的对线改变，使近端的神经肌肉活动大打折扣。

患者以不同的方式代偿：患者转移体重到健侧或其他身体部位（图2.6a），用环境进行支撑，加强支撑和手臂的保护性反应，用自己的身体固定，募集更近端的活动——从脚踝到髋部的策略，神经功能障碍的患者常常会过度依赖髋策略（Maki et al, 2000;Raine et al, 2009)(图 2.6b~c)。这其中存在无数的可能性。由于支撑腿稳定性降低,许多患者不能迈步。他们更倾向于近端的手臂使用代偿策略(图 2.6)。患者采取不同方式使用手臂来做支撑:通过内收而固定,肩关节内旋,并增加躯干的

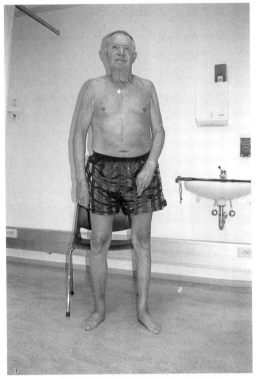

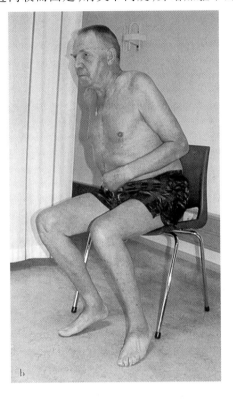

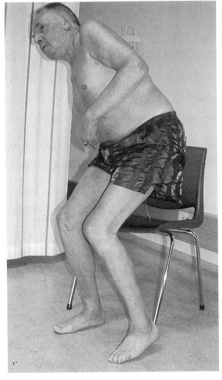

图2.6 a.患者以不同方式代偿。该患者右肩内旋,右侧躯干侧屈,左肩胛带和骨盆后缩,左腿与骨盆被拉向后方,因此似乎呈外旋和内收状态。左臂与左肩胛带被拉向后,但明显呈现内旋和内收,伴随着肘和下臂的屈曲(旋前),右髋和膝屈曲。身体两侧的稳定性和运动控制下降(图2.4a),但左侧(即患侧)更甚。在站立和行走时,他的身体重心移向右边。b~c.当患者从坐位站起来时付出了很大的努力。注意面部的表情和手臂的联合反应。与图 2.6a 相比,患者站立的时间很短,联合反应较少。转移到站立时需要身体节段和支撑面的相互作用。一般情况下患者的能动性很小,左脚不能适应支撑面,因此重量转移到左边是不可能的,站立的推进力矩应该从远端向近端发起;然而,如果前脚内翻则不能激活小腿三头肌,他必须通过右侧把自己推起来以代偿。该患者在 30 年内患有两次脑卒中。患者能进行大部分活动,并积极参与。但这让他付出了很大努力,随着年龄增加,他变得越来越累

屈曲,通过增加屈曲(内收)固定,髋关节的下压及其他方式。为保持随意站立位,重量转移和行走,选择性稳定所需要的肌肉互动和平衡被干扰,常过早地使用迈步策略,这是因为缺乏适当的抗重力活动和前馈控制(Raine et al,2009)。在临床上,站立期可能需要两个或三个治疗师一起工作,促进躯干、骨盆和髋关节的活动,以便进行摆动期活动。如果合适并可以使用,一个活动平板加减重支持系统或许有助于在站立期和摆动期之间以增加促进和节律性相互作用,以及找到合适的速度以促进个体的中枢模式的发生(参见第1章"脊髓—中枢模式发生器和运动—临床相关性"),速度因人而异。神经障碍患者的康复将受益于应用以引发全身协调为目的训练原则。

有时用一个矫形器或夹板可能更适合于稳定踝关节。足跟触地和足跟离地对患者的中枢神经系统来说,似乎是重要的步态周期变化信号;因此,如果可能的话,足跟应该能自由地接收和传送身体感觉和重量信息。稳定踝关节内侧和外侧的矫形器或弹力带,因此可以在过渡时期使用(图2.7a~f)。

在帕金森病患者中,早期症状之一是姿势屈曲和缺乏旋转(Vaugoyeau et al,2006)。早期运动症状之一是躯干肌功能减少,这导致了姿势控制的减弱(Bridgewater et al,1998;Wright et al,2007;Hubble et al,2014)。屈曲引起的躯干前倾和重心(Center of Gravity,CoG)位移,使患者出现了跌倒趋势。事实上,Wright及其同事(2007)的研究表明,帕金森病患者的髋关节对躯干的扭矩比增加,这一发现表明,在帕金森病中,髋部张力的增加是对弯腰姿势的一种代偿。患者有一个拖曳和慌张步态,步幅小,似乎是在追赶他们的质量中心。一些患者试图通过跖屈把他们的脚压在地板上,建立一种代偿策略以便把重心带向后。Bridgewater和Sharpe(1998)参照其他研究,发现背屈被降低。躯干屈曲和僵化以及脚向后推,使患者失去活动性,可能产生跖屈挛缩。帕金森病患者所有的运动表现似乎都是僵硬的。提高脊柱、肩胛带和颈部的能动性,并促进选择性伸展,常能恢复自主性旋转。为了活动性,足和小腿的肌肉应保持在适当的长度。通过改善远端的活动性,患者将能够接收和感知身体感觉信息及他们的身体在空间和支撑面之间的定向。这些干预措施可能会改善他们调整姿势的能力进而达到平衡。

垂直的内模式是姿势控制系统正常运行所必需的(Massion,1992;Massion,1994)。一些脑卒中患者似乎产生了一种趋势,通过他们的健侧肢体(脑损伤的同侧)推离中线。这种综合征有许多名字,如姿势性半侧忽略症(postural hemineglect)(Schädler et al,2001)、倾斜综合征(Pusher syndrome)(Davies,2003)、反向倾斜(contraversive pushing)(Karnath et al,2000)及其他名称。这是一个复杂的症状组合,一些研究表明,与右侧脑损伤相比,倾斜综合征可以发生在两个半球病变的患者,而右脑损伤后多见(Abe et al,2012),它与忽略不同(虽然有些患者同时患有倾斜综合征和忽略)(Karnath et al,2000;Pérennou et al,2000)。倾斜综合征和其他神经生理缺陷高发的患者提示,可能是某些脑区对脑卒中损伤的敏感性增加,而不直接涉及倾斜综合征的发生(Santos-Pontelli,2011)。据报道,倾斜综合征主要见于脑卒中患者,然而,它也见于非脑卒中患者中(Santos-Pontelli,2011)。影像学研究表明,丘脑后外侧的大脑结构典型地影响患者也可表现出这种行为。然而,其他皮质和皮质下区域,如岛叶皮层、中央后回,也被认为可能是涉及倾斜综合征病理生理的大脑结构(Ticini et al,2009)。Karnath和Dieterich(2006)认为,颞上区、岛叶和包括有前庭信息的颞顶交界处形成的多种感觉区域也可处理空间的定位关系。这些区域整合前庭、听觉和来自周围空间的视觉信息,形成多模式的空间表现,而且可能参与了这一综合征的病理生理。

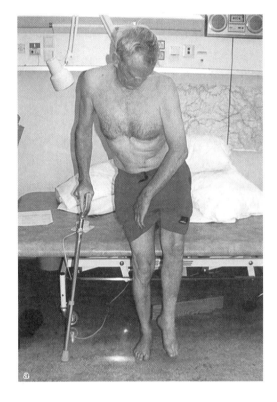

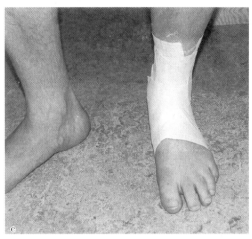

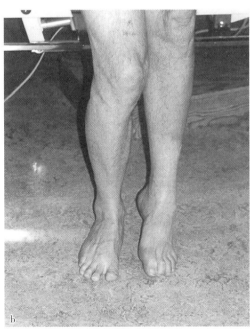

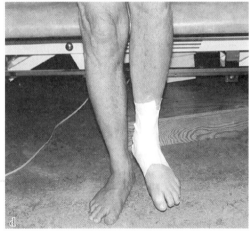

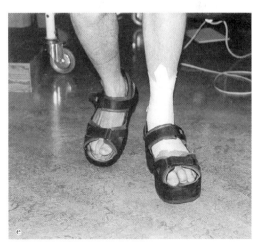

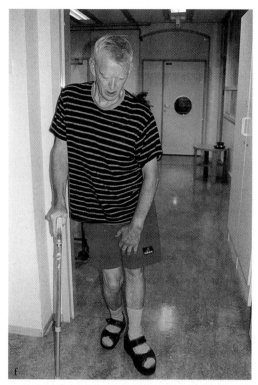

图2.7 a~f. 该脑卒中患者有先天性髋关节发育不良，左腿较右腿短7cm。患者左脚一直靠脚趾行走，没有平衡或运动的问题，没有功能或参与的限制。患者与其妻子过去常常跳舞。他患过一次脑卒中，导致左侧受限和运动性失用。患者身体左侧很不稳定，没有髋、膝、踝关节稳定或随意运动。为了帮助提高踝关节的稳定性，绷带捆绑踝关节以激活更强的近端稳定。注意对线的偏差，这样能募集更多合适的神经肌肉稳定。注：捆绑不是一个长期的解决方案；它可能会引起皮肤问题，患者及其照顾者很难掌握捆绑技术。一段时间后，该患者接受了绷带捆绑的运动锻炼，这给了足够的远端稳定性

倾斜综合征的机制与患者的身体姿势和对重力引起姿势反应行为（即推向一侧/固定）的体位知觉相关。然而，与直立体位知觉紊乱相反，脑卒中倾斜综合征患者的视觉和前庭输入过程几乎无紊乱表现，因此异常的迷路功能似乎不是倾斜综合征患者的中枢障碍（即倾斜的起源似乎并不是脑卒中患者的前庭）（Pérennou et al, 2000; Pontelli et al, 2005; Barra et al, 2013）。这支持了一个独立的神经通路感知人体的重力方向并控制身体直立姿势的假设（即存在一个独立的系统，能够感知内感受器/躯干的重力作用系统）（Mittelstaedt, 1996; Barra et al, 2010）。

正如前面所讨论的，正常的姿势功能部分取决于姿势控制系统整合视觉、本体感觉和前庭感觉信息的能力。可以通过不同的方式感知垂直（参见"姿势定向"部分）：

- 主观姿势垂直（SPV）是前庭功能一个敏感的方向定位，接收来自躯干感官的输入——躯干重力依赖系统。
- 主观视觉垂直（SVV）是一个依赖视觉、本体感觉和前庭输入的针对垂直的感觉。
- 触摸/触觉垂直。

正常姿势的垂直感知，是身体对重力正常定向的一种先决条件，需要集中在顶叶皮层周围完整的神经通路（即初级躯体感觉皮层和丘脑）（Pérennou et al, 2008）。后丘脑是前庭通路的传递结构（Pérennou et al, 2008; Lopez et al, 2011），本质上它还被认为参与了身体直立姿势的控制。

Pérennou及其同事（2008）认为，倾斜是一个姿势行为，患者用错误的垂直参照引导了其姿势的直立；因此倾斜综合征患者做出一个姿势反应以控制其平衡，结果用垂直参照主动地调整直立姿势却倾斜于脑卒中的对侧。

临床上，倾斜综合征患者在初期一个相对短的时间内有患侧完全瘫痪。倾斜障碍的严重程度因患者情况的不同而不同。最严重的情况是，患者在没有帮助的情况下甚至无法坐起，而受累轻的患者只在环境发生特殊变化时才可能会失去平衡。他

们倒向左边（通常），但他们的眼睛感觉世界是向右边倾斜。整个右侧躯干和颈部的屈肌活动增强，同时用右臂和右腿把他们推离右侧，而左侧很少或根本没有活动（图2.8a~b）。

倾斜综合征患者常有的某些知觉问题：

·视觉忽略：一些患者似乎并没有从患侧接受视觉信息。

·听觉忽略：有些患者似乎对患侧的声音没有知觉。

·身体患侧的忽略：患者对患侧（受累严重的一侧）的知觉减少了，并且不能整合来自这一侧的信息。但是，如前所述，该综合征涉及初期的弛缓性瘫痪，因此几乎没有接收和整合体感信息。

·空间问题，包括一个人自己身体的关系和身体与环境的关系。

·感觉知觉下降：如果两半边的身体单独测试，患者可能有正常的感觉。治疗师经常发现患者有双侧感觉知觉同时严重受累的情况。

·中线的知觉改变：患者担心倒向健侧。

·其他知觉和认知问题。

可能发生的身体问题包括以下：

·降低的姿势控制：特别是同侧躯干控制的降低。

·偏盲：患者可能有患侧的视野减小。

·早期瘫痪，许多患者看来能很快恢复。他们在患侧可能有相对好的选择性运动，但因为有严重的中线定向障碍而不能使用。

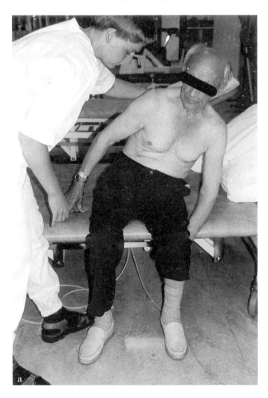 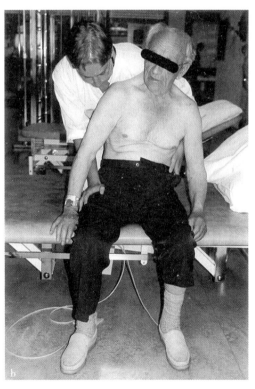

图2.8 患者用右上肢和下肢推。a.整个右侧有严重的侧屈，右侧骨盆上提。他与支撑面以及身体节段之间的相互作用是紊乱的，对线不良并偏离了中线。b.治疗师采用手法帮助患者，以改善其骨盆与支撑面的对线。患者倾斜减轻，但上部躯干和头部仍有明显的对线不良

- 体重转移的减少,使左侧和右侧之间的相互作用减少。
- 使用健侧肢推或固定。右侧大脑半球卒中的患者,头、颈部和躯干向右侧屈,且头经常向右侧旋转。保护性反应和策略增加(从右推开以避免感觉倒向右侧)似乎抑制了在三个平面中右和左的相互作用。

如果不能成功地治疗这种综合征,患者的整个患侧可能会出现严重的屈肌(后缩肌)活动,并且所有的功能要完全依赖照顾者帮助。他们表现出不恰当使用健侧,其变换运动模式的能力降低。照顾者和治疗师在试图纠正患者的对线及与支撑面的关系时,往往会遇到很大的阻力。问题有可能是双侧的,在需要平衡和转移以及在椅子和床的体位摆放的情况下就会出现问题。

治疗的目标是恢复中线控制。以下因素对评估十分重要:
- 患者躯干的稳定性,特别是损伤的同侧。
- 患者对患侧的知觉和患侧的活动。
- 倾斜侧的代偿活动。

治疗的目的如下所述:
- 在所有三个平面,恢复身体节段之间的运动互动,尤其是躯干、肩带和骨盆。
- 改善身体两侧的整合,增加中线定位和姿势控制。
- 加强和促进远端感觉运动整合,通过手接触定位反应(CHOR)增加定向。

脑卒中患者的24h管理一直是非常重要的,在有倾斜行为的患者实例中更为重要。患者的体位摆放至关重要。在有适当支持的时候,倾斜综合征的患者不会出现倾斜(Karnath et al,2000),因此在床上坐和躺的适当体位在早期阶段是十分重要的。体位管理的挑战是可能会妨碍倾斜综合征患者接受他们的姿势和直立视觉的准确信息。因此,为患者提供准确、可靠和连续的信息非常重要,以便提供可靠正确的线索,比如姿势对称性、视觉和躯体感觉的重力垂直信息。在治疗状况下需要匹配相应的感知。垂直定向需要骨盆的对线和腹内压以刺激躯干的重力感受系统,因为姿势垂直来自其内部。因此,视觉可以被移除(患者失明或右侧视力的阻碍),结合使用一个宽绷带或皮带绑住躯干和腹腔中部以增加腹部压力,从而最终刺激躯干的重力感受器系统。右侧卧或在坐位和站立时支撑右侧,可能会使左侧能够通过患侧(最常是左侧)来增加体感信息。

一些患者产生的足过度活跃,通过跖屈和内翻推离地面。他们可能会经历早期对牵拉、触摸或脚掌负重的过度反应,或在僵硬的腿负重站立行走,而近端无力或不稳定的选择性负重时产生此反应。该反应的严重程度因不同的患者和不同的情况下而不同。压力、接触或足在负重时的牵拉会导致跖屈与胫骨相对于足的后移。该模式可引起跖屈伴不同程度的内翻——机械性膝过伸,通常伴随着髋关节的屈曲成分(即不同程度的屈曲、内收、内旋)。机械性膝过伸是在负重时由于膝被卡在跖曲的足和屈曲的髋之间引起的。股四头肌在这个反应中几乎无主动活动。足、踝、膝和髋的不协调负面地影响了平衡并降低了互动和运动的可变性。

屈肌回缩可能是由过于敏感的足或敏感的(短)髋屈肌(屈肌反射输入)引起,因此,不是从远端就是从近端启动:
- 通过足部的重量转移引起足部软组织的牵拉。在某些情况下,尝试负重的初始牵拉会引起足从地板上回缩。该模式的严重程度和旋转成分各不相同,但通常会引起足内翻以及髋和膝的屈曲。

- 回缩反应还可能是由于髋屈肌的牵拉引起,当患者由坐到站时,往往开始出现此反应。髋部屈肌的牵拉引起髋和膝屈曲,同时有不同程度的足背屈伴不同程度的内翻或外翻,这取决于髋的神经肌肉的旋转成分。
- 这两种反应可能会使骨盆后缩,因此表面上看是外展和外旋屈曲的髋关节。明显的外展是骨盆和髋后缩向后拉的结果,实际情况下并没有髋的外展或外旋。

所有上述的偏差,都会妨碍正常的重心转移、平衡和转移。治疗目标是针对过度活跃、足的僵硬等损害,提高肌肉的长度和弹性以改善患者的姿势控制。改善姿势控制尤其是在不同情况下的稳定成分,涉及在下列活动中通过分级负重及在足的不同负重活动中采取不同的主动运动:单足或双足的由坐到站、从站到坐的控制、站和跨步站,向不同的方向迈步、单腿站、由高处迈步下来、单或双腿坐以及上下楼梯等等。主动的足、膝和髋相互作用的恢复对患者恢复平衡能力和运动能力是至关重要的。

2.2 干预:思考和选择

在不断评价和临床推理的基础上,治疗师选择的干预似乎适合各个患者。Bobath观念并没有给出治疗患者的一个解决方案或方法。

> **定 义**
> Bobath观念是一种评价和治疗因中枢神经系统损伤引起个体的功能、运动和姿势控制障碍的解决问题的方法。(IBITA, Theoretical Assumptions 2007; www.ibita.org)。

治疗是为各个患者量身定制的,并以其反应为基础。因此干预措施取决于患者作为个体,其感觉运动功能障碍、知觉和认知过程和问题、他们建立的适应性代偿策略、所处环境以及患者的目标或任务。所有的干预措施,即使以损伤为导向,也需要整合活动,以使治疗尽可能地功能化,并尽可能地增强疗效的延续效应。主动性是学习的关键因素,治疗包括以下内容:

- 重获运动控制。
- 运动学习。
- 采用多学科的方法增强学习能力和延续效应。
- 当不能进一步进行运动学习时可使用代偿策略(可能要结合使用辅助器具和矫形器)。
- 使用管理策略以防止或尽量减少并发症的发生。

2.2.1 姿势定势

姿势可以定义为两个或两个以上身体节段之间的几何关系(如躯干和腿,以及上部和下部躯干)。身体姿势的一个完整的几何关系界定应考虑到身体和环境之间的关系(如身体相对于支撑面)(Nashner,1982)。Berta Bobath将姿势定势描述为随着预期运动变化的"姿势调整",事实上,姿势定势可能先于预期动作(Bobath,1990)。身体节段具有生物力学和神经肌肉的关系,它是基于个体化的体型、运动及与环境的实际关系的结果。这种关系在活动中不断变化。神经肌肉的活动及生物力学的因素相互影响。即使运动或活动的目标保持不变,通过旋转成分或关节运动方向的改变而改变的环境与生物力学关系也需要神经肌肉活动的调整。神经肌肉的活动取决于运动的起始位置(如从低矮软垫的座位上站起来，或从治疗床下来）。当一个人坐位或站立位下屈肘时，肱二头肌是启动肌。同样的运动完成在仰卧位，上臂在半空中伸展，或在站立位或坐位上举上肢超过肩水平等相似运动时，都需要肱三头肌充当启动肌和主动肌以进行更多的离心控制。

由于生物力学的关系随重力与支撑面关系的改变而改变，因此神经肌肉活动需要在不同的体位倾斜骨盆。这样，神经肌肉活动在坐位、坐位到站位的转换、站位、从坐位到仰卧位及仰卧位是不同的。运动分析是运动过程中每个阶段的详细分析，以此形成关于患者神经肌肉功能活动募集的假说。这种分析结合对患者知觉、认知功能的评价和评估，是临床推理的基础。

> 姿势定势是某一特定时刻身体节段之间相互关系的描述。
>
> 运动可以被描述为姿势定势的连续变化。

如果要拍摄运动着或活动的连续图片，那么每一张图片代表了一个姿势定势。

分析姿势定势可以提供以下信息：

- 重力的作用。
- 与支撑面的关系。
- 对线。
- 运动的模式。
- 神经肌肉活动。

现在有一种分析基本姿势的趋势，但人体的运动介于姿势中和两个姿势之间。基本姿势是坐位、站位、一步站、仰卧位或俯卧位，如果包含一步站立甚至重心分布，还有对称或不对称之分。因此，姿势定势包含基本姿势和姿势之间转换中所有的变化。

在姿势控制和姿势定势之间存在着相互关联。对功能性活动中的姿势定势的分析使临床医师能观察到实际和渐进的对线变化，并形成了关于神经肌肉激活产生运动的假说。所选择的干预可能支持或可能不支持这一假说。如果患者的运动控制没有得到改善，那么不是干预错误，就是假说错误，临床医师必须重新思考。临床医师必须根据患者的反应以及患者所需的运动不断地调整干预。

姿势定势也可用于治疗，以便根据患者的能力作出适应和调整需要。整个活动的各个组成部分，可以在几个姿势定势中训练，然后把姿势定势联合起来完成整个功能活动（Raine et al, 2009）。姿势定势的选择取决于患者的平衡控制以及患者与支撑面的关系，目标活动或任务的选择亦是如此。低水平姿势控制或不对称性屈曲、对线不良以及异常张力分布的患者将无法募集更合适的活动与环境互动或对环境做出反应。Shumway-Cook 和 Woollacott（2006）将站立位理想对线描述为"整个身体的肌肉，而不仅仅是躯干的肌肉，在静止站立时紧张地主动保持身体在狭窄面的垂直位置。一旦重心偏离确定的狭窄的理想对线范围，就需要更多的肌肉做功来将身体恢复到稳定的位置"。姿势定势中最佳或理想的对线，使我们不用过度用力就能维持稳定。不恰当的对线或对线不良可能会保持不恰当的神经肌肉募集模式，并因此妨碍患者调整对环境的反应。Sahrmann（1992）指出，正常的神经肌肉相互作用、肌肉平衡或适当的肌肉活动，可以促进良好对线，而良好对线又可促进正常的、合适的神经肌肉活动。

> 一个姿势定势中的选择性运动需要不同的神经肌肉活动。由于生物力学对线的改变，神经肌肉活动也随之改变。

2.2.2 基本姿势与姿势定势的分析

在治疗期间,治疗师必须专门的、挑剔的、选择性的使用适合于患者问题的姿势定势。以下是选择姿势定势的要素:

- 改变患者姿势以募集恰当的神经肌肉活动的难易程度。
- 体位转换过程中改变姿势定势的难易程度。
- 需要用多大的力。
- 促进了什么运动策略。
- 是减弱还是加强了患者从一个体位转换到另一个体位的控制。

在日常生活活动中,我们不断地从一个姿势定势运动到另一个姿势定势,很少固定在一个位置做事。治疗必须通过促进患者运动控制的恢复反映此种情形,而不是静态活动。功能性治疗是学习的基础。

选作干预措施的姿势定势必须适应于患者的具体问题,才能提高或促进成功率和主动性。姿势定势的优点和缺点、变化的各种可能及姿势转换的难易程度都必须按照患者的运动控制能力同时考虑。许多肌群的相互作用及主动肌、拮抗剂和协同肌的离心(向心)运动,产生了平衡和运动。分析所有肌肉在所有运动阶段的不同活动是不可能的,也无法用语言来描述这种变化。在下面的部分里分析了站立位、坐位、仰卧位和侧卧位的主要特征和性质,其他的体位也可以用同样的方法分析。

◆ 站立位

人体站立姿势的控制,似乎是相对简单的任务。然而,由于垂直体位下的支撑面小和重心位置高,维持直立姿势是相当复杂的任务。人体站立时需要分布在全身的肌肉的作用来维持此时重心在支撑面上。由于这些肌肉表现出保持姿势的功能(即它们抗重力维持垂直姿势的作用),它们通常被称为抗重力肌肉(Shumway-Cook et al,2006)。因为足在静止站立的时候不运动,来自足底皮肤机械感受器和踝关节周围肌肉活动的信息对维持重心在支撑面中的理想位置至关重要(Fitzpatrick et al,1994)。在站立位时,腓肠肌持续活动(Loram et al, 2011)。为了控制身体质量中心的前后方向,踝跖屈肌(比目鱼肌和腓肠肌内侧头)和踝背屈(如胫前肌)起主要作用(Winter,1995);在内外侧方向上,踝关节内翻肌、踝关节外翻肌和髋外展肌的活动起重要作用(Winter,1995)。人类生存于万有引力定律的世界中,因此,即使站立的时候我们也必须做功以保持直立,防止因重力的牵拉而瘫倒(Shumway-Cook et al, 2006)。质量中心向地面上的垂直投影被称为重心(CoG)(Winter, 1995)。在生物力学上,人体与地面之间的力称为地面反作用力(GRF)(Winter,1995)。足下地面反作用力的矢量总和被用来计算压力中心(CoP)(Winter,1995)。Winter(1995)将压力中心定义为"垂直于地面的反作用力矢量的定位点,它说明了人与地面接触范围上所有压力的加权平均数"。因为踝关节肌肉是压力中心的主要控制器,压力中心的位置是踝关节各个肌肉共同作用的结果(Winter 1995);因此,增加跖屈肌活动将使压力中心向前移动,增加踝关节的内外翻活动将使压力中心侧向移动。当人类正常站立时,他们不是完全静止的。相反,能够观察到少量身体运动,即姿势摇摆。这些运动是前后方向(前-后)和侧向(内-外侧)。姿势摇摆主要由矢状面上的踝跖屈、踝背屈和冠状面上的髋关节加载/卸载机制所产生的即时力矩控制(King et al, 2012)。

姿势摇摆可以通过足底压力板测定压力中心的移动进行研究。摇摆范围与姿势控制系统的效率相关。因此，姿势摇摆表明作用于人体的不稳定力量和防止失去平衡的姿势控制系统之间的相互作用（Murnaghan，2013；Maurer et al，2005）。因此，平衡障碍因老龄和病理因素（例如脑卒中、帕金森病、周围神经病变）所致的感觉，运动，中枢神经系统功能改变引起，将反映姿势摇摆特征的改变（即增加了姿势摇摆，减少了平衡能力）（Pavol，2005）。

地面反作用力是表现在垂直、前-后和内-外侧的三维矢量力。每个矢量测量运动的不同特征（例如垂直矢量主要由身体的垂直加速度产生）。地面反作用力来自反映身体到地面的负荷在足底分布的压力。地面反作用力的测量可以用于诊断神经肌肉障碍，并提供患者双下肢之间不对称的定量测量。健康人双下肢的地面反作用力值是相同的，换而言之，健康的受试者保持重量在下肢的对称分布，并且肌肉在双下肢能进行相似的活动。许多神经病患者的偏瘫侧有地面反作用力的减弱，而健侧地面反作用力过大（图2.6a）。有研究表明，站立位时身体的负荷过大增加健康人的伸肌姿势反应（Dietz，1992）。因此，地面反作用力影响整个下肢的伸肌模式，它使骨盆能做选择性的运动。如果没有选择性的骨盆运动，就不可能有最佳的核心稳定性，并且这又会影响到肩胛骨位置和颈部稳定性。

许多轻偏瘫患者继发多种神经系统障碍，表现出患侧下肢的负重（即负荷）小于健侧下肢的负重（图2.6a），即文献中指出的负重不对称。负重不对称与下肢的负重改变以及人体工程学的改变有关。Kamphuis及其同事（2013）在他们的综述文章中总结到："脑卒中后的负重不对称与姿势摇摆的增加和肢体之间压力中心的轨迹同步性的较差相关。"此外，Aruin（2006）说明了身体不对称对APA（预姿势调整）的影响；受试者站立位下一条腿外旋，引起身体不对称，从而导致对侧腿APA增加。Arum因此提示，由于身体存在不对称，中枢神经系统可能选择激活对侧身体肌肉的策略，来代偿额外机械力约束的影响。启动和控制向任何一侧腿转移体重的能力是一些活动中必需的，如步行，步行时转体和伸手够东西。已经证明瘫痪下肢的负荷能力与完成功能性活动相关。Lee及其同事（1997）的研究表明从坐位到站立位时患腿负重少的脑卒中患者，其功能独立量表中活动性得分较差。Cheng及其同事（1998）报道，从坐到站时的非对称性负重被认为可引起脑卒中个体的跌倒风险（图2.6b~c）。在现代Bobath观念中，治疗目标是实现"两条腿相同"，这样可以根据任务和环境限制，能用任何一条腿开始迈步。一条主动的和高效的支撑腿将会产生摆动的动能（即一侧下肢单腿站立能力越强，其摆动能力也越强）。Bobath疗法从业者认为最佳的站立对线促进下肢更好的负重，并因此而能更好地储存动能，这使其能主动地负重，并因此以最好的感觉反馈来更新身体图式。此外，最佳的对线有助于有效地激活任务所需肌肉的作用。

人类很少因为站立而站立。相反，我们为完成以目标为导向的活动而站立；我们站立以启动步行，用手够东西或者坐下。从静止站立转换到步行涉及一个肌肉激活的顺序（APA），因此地面反作用力也发生改变。该活动顺序产生必要的力，推动身体向前和单腿支撑。

站立期间的稳定性限度

稳定性限度可以被描述为一个人有意

第2章 人体运动

识地移动重心和身体向指定的方向倾斜而不失去平衡、不需要迈步或抓握的最大距离（Melzer et al，2009）。站立位打算和完成伸手够东西或弯腰超过站立位支撑面多远，取决于个体的稳定性限度。Shumway-Cook 和 Woollacott（2006）将稳定的感知限度定义为在不失去平衡或迈一步的情况下人体移动的距离。

基本站立姿势的特征是伸展，包括躯干、头部和颈部、腿的伸展。这种选择性伸展建立在躯干肌的相互作用、核心稳定和平衡的腿部肌肉活动的平衡基础上。如果人主动站立及支撑面相对较小，姿势张力会相对较高。肩部轻微前伸但相对放松，上肢垂在身侧（图2.9）。臂的旋转取决于个体的生物力学对线和神经肌肉的激活，尤其是躯干和肩胛带。增加胸部和肩胛带的伸展，会使上肢外旋增加，而主动前伸和屈曲增加内旋。站立通常会促进伸展。患者暴露于重力中，如果对线良好，会提高姿势张力和姿势控制。

优　点

有很多种站立的姿势定势；使用足不同的位置，或移动或静止，在后面、侧面或前侧支撑，从而使患者能安全地探索他的运动控制。所有的改变都引起神经肌肉的调整。上肢的摆放影响身体张力的分布：如果上肢置于90°以上，则促进躯干更大程度地伸。上肢可以摆放在不同的位置和不同的高度（图2.10，图2.11，图2.12，图2.13）。

一个活跃的上肢可促进姿势活动，而使用上肢的支撑，可能改变或抵消姿势控制，取决于如何使用它（Jeka，1997；Jeka et al，1994；Slijper et al，2002）。站立姿势定势可能从两腿并排站立到一步站立之间变化，从而增强重心转移并获得从支撑到摆动在不同方向上的变化。髋关节旋转变化要求神经肌肉活动的改变；支撑腿生理性外旋可能促进外展和伸，并因此达到稳定。

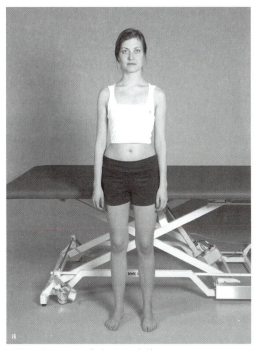 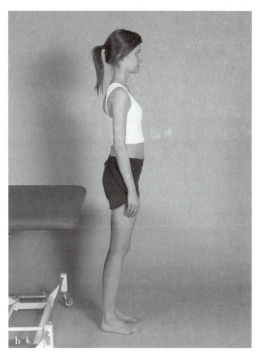

图2.9　a～b.基本站立姿势

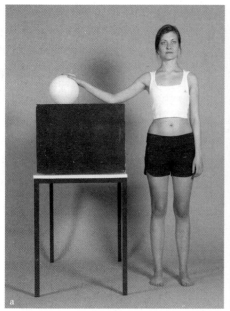
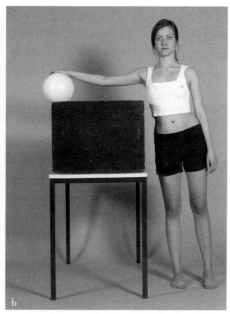

图2.10　a~b.模特上肢外展至肩关节水平滚动球时,横向转移重心。如果模特没有将球下压,负重侧将增加对伸和稳定性的要求

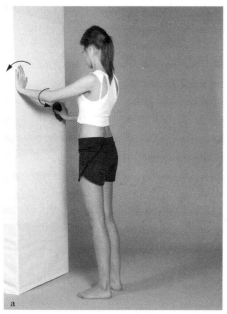
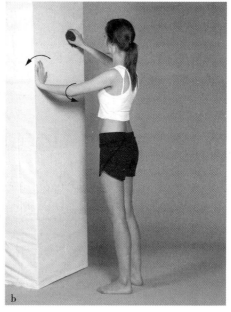

图2.11　利用墙可以促进上肢的摆放,从而产生一个手接触定向反应(CHOR)。该CHOR是手和墙面的摩擦接触,以使手开始发挥其功能作用(Porter et al, 1995；Raine et al, 2009)。运用CHOR可以促进"轻微接触",以增加轴向张力(Franzén et al, 2011)、中线定位、肢体支撑和肢体负重(Raine et al, 2009)。该模特必须稳定身体和上肢,以便同时保持姿势定势和运动。a.肘伸展、肩关节前伸及手臂外旋促进腹肌的激活作为姿势控制的一部分。改善的姿势控制通过肩关节和上肢促进稳定性。b.改善的姿势控制和左上肢的稳定性促进了右上肢自由运动

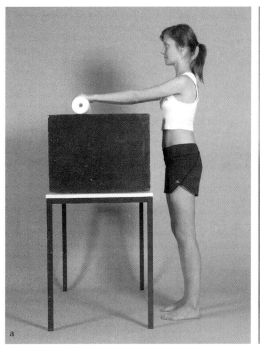
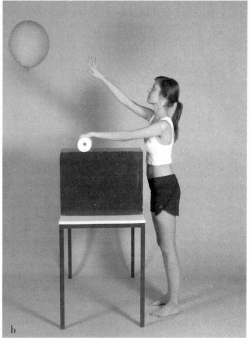
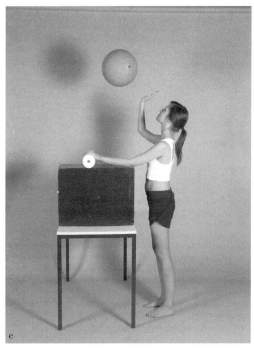

图2.12　a.站立位的动态活动练习是对姿势稳定的一种功能挑战,并可探索稳定的限度。当肢体向前运动时,需要躯干前面的和后面的肌肉协同活动,该能力能保持躯干伸展和向后对抗预期干扰。当上肢运动时,对姿势稳定性和定向有更高的要求。当站立位还有伸手够东西的活动时,有助于完成活动的一个重要因素就是预姿势调整,以便稳定姿势。预姿势控制和随意的上肢运动,其控制被认为是不同的,但却是平行的,下行通路,它们需要被整合才能成功完成任务。因此,如果可能的话,想达到训练时的效果,应该在选择的活动需要的背景下进行。b~c.当上肢运动时,对姿势控制有更高的要求

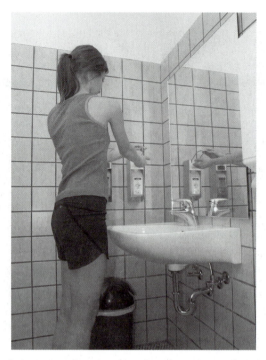

图2.13 运动控制研究表明,当双臂同时做相同的动作,两个大脑半球存在固有的神经相互作用模式。这种偶合可以促进患侧上肢的功能恢复。训练过程中双手的协作运动一直是Bobath观念的一个重要因素。然而,通常还需要注意的一个事实是,双臂协作完成一个任务时,每侧上肢有各自单独的功能以完成相当不同的活动,如将一只手稳定放在洗手液下,另一只手操纵它

髋伸/外展/外旋的"放松"或离心激活促进摆动期的开始。如果患者有一定水平的姿势控制,在这种情况下感觉安全,并有意愿探索这种可能,那么肢体的远端和近端就有治疗性处理和校准对线的良好机会。给予患者膝部足够的和恰当的支撑十分重要,例如,使用促进或不同促进,让患者体验和建立躯干控制或骨盆运动。使用不同高度,在患者的不同位置(在体侧、在背侧、在对角、在前面)的治疗床,能够产生变化及主动探索坐与站之间的转换。此外,它还能调整站立姿势,减少身体晃动的程度(图2.14a~d)。

促进患者体验和探索不同方向的离心控制和渐进运动的变化。肌肉离心活动似乎改善肌力和泛化(延迟效应)更多不同的肌肉活动和功能活动(Patten et al, 2004)。力量训练明显促进了脊髓运动神经元突触的增加,而且似乎对痉挛没有负面影响(Fandyan 等为痉挛做了定义,2005)(参见第1章"中枢神经损伤后的重组与结局"部分)。Patten 及其同事(2004)指出,技巧训练结合任务导向训练提高了功能活动依靠的大脑皮层重组。因此,治疗需要有针对性,包括力量训练的具体方面,基于患者的背景,因为这样结合起来似乎才能提高患者的功能。

站立姿势定势的运用通常能激发患者。患者面对身体和空间之间的关系,从而提高了知觉。站立是功能性的(图2.15a~d),也能改善直立性血压的控制、血液循环、肺功能、肠道和泌尿功能。

缺　点

一些患者姿势张力很低,不能与重力

第2章 人体运动

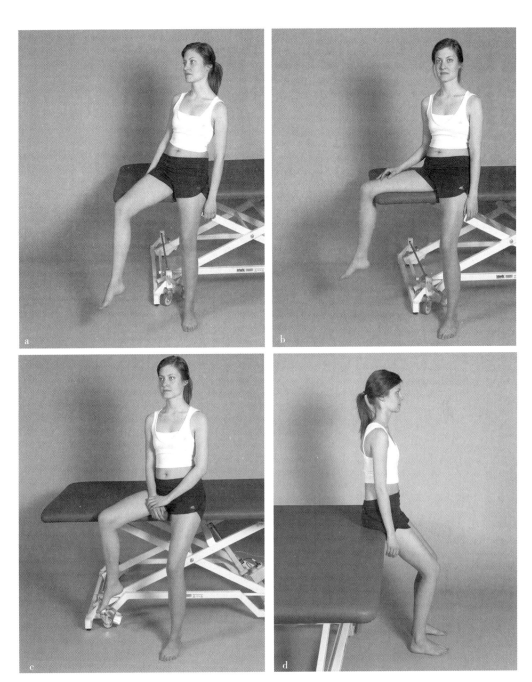

图 2.14 a. 当模特坐在治疗床上,她需要稳定支撑腿,并在支撑腿上移动。在这种情况下,特别需要负重侧髋的外展和外旋,以便上提骨盆到治疗床上和身体节段相互对线。b. 旋转的成分可能依姿势控制、平衡、从站到坐或从坐到站动作的需求而变化。c. 治疗床坐位的姿势定势。这种姿势需要良好的骨盆活动性(即骨盆相对于髋关节和腰椎的运动),并促进从站到坐、从坐到站再到站–靠坐的转换。d. 站–靠坐是加强伸肌链、站立的基础、推进和伸出的一种干预方法。腿从治疗床上站–靠坐活动的目的是刺激前庭脊髓束和皮质脊髓束系统之间的平衡活动。站–靠坐被用来促进单腿站立,以提高下肢运动的伸肌模式效率,也可以提高站立时伸手够东西的姿势基础

133

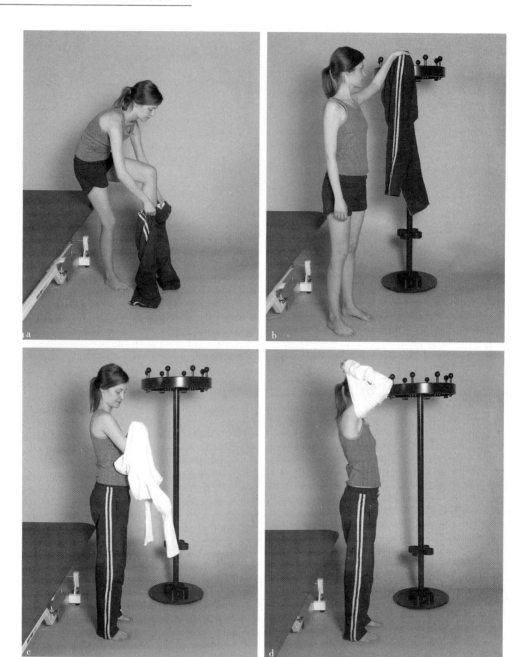

图2.15 适当的姿势控制允许站立位手臂的功能性活动。a.站立位穿衣正常。该模特用右下肢平衡身体,要求具有单腿姿势稳定的平衡能力,同时将左腿伸进裤子中。这是一个复杂的知觉、认知和感觉运动活动,要求具备解决问题和不断在狭小的支撑面上调整位移的能力。b.模特将她的套衫挂在超过肩水平的挂钩上。她必须找到挂钩和问题所在以完成活动、转移重心,同时维持姿势稳定以解放手臂,将套衫从挂钩上拿起。在手臂运动之前,躯干和下肢将先发生变化,以稳定身体。因为挂钩被放置在一个手臂的长度内,躯干不需要随着上肢移动。只有当目标物被放置在手臂不能够着挂钩的距离时,躯干才需要移动。c.当模特穿套衫时,手和上肢主动引导进入袖子的运动。肩胛骨的稳定是伸手够东西时稳定的参照物和上肢发挥最佳功能的先决条件。d.当上举套衫超过头部,视线被遮挡,对姿势控制的身体感觉输入整合的权重增加,对感觉运动调节以维持姿势控制的需求增加,身体节段彼此之间相互对线

相互作用并激活直立姿势。如果患者自我支撑倾斜或按压在外部支撑物之上,可能会募集不适当的屈肌成分活动,进而负面影响抗重力及获得姿势控制。如果患者感觉不安全,屈肌策略可能增加。站立姿势的定势可能需要两名治疗师或一名助手的帮助,才能促进患者的姿势激活。在某些情况下,使用一个站立架或类似的器械可能更适合。值得注意的是,患者需要被放置于90°的完全垂直对线上,以促进姿势张力和支撑面足上的活动。

▶ 坐 位

无论从感觉还是从生物力学水平上,无支撑坐位和站立都是不同的。在感觉水平上,来自足的体感信息对下肢位置的影响较少,因为取而代之的是来自臀部和大腿的体感整合信息。与站立相比,坐位在生理学水平上,生物力学上的限制减少;就是说,需要控制的关节数量减少,支撑面增加,以及重心较低。坐姿主要由躯干肌肉控制(Genthon et al, 2007),无支撑坐位需要躯干姿势的稳定,这对于所有的日常生活活动也是必要的(Perlmutter et al, 2010)。由于躯干控制在坐位、站立位、步行等转移中的重要性,坐姿的恢复似乎是恢复独立功能的决定性因素(Hsieh et al, 2002;Geurts et al, 2005)。

基本的无支撑直立坐姿的特点是躯干伸展,通过腹部活动保持平衡,头部和颈部对线于伸展位。髋关节在生物力学上处于屈曲位置,但坐位的稳定取决于伸展、外展、外旋的神经肌肉活动和屈曲之间的相互平衡作用。大腿放在治疗床上作为躯干的参照物。髋关节的旋转成分可能会变化,但作为稳定的基础,最佳的神经肌肉活动是外旋而非内旋(图2.16a~b)。

当上肢没有活动时,上肢放松于内收位;旋转成分取决于胸部、头部、颈部和肩胛带的神经肌肉活动和生物力学关系。坐位是许多活动的功能性位置,能给予治疗

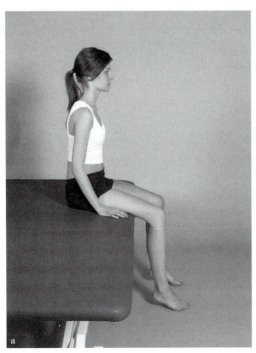
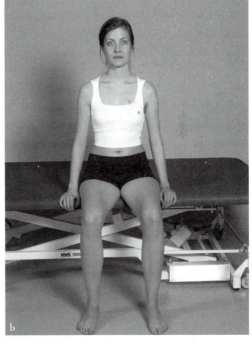

图2.16　a~b.基本的直立坐位具有自然的腰椎前凸和胸椎直立

师一个很好的手法治疗机会和多种变化（图2.17）。

坐位的稳定需要躯干肌肉共同激活，以及我们坐时如何影响躯干肌的活动（O'Sullivan et al, 2006; O'Sullivan et al, 2002）。O'Sullivan 及其同事（2006）确定并测量了无痛人群中两种坐姿——直立坐姿和塌腰坐姿——之间在运动学和肌肉活动上的差异。他们得出结论，直立坐姿特别是伴有骨盆前旋、腰椎自然前凸和胸椎

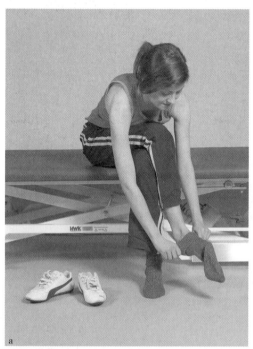

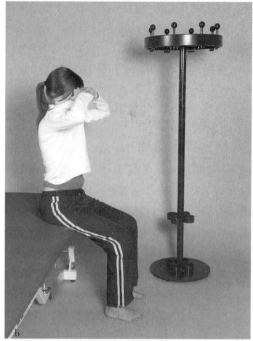

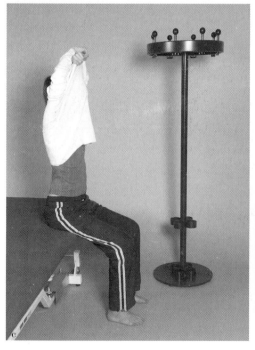

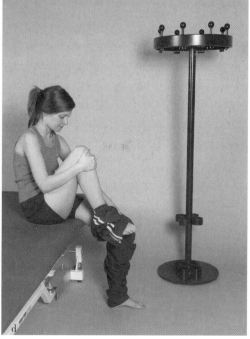

第2章 人体运动

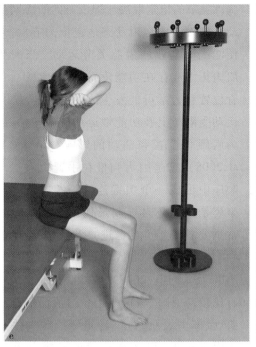
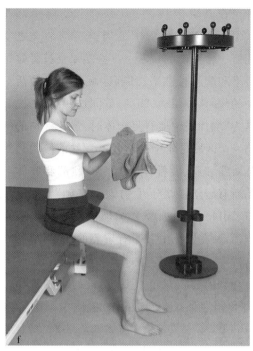
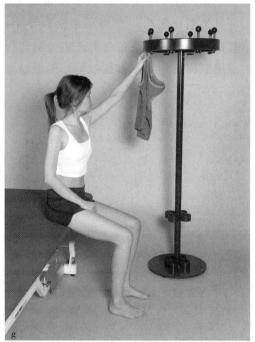

图 2.17 a～g. 坐位脱衣。平衡、运动、重心转移、旋转、身体节段之间的对线,都是坐位穿衣和脱衣必需的要素。躯干肌肉是保持身体直立、调节重心转移和控制运动以对抗重力时持续牵拉的主要肌肉。在这个活动中缺乏近端稳定可导致上肢不能够着脚趾穿脱袜子或者不能随意地穿脱外衣。注意脱套衫和T恤时上肢的伸展(c、e、f)。躯干稳定,上肢才能随意、容易地穿脱衣服。躯干近端的稳定是远端肢体活动性的先决条件

放松的"腰椎骨盆"直立坐姿是确保表层腰部多裂肌激活和胸竖脊肌同时松弛的关键。在塌腰坐姿下,深层躯干稳定肌的激活减少。Caneiro 及其同事(2010)研究健康受试者的 3 种不同坐姿——脊柱骨盆直立坐姿、胸部直立坐姿和塌腰坐姿,来调查它们的对颈胸部肌肉激活、头部与颈部姿势的影响。发现塌腰坐姿与胸部屈曲和头部(颈部)屈曲增加相关,伴有头部大幅前移以及颈胸肌肉活动的显著增

加。作者得出结论,不同的坐姿与头部(颈部)的姿势和颈部肌肉的运动活动之间有一个明确的关联。这些结果支持骨盆腰椎和胸腰椎在头、颈部区域的姿势激活中的作用。Griffin(2014)赞同这些结论,他认为"当加强偏瘫肩复合体时,需要评估的第一个区域是躯干的对线。骨盆前倾的最佳对线和胸、腰椎伸展,为头、颈部和肢体的所有运动提供了生物力学基础"(Griffin,2014)。因此,坐姿和坐位躯干肌肉组织活动,在训练上肢时有重要的加强作用;节段运动和胸椎姿势对肩胛骨运动和肩胛骨在胸部的位置很重要,正常的肩胛骨和胸椎运动能够得到最佳的盂肱关节力学(Crosbie et al,2008)(图 2.18a~b)。

手臂运动时肩胛骨的控制是正常肩关节功能的一个重要组成部分(Ludewig et al,2009)。肩关节复合体可以认为是由多个关节组成的一个大运动链的一部分。肩胛胸廓关节的稳定取决于周围肌肉的协同活动。肩胛肌肉必须动态地定位关节盂,以便能产生高效的盂肱关节运动。当肩胛肌肉无力或存在功能障碍时,正常的肩胛骨位置和力学可能发生改变。此外,胸部运动受限与上肢功能性运动受限相关,因为肩胛骨位置和活动的影响(Crosbie et al,2008),这是因为胸椎在手臂上举运动顺序中形成一个关键连接。考虑实际的坐姿是提高还是抑制最佳躯干活动是非常重要的,这可能是进一步干预的根据(例如当从坐到站或促进上肢活动时)。Falla 及其同事(2007)对以下两种方法进行比较,一种是用口头指令激活深层颈屈肌、腰椎多裂肌,另一种是治疗师动手矫正塌坐坐姿,以实现自然的腰椎骨盆坐姿。他们证实当治疗师用来实际动手操作而不是通过口头指令促进姿势矫正时,深层颈屈肌和腰部多裂肌的活动更显著。

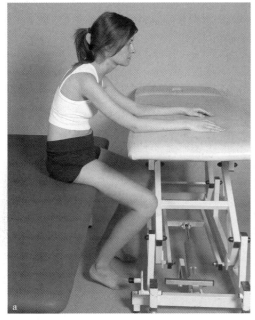 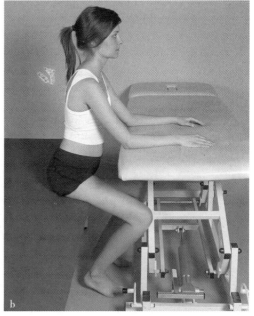

图 2.18 a~b.不同坐姿对头部/颈部姿势和颈部、躯干、肩胛骨的运动有明确的影响。当运用坐姿定势训练上肢功能时,当促进良好的坐姿以便进食或者进行下肢力量训练时,要重点考虑坐姿和躯干肌的活动

这对运用促进技术来矫正不良坐姿有着临床意义。

坐位是常用于神经系统患者练习伸手够东西活动的姿势定势。在健康受试者中,上肢伸手够东西引起的躯干预姿势调整(APA)先于上肢运动,这样躯干屈肌力矩和定向得以控制(Cirstea et al,2000;Lee et al,2009)。然而,脑卒中后的患者在坐位伸手够东西时,表现出躯干偏移增加和双侧 APA 延迟(Pereira et al,2014)。与基于躯干控制的伸手够东西训练相比较,伸手够东西的躯干代偿策略被证明是不灵活的,难以顾及其他活动(Thielman,2013)。训练伸手够东西时,限制躯干向前屈曲,已经被证实可以改善上肢的运动模式,包括增加肩胛骨前伸,增加肘部运动范围并减少躯干活动(Thielman,2013;Michaelsen et al,2001;Michaelsen et al,2006)。

要注意的是,身体节段完美的对线和姿势控制不是坐位开始活动练习的必要条件。在治疗中应用以任务为导向的活动不需要独立的姿势控制。然而,只要患者姿势控制减少,调整环境以便为其提供适当的外部支持就很重要。用这种方法,患者可能能够完成活动练习,反过来也可改善姿势控制和选择性运动(Graham et al,2009)。无论如何,致力于身体节段的对线和姿势控制可以改善患者的能力,提高完成复杂运动任务的效率(Raine et al,2009)。

优 点

坐姿定势(图 2.19)可能是变化多样的,取决于治疗师想要促进的神经肌肉活动:直立坐位、对角的或多或少的旋转斜坐位、向后或向前倾斜、坐的床高或者低、

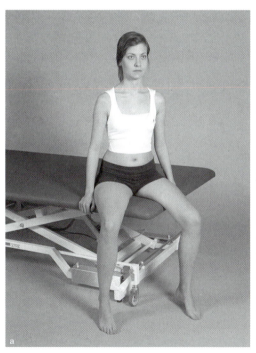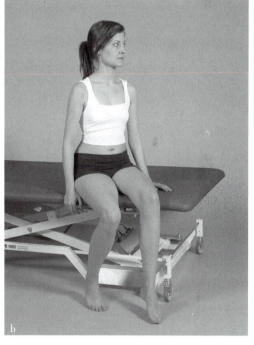

图 2.19　a.髋关节内收增强是募集稳定性及髋关节、骨盆运动常见的问题。增强髋关节外展、外旋可促进更稳定的直立姿势和姿势控制,从而可增强身体节段之间的相互作用。底座越大越开放,越能促进更多近端节段的运动。b.旋转的变化改变了负重区域,从而改变了稳定性的需求

坐在座位靠后或者座位的前缘、不同的底座(床、治疗床、各种椅子和凳子)，不同的质地和硬度，或者坐在地板上。

坐姿的改变与活动相关,取决于患者下一步运动往哪里和哪个方向(即不断变化的活动方向)，以及运动需要哪些神经肌肉活动(图 2.20a~b)。

上肢的位置、姿势和活动影响躯干的神经肌肉活动。通常一侧上肢的活动需要增加双侧躯干的预姿势调整(Lee et al, 2009)，首先是对侧进行被动的预姿势调整，然后是同侧主动预姿势调整，例如左侧肩关节的激活促进右侧躯干抗重力活动。

使用手臂支撑可能减少患者的姿势控制，因为手臂支撑取代站立的足或坐位的臀部与大腿的平衡反应，重新定向参照物，取决于如何使用手臂的支撑(Jeka et al, 1994; Jeka, 1997)。上肢屈曲90°伴盂肱关节外旋促进躯干伸展和姿势激活。如果患者能够开始控制和承担上肢所承受的重量，整个身体和上肢的姿势稳定和力量都会增加。例如，必要的情况下，将餐盘放置在高的橱柜上或将外套悬挂在挂钩上(图 2.21)。相对于稳定上肢的身体运动或相对于稳定躯干的上肢运动促进了稳定和运动的相互作用，从而促进了姿势控制。

在不同的治疗阶段，坐姿定势很容易改变；例如，在同一个治疗中，用一个更灵活的上手干预以促进活动，直到患者自己运动。调整坐姿定势以适应患者将要完成的实际功能，例如，使用高位坐姿，以伸肌为主的姿势定势，更多地促进站起或者激活、刺激、促进早期上肢和手功能的姿势控制。坐姿定势常用于以下情况:

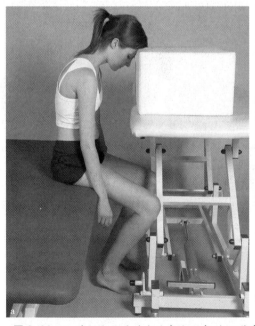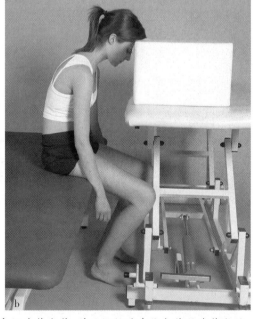

图 2.20　a.前倾坐位是稳定头部和颈部的一种良好姿势定势，并且可促进身体各节段姿势激活之间的相互作用。这是评估肩胛骨、激活肩胛骨调整和促进胸部选择性运动的一种良好姿势定势。b.在临床上，促进患者主动坐位时，不允许患者降低自身的肌张力和倾斜在支撑面上，因为这可能对使用这种姿势定势的手臂不利

第2章 人体运动

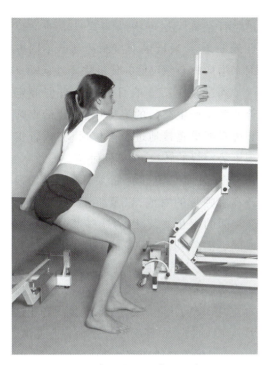

图2.21 当模特转移重心并旋转身体以便用右手取一本在她左侧的书本时,她通过左手臂稳定身体。左侧上肢成为她支撑面的一部分,让她能向左侧移动更远,超过原来的稳定限度。她需要稳定左侧,必须与左臂的运动相关,注意她并不是用上肢下压,而是伸展整个上肢。这样,上肢可给予她动态的支撑;她必须来回移动上肢,并且需要有良好的活动性、稳定性及肩胛带和身体节段间的协调性

· 松动并激活与躯干和支撑面相连的骨盆。
· 促进节段性的腰椎伸展以促进髋成分的稳定和腹部活动,这有助于实现姿势控制和释放上肢。
· 促进胸节段性伸展,肩胛骨调整基于其上。
· 促进和激活肩胛骨选择性运动和肩胛骨调整。
· 促进头部稳定和中线定位。
· 促进凝视稳定性。
· 实现坐姿到仰卧或者从坐位到站立的变化和运动。

· 如果保持姿势激活,会刺激和促进手的精细活动,或者运用手臂促进姿势控制。
· 使用后倾坐位以达到一个稳定或敏感的足,或缩短髋屈肌和内收肌以便为改善转移和站立的稳定性做准备(图2.22)。

缺　点

由于坐位支撑面更大,肌张力低下的患者容易陷入屈曲,并可能开始固定在屈曲姿势,因为这可能是他们唯一可用的策略。那些已经固定屈曲姿势的患者可能被刺激得更严重,短缩的肌肉会进一步刺激肌肉短缩。

使用支撑影响患者的姿势张力,这取

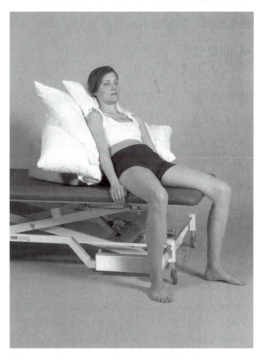

图2.22 后倾坐位。注意获得支撑面上良好对线的重要性。根据患者髋屈肌的适应能力,通过或多或少的后背支撑使腰部伸肌离心延长来调节姿势。腰部区域和支撑面之间的良好接触促进腹肌激活,以便进行核心控制、调整体位,或者端坐

决于患者和治疗师如何使用支撑。一个支撑物,如桌子、治疗床、手杖、枕头或墙,增加患者的支撑基础。如果患者倾斜在支撑物上,姿势控制的要求也就降低了。如果患者身体压向支撑物,过度地支撑自己,或者固定在支撑面上,屈曲活动增加。不过,患者和治疗师还是可以使用支撑物,作为运动的参照物或者减少沉重上肢的重量,从而促进姿势控制。

支撑面的组成材料对要促进的神经肌肉活动而言十分重要。与坚硬的支撑物相比,一个柔软的座椅可以刺激更多的屈曲、内收、内旋活动,尤其是在髋关节、骨盆和下部躯干。与低支撑物相比,高支撑物—墙、高手杖、高桌、高柜更能促进伸肌活动,这取决于如何使用它们。

◆ 仰卧位

你如何站立决定了你如何能"停止站立"(即坐下);这将进一步决定坐下的方式,由此决定了选择性坐姿和坐位的运动。因此,建立仰卧姿势定势最好应该从促进停止站立开始。停止站立是一种促进患者在连续运动中从站到坐下的治疗性促进,患者通过主动控制运动的不同方面来增加核心稳定性并促进选择性运动。

促进停止站立的目的是通过姿势定势的转换产生高效的姿势控制,让治疗师和患者能更直接地进行坐位活动,或者实现姿势定势的转换,例如仰卧位。

在仰卧位,治疗师必须评价头部、颈部和肩胛带的对线,以及躯干、骨盆和下肢之间的相互关系,因为这些部分的损伤或固定都会限制仰卧位的选择性活动。

仰卧姿势定势的特点是伸展,只要患者能够离心延长他的髋、腰椎、颈和肩带。支撑面大,重心低,并且只要他能够与支撑物相接触并降低肌张力,那么姿势张力将会变低。由于下肢的重量或者髋屈肌张力的存在,骨盆有前倾的趋势,但只要他能够离心延长髋屈肌和腰伸肌,他就能更好的接触支撑面,获得更适合的对线,不管是为了休息还是活动。通过这种对线,四肢将倾向于轻度地外展、外旋和伸展。正常情况下,前臂通常旋前,肘部稍弯曲。因为我们倾向于用手掌侧与环境相接触以便定向(图2.23)。

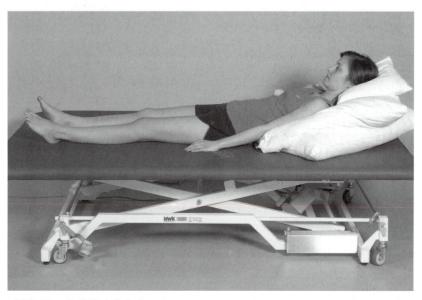

图 2.23 仰卧位姿势定势

第2章 人体运动

优　点

仰卧位姿势定势可以以不同的方式变化：双腿可以屈曲，足可以置于距髋部不同的距离上。髋关节和膝关节的屈曲程度将决定骨盆移动的难度，如果足被置于靠近髋部的位置，由于生物力学的关系，通过骨盆倾斜将促进重量转移到双足上，(图2.24a)。如果做桥式运动时，膝关节与足成一直线向远端移动，可以提高髋关节伸展和姿势激活(图2.24b)。

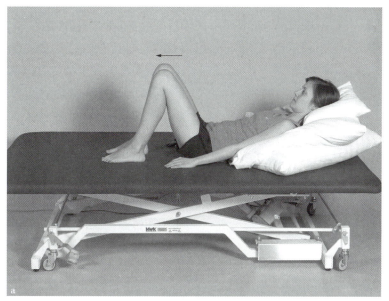

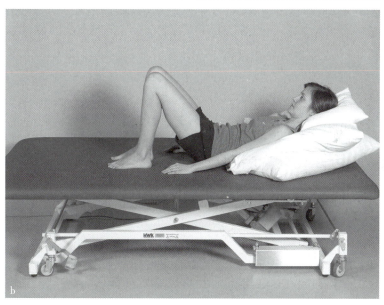

图2.24　仰卧姿势定势，仰卧屈腿位。在这种姿势下要达到稳定，最重要的是下肢主动"放置"在屈曲的姿势。因此足与治疗床的有效接触可使髋达到姿势定势，在支撑期的背景下也是如此。这种姿势定势可以被用来促进髋关节和下肢的姿势稳定性。注意两张图片中膝关节和足的相对位置，随后髋关节伸展及腹肌被激活。a.在仰卧屈腿位，促进重量转移至足上，这是桥式运动中选择性骨盆倾斜的基础。b.选择性骨盆倾斜涉及踝关节和膝关节的稳定性，以及近端的腘绳肌、臀肌和腹肌的激活

如果足被进一步往下放,远离髋关节,生物力学对线就会发生改变,骨盆和姿势活动的募集变得更加困难。上身可以用枕头支撑,以增强躯干伸肌的离心延长,从而促进腹肌活动。腹肌和伸肌的神经肌肉激活之间的相互作用是骨盆的选择性活动(相对于髋关节和腰椎)、活动性和稳定性的基础。

常见的肌力不平衡是短的、张力性的髋屈肌与臀肌,近端腘绳肌,腹肌的无力,引起髋前倾伴腰椎前凸的增加;因此,髋屈肌成分必须予以治疗,使患者离心延长背伸肌,放平腰椎,因为这是患者实现仰卧位选择性运动能力的重要因素(Raine et al, 2009)。如果患者能够调整体位,那么仰卧位姿势定势尤其适合松动短缩或者不活跃的肌肉。

从坐位到仰卧位或从仰卧位到坐位转移的不同阶段,在临床上被用来促进分级协调及屈肌、伸肌、外展肌、内收肌之间,以及控制稳定和运动的身体节段和身体节段之间的旋转成分的相互作用。

缺　点

姿势张力在仰卧位总体上是低的。因此难以启动抗重力活动。大的接触面意味着有许多摩擦和惯性成分需要克服。因此,主动地从仰卧位转移到坐位需要合理的姿势激活,或者促进这种活动。从仰卧位到坐位的转移是复杂的,需要一定水平的姿势控制水平结合屈肌、伸肌、外展肌、内收肌和旋转成分的分级改变才能独立完成。同时,经常要求患者在无帮助或少许帮助下完成该活动或姿势调整,甚至在中枢神经系统损伤的早期阶段,这也可有促使患者为其他功能选择代偿策略。因此,仰卧位可能不是治疗张力很低患者的首选体位,但它更适合有更多背景活动的患者,用于训练稳定、运动和力量的特定成分。

一些患者在仰卧位时张力已经升高。他们适应支撑面的能力可能已经下降并感觉不适、缺乏安全感或脆弱。其他人的节段活动性和身体节段之间的相互作用可能已经降低,因此导致主动地运动和转移重

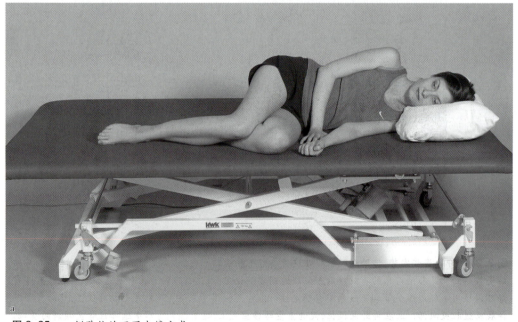

图2.25　a.侧卧位的不同支撑方式

第2章　人体运动

量以改变体位的能力下降。重量和摩擦使运动难以完成，手法治疗同样如此。

◆ 侧卧位

侧卧位的特点是负重侧伸展和上面身体有更多的屈曲倾向（图2.25a～c）。负重侧的稳定性要求最高，因为它与支撑面相互作用。

侧卧位在治疗中可用于步态成分的再训练（Raine et al, 2009），比如下面的情况（图2.26）：

- 在负重侧的腿和躯干产生稳定性。
- 将感觉信息融入侧卧位中，通过足底压力信息建立一个负重侧的稳定对线。
- 基于患者生活环境，选择性激活上面腿的髋关节、膝关节和足，以促进支撑腿（负重侧，下面的腿）和摆动腿（上面）之

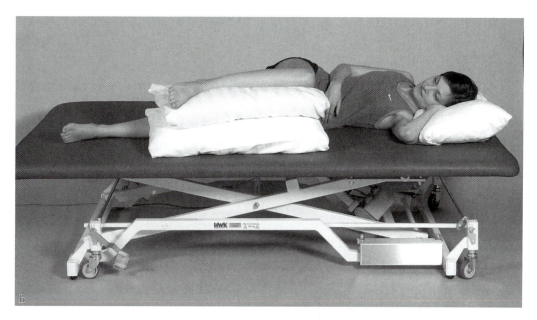

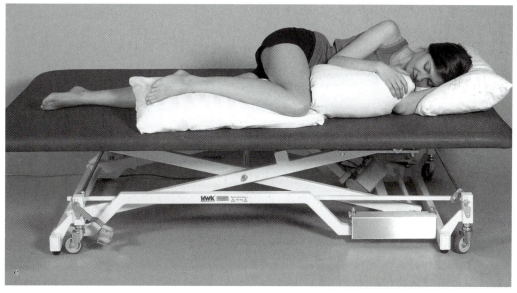

图2.25　b～c.侧卧位的不同支撑方式

间的知觉关系。

优点

通过躯干或四肢旋转成分的改变或用一些枕头来保持稳定,都可能会使侧卧姿势定势发生改变(图2.25)。侧卧姿势定势使近端身体节段间具有很大的灵活性并促进上肢或腿的摆放以提高姿势稳定性和力量。脑卒中患者采用患侧卧位,可以通过负重和触觉输入刺激患侧,并促进中心的和近端的身体节段的姿势活动。脑卒中患者采用健侧卧位,可能改善这一测的稳定性,因为患侧以此为背景作运动。

缺点

侧卧位可能非常不稳定,因为支撑面狭长,重心稍高于仰卧位。因此,它可能是治疗中难以掌握的姿势定势。如果对支撑面的适应能力不足,例如,患者支撑侧离心延长能力下降,那么上面的肩带将会非常不稳定。肩胛骨稳定的位置取决于肋间肌和躯干肌的激活。如果这些肌肉受到牵拉或不活跃时,肩胛骨会在躯干上向上滑动,上肢选择性摆放出现不恰当对线。侧卧位的稳定性可以通过将毛巾卷放置在靠近患者躯干的前、后部的下方来提高,也可以用枕头来稳定上面腿干中立位。

2.2.3 关键区

运动引起身体节段相互之间不断发生位移,并通过神经肌肉活动影响节段内对线和张力分布。这可能要通过观察和手法操作来分析(Taylor et al,1995)。一些学者将身体的某些节段称为(控制的)关键点(Bobath,1990;Bader-Johansson,1991;Kidd et al,1992;Edwards,1996)这个词很容易被误解,因为它涉及的是节段、范围或区域,而不是点。关键区(key areas)或功能单元(functional units)是更加准确的名称,因为这些区域在与身体其他部位相互

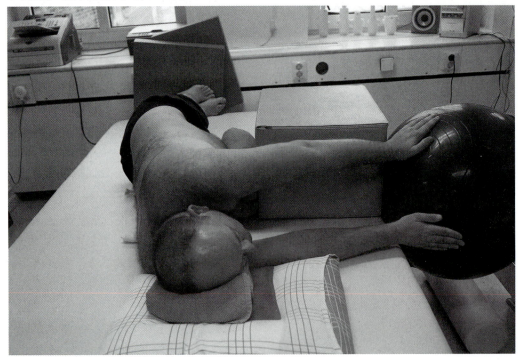

图 2.26 通过促进负重腿和躯干的稳定,侧卧可以用来再次训练步态的某些成分;融入感觉信息和足跖屈的压力信息以促进腿(负重侧)的稳定对线;使用双侧的CHOR以提高躯干的稳定

影响的同时,有自身的活动。关键区可分为中心、近端和远端的关键区。

◆ **中心关键区**

中心关键区是胸部及其关节和附着在头颈部的肌肉、肩带和骨盆。尤其重要的是,胸正中区和肋骨及肋骨附着在胸骨和肌肉组织都在这个区域。中心关键区的功能最重要的首先是平衡、姿势控制及肢体功能的一个稳定的参照物。实现冠状面、水平面和矢状面三个平面上的运动,允许身体的重量转移、左右两侧相互作用,及肢体能越过中线的能力。

某些治疗师将头部和颈部归类为中心关键区的延伸,或者把头、颈部归为近端关键区。头部和颈部的运动功能(不包含交流和进食)是多样的:重要的方面是对我们周围的环境定向,为眼睛提供稳定的参照物,保持眼睛水平以便接收信息,进而尽可能准确地感知信息、并尽可能提高平衡。

◆ **近端关键区:肩带和骨盆带**

- 肩带。Caillet(1980)将肩带描述为7个组成部分:盂肱关节、肱骨上连接(喙肩韧带,喙突和肩峰构成了喙肩弓,从上面支撑肱骨头)、肩锁关节、胸锁关节、胸肋关节、肋椎关节和肩胛肋骨附着。肩带与其他身体节段不能分离来看。肩带通过其在脊椎上的附着及骨盆通过躯干肌肉组织与脊柱的附着,肩带通过对线,骨盆带、躯干、头部、颈部和肢体神经肌肉活动之间相互影响。肩带的功能是成为上肢和手功能的灵活而又稳定的参照物(灵活的稳定),同时也是平衡功能的一部分。

- 骨盆带。骨盆相对于腰椎移动,也是相对于躯干和髋关节移动。骨盆包括两块髂骨和一块骶骨,通过骶髂关节和耻骨联合连接。这些关节是固定的,尽管它们允许微小的旋转成分以转移应力和拉力。骨盆在上面的腰椎和下面的髋关节之间移动。因此,骨盆作为一个关键区,不仅只是一个孤立的骨盆,还包含与其近端和远端的关系。在功能上,骨盆与腰椎和髋关节主要负责转移落在支撑面上并通过身体上传的力、稳定性、灵活性(灵活的稳定)以及重量转移。

◆ **远端关键区**

手和足都是灵活的和有很强适应性的肢体,拥有许多特殊的感觉受体,让身体能和环境相互作用。

- 手。拇指的对指动作是人类独一无二的功能,因此能完成从精细调整到用力的分级运动和用力抓握的全范围运动。由于手上有多层小肌肉,使手可以改变旋转成分来改变和调整运动。一些区域相对稳定,而另一些区域则比较灵活,这取决于功能需要。蚓状肌抓握以腕关节的伸展为基础,是伸手够和抓握的基础,这样可以捏住和抓握。手的功能是探索环境;触摸、感受和接受信息;加强表达和意义(做手势);操纵物体和完成精细运动;以及携带、提起和移动东西,在推的时候作为身体的延伸,例如,推独轮车。手臂还有平衡作用,在我们需要时寻找环境支持。

- 足。足传递环境和身体之间以及身体和环境之间的力。双足富有弹性,当走在不平坦的环境或上楼梯、跑步和改变方向时可以提供弹力。通过用力踮脚能提高手臂去够东西的能力。足趾在转身和改变方向上有十分重要的作用。足的功能是寻找来自环境的信息,适应支撑面以保持平衡和转移重量。

肘关节和膝关节,通过改变上肢、下肢

节段与近端和远端关键区连接的旋转,来改变运动模式。这些区域内单个成分的组合能以巨大的动作变化满足活动的多样性需求。关键区之间的相互作用,使我们能同时保持平衡、重量转移和运动。没有一个身体节段的功能是孤立的。

许多肌肉和关节聚集在关键区;例如,仅手就有 19 块骨头,连同腕关节和前臂有 29 块;手有 20 块内在肌,19 块肌肉在前臂,并以某种方式作用于手,还不包括上臂肌肉。中心关键区包括肋骨、胸骨、椎骨和深层和浅层肌肉组织。肌肉、肌腱、关节和皮肤的特异性感受器获取活动中的任何变化并向中枢神经系统报告。这可以囊括多种多样的运动、稳定和调整。临床经验表明,在一个关键区的手法治疗会影响其他身体节段、关键区的张力和活动,体现在以下两种方式:①通过皮肤、关节和肌肉附着直接地和间接地进行;②可能是因为这种手法治疗影响了许多特异性感受器和信息向中枢神经系统的传递。所有来自外周的信息聚集在脊髓,大量的中间神经元在脊髓的许多水平上传递这一信息,从而向相对较大的区域传播信息,也包括向大脑传递信息。

> 许多肌肉和关节聚集在关键区。因此,本体感受器的和皮肤感受器对中枢神经系统影响很大。
>
> 关键区的控制和它们之间的相互作用,似乎对平衡、选择性运动、对环境和活动的调节尤其重要,因此对功能也特别重要。

治疗目的在于改善肌肉的相互作用、对线、关键区和关键区之间的活动性,这样可能改善协调及稳定与运动之间的关系。结果,患者可能会体会到平衡和选择性运动和在总体上控制身体的改善。

在治疗的情况下,治疗师必须评价哪个关键区(或者多个关键区)功能失调最严重,是否必须先进行单独治疗,如果有更多关键区在活动中能相互作用,患者是否能恢复更多的控制。该关注点在治疗中是经常变化的。选择必须直接与患者的个体运动问题和需要首先恢复的功能相关。

2.2.4 选择性运动与功能性活动

Berta Bobath 将运动模式描述为"选择性功能运动的顺序"。选择性运动与姿势控制机制相互依存、相互作用(Raine et al, 2009)。当完成一个多关节动作,例如够东西时,中枢神经系统需要控制相邻关节力矩的相互作用。这样,在一个关节产生力矩的能力将影响其他关节的力矩,同时也受其他关节产生的力矩的影响(Mercier et al, 2005)。因此,选择性运动的恢复是有效地姿势控制、对线和功能所必需的(Raine, 2007)。Bobath 观念的重点是提高个体的选择性运动控制(Graham et al, 2009)。这是通过运动分析和任务表现来达到的,以确定具体个体最显著的障碍,导致的活动或功能的限制。

一个功能性任务可以分为短期目标或组成部分,其中包括运动活动所需达到的目标(过程)——运动策略和模式、选择性运动和神经肌肉活动,并且必须与正在执行的任务的环境相关(表 2.1)。

很少有研究关注身体功能和结构、活动和参与之间的关系(WHO, 2006)。Normann 发现,即使治疗师花费大部分治疗时间来改善与活动相关的神经肌肉募集的控制,治疗的结果显示只在活动中出现可见的变化,患者也只是自诉其参与得到改善。Smedal 及其同事(2006)在对两个 MS(多发性硬化）患者的研究表明，通过加强在不同活动中的身体功能和结构训练来恢复活动是可能的，并且效果持久。

Brock 及其同事（2011）比较了两种物理治疗方法改善脑卒中后在不同环境中的步行能力的短期效果：A 组采用 Bobath 疗法结合任务练习的干预措施，B 组采用单独的结构性任务训练。A 组的参与者接受详细的个人运动策略、神经学上的和神经肌肉活动潜在的运动障碍评价，以及根据患者治疗的反应不断调整临床治疗。B 组参与者接受基于结构性任务练习的物理治疗。本研究结果表明，使用基于 Bobath 疗法（A 组）干预措施的短期优势是改善了脑卒中患者的步行速度。

表 2.1　功能性任务组成部分：从神经肌肉活动到选择性运动控制、运动模式、运动活动，再到与个体和环境相关的运动目标

功能目标	例如：穿衣，个人生活自理，取一本书，做一杯咖啡，上厕所，行走去接电话或者开门扩展的目标是工具性日常生活活动，如购物
↑	
运动活动	例如：转身，重量的转移以完成转移、迈步、坐下和躺下
↑	
运动模式	超过一个节段或一个以上关节的运动，选择性运动的顺序化，例如，伸手取东西、抓握、支撑和摆动
↑	
选择性控制	一个关节或关键区的分离运动，以其他部位的稳定为基础
↑	
神经肌肉活动	根据姿势定势选择活动；与神经肌肉活动相关的募集需要接近目标要求

临床实例

侧向和前后方向的骨盆（骨盆倾斜）运动对所有重量转移和转移活动都是必要的并因此而整合所有的功能活动。在不同的姿势定势和体位转移中，不同的姿势定势中的骨盆倾斜需要不同的神经肌肉活动，通过运动从一个体位到另一个体位，例如坐下、仰卧在床上改变体位、从一个椅子移动到另一个大椅子上或者在卫生间揩屁股（图 2.27a～c）。

仰卧位骨盆控制不一定自动地持续到从坐到站或步行的转移中。根据临床推理，如果在仰卧位时必须在骨盆倾斜下活动，比如改善实用运动的实际范围，增强本体感受信息对部分身体的知觉，更新身体图式，骨盆倾斜也需要解决和促进从仰卧位到坐位的整个转移；运动并控制这一功能中的不同姿势对线以转移到坐位。同样适用于从站到坐，反之亦然。稳定和运动的关系在转移过程中发生改变，需要加以促进、控制和恢复整个运动。如果治疗改变了，合并不同的对线和旋转成分以及学习控制离心活动，那么治疗对不同情况的延续效应将会增强。

髋外展肌对运动中骨盆的稳定是十分重要的（Grimaldi, 2011；Shumway-Cook et al, 2006）。在对侧腿的摆动期，支撑腿髋外展肌防止对侧骨盆下降（即一种功能

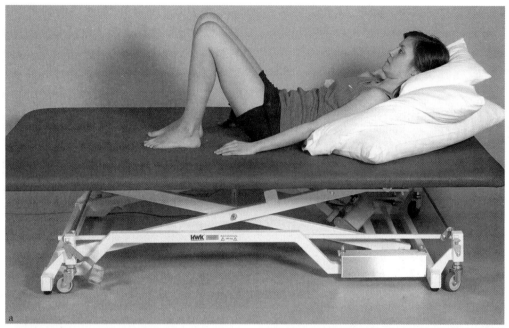

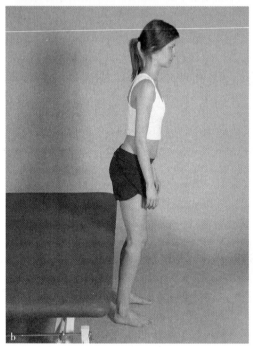
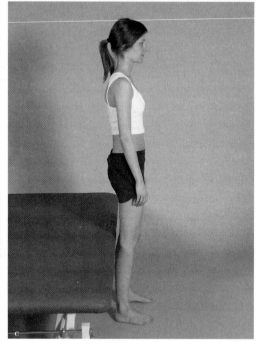

图2.27 骨盆相对于重力、支撑面的不同对线需要激活不同的神经肌肉以便运动。a.仰卧位骨盆倾斜。b.从坐到站的运动过程中的骨盆倾斜。c.站立位骨盆对线

性或生理性的骨盆侧倾)。许多患者在迈步过程中这种活动的募集减少,进而导致转移或步行的稳定性下降。可以通过不同的方式进行髋外展肌的募集和促进:侧向迈步,在高支撑面上的不对称坐位(图2.28),从前后脚站立开始步行,或用侧卧位提高特殊部位的力量。从高支撑面迈步下来,如果对线是合适的话,需要募集

站立腿的髋外展肌。移动的启动可以从许多不同的姿势定势开始,不仅是双脚并排站立或脚前后站立,我们还会向前走、向后走、侧行和转身。所有变化必须被纳入治疗中。

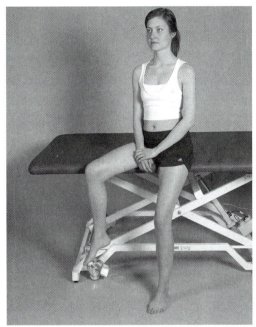

图2.28 促进髋外展肌,从不对称坐位到单腿站立

2.2.5 自主运动与随意运动的关系

信息、知觉和认知对活动都是重要的。Umphred(1991)指出,动机、挑战和成功都是认知要素,即使我们在日常运动中没有意识到这些感觉。她还指出,视觉和前庭系统在认知分析和回忆以前的经验中发挥重要的作用,这些都促进学习和半自主运动。Whiting 和 Vereijken(1993)观点认为,中枢神经系统是一种自我组织的并在这里解决运动任务的系统,作为对环境要求的一种反应,而不需要认知的关注。认知是一个过程,可以分为几个阶段:

- 面临的任务。
- 评价和评估问题各个项目和成分。
- 从许多可能的解决方案中选择一个解决方案。
- 选择一个合适的方式来解决问题。
- 使用最优的选择。
- 操作期(行动)。
- 结果与活动的最初比较。

认知在运动中的作用是无可置疑的,但涉及的认知的最高水平将会取决于任务需求而变化。Luria 和 Umphred 强调当注意力在于运动时,运动策略的计划中有意识的思考的重要性,而 Whiting 则相信认知是中枢神经系统对运动的知觉,没有达到意识层面。

运动学习似乎需要相同的中枢神经系统处理过程,不论中枢神经系统是健康的还是受损的(参见第1章"运动学习与可塑性"部分)。不同之处在于患者中枢神经系统接受信息、处理信息和募集合适活动的能力。在最自主的运动(姿势反应)和最不自主的运动(随意的和有意识的)运动之间存在一个渐进的过渡,因为在所有的活动中都存在认知的因素。在理性思维(最少的自主性)和知觉(更自主的)之间的差异在临床上是相关的,即使这两个方面都有认知的因素。当学习一个新的复杂活动时,其精度要求高于姿势控制和平衡的背景活动,我们更加有意识地提高运动精确度。在学习如何打网球时,人类有意识地抓握球拍、掌握方向、击球的旋转成分和球飞行的时间和空间上的视觉反馈。理性思维不涉及身体所有的背景活动,亦不参加实际的和即时的适应和调整平衡以同时完成技术动作的过程。人类更关心的是达到目标,而不是成功的过程。当学习基本技能时,人会唤醒以往的记忆(即对运动的感觉)。这种感觉似乎是基于预期表现(先前的经验)和实际表现(即知觉)的比较,似乎也与成功

的感觉息息相关。

中枢神经系统具有双重的或同时活动的能力(即同时做两个或更多的事情)。步行在繁忙的街道上、在山上从一块石头跳到另一块石头上或购物都要求恰当地移动、行动的同时能够接受和处理不同种类的信息。只要处于运动平衡中，人类能意识到自己的目标、周围的人、复杂的环境或发生在周围的事物。人类通常能够在同一时间执行两种功能：步行和说话、购物时四周走动把商品从货架上拿下来的同时阅读购物清单、在站立时穿衣或脱下衣服、淋浴时给身体抹肥皂以及步行时做数学计算。注意力不在步行，而在于同步进行的功能，这就是所谓的同步活动或双重任务(Mulder et al, 1996)。然而，许多常规的和更自主的活动可以被意识到并通过集中记忆力、集中精神和意志力加以控制，只要人们认为它是必要的。中枢神经系统根据情况以不同的方式解决问题。

伴随着神经学上的损伤，或者，比如下肢截肢，同时活动的能力受到削弱。当平衡受到威胁时，注意力的焦点被从任务中吸引到如何保持平衡以避免跌倒上来。许多患者使用意识力试图保持平衡。如果他们的注意力被电话铃声、水壶的沸腾声和在附近活动的人打断，他们就有跌倒的危险并可能会伤到自己。

姿势控制是健康中枢神经系统中最为自动的功能之一(Mulder et al, 1996; Mulder, 1991; Dietz, 1992; Massion, 1992; Massion, 1994; Horak, 1997; Shumway-Cook et al 2006; Brodal, 2010)。姿势控制是肢体选择性活动的基础，姿势稳定是运动控制和运动变化能力的先决条件。运动和姿势控制紧密整合。肢体的运动要求姿势机制的调整，包括 aAPA 之前和 pAPA 期间，以及对运动的响应(反馈)之中。在童年时期，躯干的调整更加具有自主性以及在不断学习中，因为运动和重心位置必须被同时控制(Massion, 1994)。手、足与环境的互动更直接，并被归类为最少自主成分的正常运动控制。单个手指的精细运动是最少的自主运动和最大的随意运动，而与手和腕相连的上肢、身体的姿势控制却具有更多的自主运动和最少的随意运动。

书写、投掷、接球、骑自行车和驾驶汽车是技巧性活动的事例。所有的这些技能都基于合适的姿势背景。当学习技能时，所需的注意力会逐渐减少，技巧活动变得更加自动。许多(超量)学习的常规的基本活动，例如日常生活活动、步行和伸手够东西，很少或根本不需要有意识的思考或注意。超量学习(overlearned)这一术语是 Mulder 等(1996)提出的。

> 日常活动，例如步行、伸手够东西和进食，主要是自主功能，正常情况下很少需要注意力和费力。

(超量)学习的活动和平衡似乎在中枢神经系统中有一个结构化相关(形式-功能，form-function；参见第 1 章"运动学习"与"神经可塑性"部分)，通过活动-依赖与环境之间的互动产生(即经验)。结构化不等同于不变或固定。中枢神经系统不是刻板的和僵硬的。变化的能力是很大的，取决于完成的运动活动的情况。新的技能，从第一次尝试(意愿、注意力需求)到初步控制(半自主的)再到获得技能(自主的)存在于功能的和结构的可塑性之间的境地。

> 日常活动在中枢神经系统中有一个基于经验的结构性相关。
>
> 活动的表现依据个人、目标和当时的状况而改变。

在需要逐渐增加调整的情况下,例如,当支撑面改变或正在移动,当遇到障碍物,当衬衫纽扣很小或纽扣孔太小,或穿在脚上的袜子扭曲时,我们的注意力会逐渐集中在活动上,直到问题得到解决。一旦问题得到解决,活动的进程就会重新回到更加自主的状态。认知调节、视觉信息(眼-手接触)和感觉运动的调整对获得技巧都是十分重要的,尤其是对手的功能。或多或少的自主运动被紧密地整合,人类可以根据活动的难易程度和熟悉程度在这些控制之间进行转换。

> 自主运动和随意控制的紧密整合,形成了功能性技巧和平衡的基础。

步行具有认知和更加自主的两种成分。步态初始,节奏、速度和方向的改变,对障碍和人的注意,道路的不平坦都需要更多的认知成分。认知成分并不注重于实际使用的运动策略,而与解决初始步态、目标和环境的问题相关。步行在没有挑战性的环境中是最自主的,这时没有需要改变的东西(参见第1章"脊髓—中枢模式发生器和运动"部分)。在初始迈步之后,随后的迈步就更为自动化了,当重力线以可控的方式落在支撑面之外,人可以通过迈步来恢复平衡。躯干向前和向上运动时,腿跟随着躯干运动(即一个头到尾的募集活动)。

如果愿意,人类可以有意识地控制步行。在阅读下列所有内容之前,请按照下面的指示逐个完成:

- 站起来。
- 将双脚平行放置。
- 屈曲右髋关节和膝关节,上提腿,伸出右腿。
- 将足跟放置在地板上。
- 将重量转移到右腿并伸直右膝关节。
- 屈曲左侧髋关节和膝关节,上提腿,并伸出左侧下肢。
- 将足跟放置在地板上。
- 将重量转移到左腿并伸直左膝关节。
- 屈曲左髋关节和膝关节,并摆动右下肢。
- 将足跟放置在地板上。
- 然后请回到你的座位。

问题是,按照指示步行和回座位,你所使用的运动策略是否相同?通常人们会体会到很大的不同。经验表明,与正常轻松的步态相比,用语言指导的步态使用了更多的其他运动策略。第一步大多是随意的,注意力直接指向实际运动以及目标。详细的指令,无论是自己生成的,还是由治疗师外部生成的,都增加了对运动成分控制的注意力而该运动成分不是随意控制的或正常状况的。当运动在指导下进行时,各成分的顺序似乎被反转(初始迈步之后);腿相对于身体运动,重力线落在运动腿的后面(通常身体相对于支撑腿而运动)。摆动腿的运动模式的特征是由比正常步行程度更大和开始更早的摆动侧髋屈曲决定的。在这种情况下,躯干随双腿运动,即从尾到头的募集。这个募集顺序被重组,屈肌活动增加,效率降低,花费时间更长,需要更多的体力和精力。与正常功能相比,使用口头指令来募集个别肌肉、肌肉群或者分离成分的活动可能会覆盖自主性并改变募集顺序。

姿势控制基于前庭、体感和视觉信息。这些信息源的相对重要性的权重取决于实际情况。中枢神经系统损伤的患者通常是降低的、不恰当的或受限的APA（前馈）（Pereira et al,2014；Krishnan et al,2012；Dickstein et al,2004；Mancini et al,2009）。Mulder及其同事（1996）研究了中枢神经系统损伤后的改善，指出："从过去5年Nijmegen完成的工作中，可以提出三个恢复原则：①认知调节的减少；②视觉依赖的减少；③感觉运动适应性的改善。"

平衡能力降低的人变得更加依赖视觉和注意力，甚至在完成更自主的功能期间也是如此，例如不具有挑战性的步行。如果视觉信息占主导地位，对平衡同样重要来自其他渠道的信息，如体感和前庭系统有被中枢神经系统忽视的危险。视觉与认知控制通过调节和集中注意力而密切相关。患者的中枢神经系统可能停止听从来自身体的信号；速度和平衡反应减少，神经肌肉募集活动的顺序重组。

临床上，如果患者有一定的平衡控制，但过于依赖认知调节，由Mulder及其同事（1996）提到的因素可作为治疗干预措施。

- 通过给患者一个认知任务转移注意力，并向包含空间元素的智力活动发展（例如，详细描述他的房子内部或平面）；
- 让患者闭上眼睛或使用非透明眼镜使患者"变盲"来提高知觉；
- 提高患者的感觉运动适应能力，例如，通过专门松动患者双足的结构、改善灵活性和肌肉长度、改善对线、并将逐步负重增加到功能性活动中，从而进行双重任务的相互作用。

在评价过程中，治疗师通过观察和手法收集的信息，形成患者为什么那样活动的假说。治疗师推理的过程包含确定患者的主要问题：姿势控制减少或是更多的活动性问题。治疗的重点可能会随着治疗的进展改变。如果姿势控制受累最严重，通过更自主的过程来促进恢复似乎更合乎逻辑（即不使用特定的口头指令来维持平衡）。适当的干预措施是姿势定势的具体选择，对于患者的姿势控制可以提出非语言要求，如引入一个双重任务（扔气球、滚动球、移动一杯水）来解放上肢，尤其可以促进或支持站立位，站到坐和坐位的上肢上举超过肩水平，同时优化对线和肌肉功能（个体的实例参见第4章）。

如果患者有一些姿势控制以及正常的认知，因此也有解决问题的能力，但是有募集和启动选择性运动的问题，其他干预措施可能会更加适合，例如，在相关功能活动中，采用口头指令结合促进更优的对线。在某些情况下，特别关注细节、刺激和促进可能改善患者的知觉和身体图式，并达到更好的运动控制作为活动的预备。

许多中枢神经损伤的患者认知能力和（或）知觉都降低。必须使干预措施适合患者的能力并引起最好的反应。例如，如果患者患有注意力不集中或忽略，使视线自发与被移动或刺激身体的一部分相接触，这意味着这一干预提高了患者的注意，增强了来自这一部分身体的信息整合的可能性，改善了患者的身体图式。

临床医生在治疗各个患者的过程中确定需要多高的认知水平非常重要。口头指令将问题的解决上升到有意识的水平，但这并不总是适用的。患者应该投入多少意识思考到运动和活动中？而这在健康人是更为自主的。治疗师何时使用口头指令？用什么类型的指令？心理意象与实际是什么样？这些问题都与临床推理过程相关。

> 临床面临的挑战是要决定是否可以通过有意识的计划恢复平衡，还是在更自主的水平上促进平衡。张力、肌肉动力、对线以及募集的顺序必须在以上两种情况下进行优化。

2.2.6 手法治疗

手法治疗是指在治疗情况下，患者和治疗师之间的身体接触，不仅限于治疗师使用双手。治疗师可能对手法治疗患者在平衡和运动的独立方面的影响感兴趣。一些专业人士认为，手法治疗可能阻碍患者自身运动策略的发展，因为手法治疗只是作为一个外部的支持。他们声称，外部支持，比如支具、夹板、助行器或个人的支撑，都可能阻碍患者探索他与重力之间的关系。

临床经验强调适度的手法治疗的重要性。重要的是在患者恢复和再学习独立的过程中如何和为什么使用手法治疗。Jeka（1997）、Jeka 和 Lackner（1994）的研究均显示了外部支持对患者姿势控制的影响。研究人员发现，当受试者的指尖与环境发生接触，他们的姿势活动发生改变。在这些试验中，检查了两种使用指尖接触固定金属棒的不同方式：①用金属棒负重或靠在金属棒上；②指尖接触金属棒。用金属棒负重或靠在支撑物上的受试者的姿势活动减少。使用外部支持引起活动的感觉运动重组，例如，肌肉激活的顺序改变。如果受试者仅仅是轻微地接触，他们通过指尖接受信息，并增加他们的姿势活动；轻微地指尖接触为中枢神经系统提供了额外的信息，超过单独的视觉信息。接触环境可以定向身体和提高身体与空间关系的知觉。然而，当受试者没有使用任何外部支持时，姿势活动是最大的。

外周刺激对运动的影响已经在脊髓损伤（SCI）的动物和人中进行了研究（Lynskey et al, 2008；Guertin, 2013；Ferguson et al, 2012；Hubli et al, 2013）。在训练过程中重要的是，尽可能以正常的方式完成运动训练，并为特殊的运动任务调整脊髓通路。人们发现，通过手法治疗和电刺激术增加周围刺激也可以改善脊髓损伤后的肢体运动。Hubi 和 Dietz（2013）说道："新神经康复方法的目标应该是优化使用具体活动感觉提示，以促进运动模式的产生。"

许多研究强调躯体感觉信息对站立控制（Meyer et al, 2004；Kavounoudias et al, 1998；Wang et al, 2008；Maurer et al, 2006）、运动（Rossignol et al, 2006；Prochazka et al, 2012）、伸手够物和抓握（Mackay-Lyons, 2002；Nowak et al, 2004；Blouin et al, 2014；Santello et al, 2002）、姿势控制（Morningstar et al, 2005；Levin et al, 2011；Peterka, 2002；Lockhart et al, 2007）的重要性。MacKay-Lyons（2002）指出，传入反馈有潜在的三种不同作用，都涉及适应运动内部和外部的环境：①加强中枢模式发生器（CPG）的活动，特别是那些涉及负重的肌肉；②定时功能，通过感觉反馈提供信息，确保运动输出能处于位置、运动反向和力量所适合身体运动中的生物力学状态；③促进节律性运动的阶段性改变，以确保运动的某一阶段不被启动，直到身体的运动部分达到适当的生物力学状态。手法治疗为患者提供躯体感觉信息，从而提高、促进或阻碍患者的姿势、运动控制的发展，这取决于如何使用它。

皮肤是人体最大的感觉器官。皮肤、

肌肉、肌腱和结缔组织中有丰富的特殊感受器，不断向中枢神经系统传递身体的状况。在手法治疗过程中，无论是通过治疗师的手还是身体的其他部位（肩、膝、髋等），在患者和治疗师之间都有一个信息流。通过皮肤和肌肉的身体接触都会在两者之间产生亲密感和密切的交流，这不应该被误解。治疗师通过手法治疗，既接受信息又传递信息。当患者移动或被促进移动时，治疗师接收关于患者反应、启动和移动的能力以及如何移动的信息（即局部和总体活动的募集）。如果治疗师优化患者局部的对线，以增强肌肉功能，例如通过矫正患者骨盆与坐位支撑面直到取得更好的对线，治疗师就能评价患者对手法治疗的总体反应。

眼睛和手是治疗师最重要的两个评估工具。手法治疗最重要的部分是"倾听"患者的反应。形象地说，我们的双手可以"看"到周围的墙角。实体觉意味着仅通过触摸提取关于物体的质地、温度和硬度的信息，并与以往经验相比较来确定它是什么（参见第 1 章"躯体感觉系统—侧抑制—触觉"部分）。因此，双手有"听"和"看"的能力。治疗师需要改善和延伸这个技能以便他们与患者的互动。手和眼睛为治疗师提供以下信息：

- 局部方面：
  —重量分布。
  —对线。
  —肌肉质量，这可能提升对张力、柔韧性、弹性、活动和适应性的猜想或形成活动概况的基础。
  —该区域其他软组织的质量。
  —皮肤质地和温度。

该信息通过直接、局部的接触面得到。

- 总体方面：
  —张力分布。
  —交互抑制（相互作用）。
  —运动模式。

治疗师的双手组成患者支撑面的一部分。如果患者是坐着的，治疗师可以用她的手调整患者的髋关节/骨盆区的肌肉组织。通过使用双手，治疗师可以轻轻地将患者移向不同的方向：侧面、向前、向后、引入旋转成分和评价患者的对线能力或对支撑面（手）改变的身体反应能力以及身体节段的相对运动。治疗师观察、听取反应、评估，并形成关键区的特点和关键区之间相互作用的假说。

触摸可能是在身体上、心理上或情绪上对患者最强烈的直接影响之一。因此，治疗师在如何把手法治疗引入患者的治疗，以及把什么信息提供给患者必须非常小心。患者接受手法治疗并对此做出回应，是因为这样的治疗是有效的。通过手和身体语言，治疗师必须给予患者同情、尊重和照顾。手法治疗的使用基于临床推理、问题分析、假说的建立、目标和什么工具被用来帮助患者实现目标。

许多中枢神经系统损伤的患者有轻瘫、无力、躯体感觉信息的输入和感知改变或减少，协调和灵敏度下降，自己不能募集对线良好的合适活动来完成任务。对线不良可能相对于支撑面，一个身体部分相对于其他身体节段，在一个身体节段内或在远端和近端之间。如果患者不能产生对线以促进合适的肌肉活动或激活适当肌力，可以用手法治疗来促进之。肌肉和其他软组织的特殊松动术与增强躯体感觉输入的良好对线相结合，可以改善运动任务的表现。手法治疗被用来给患者提供信息、运动知觉和特别运动体验，以加强他们的身体图式,旨在模仿他们损伤之前如何运动,从而唤醒对以前体验的记忆和感受。手法治疗应该引起患者一种可识别的感觉和相对熟悉的运动、活动和功能。

治疗性手法治疗是动态的、具体的和多样的;它可以有松动(肌肉组织、关节),稳定和(或)促进的作用。在治疗过程中,手法治疗不应该是静态的或千篇一律的,它不像按摩或牵拉,但可能包含这两个元素。作业治疗师 Christine Nelson 讲述了以下关于 Berta Bobath 的话,"我观察到在她手中,所有组织松动的技巧现在已经变成专业化技能"(Schleichkorn,1992)。

手法治疗可能起到纠正、支持、给予信息、引导或刺激,或引起运动。双手是身体最具活动性的部分。手依赖其固有的运动稳定性,运动变化的稳定参考区域取决于任务。例如,大鱼际和拇指掌骨的神经肌肉运动;腕关节和掌指关节的蚓状肌抓握;小鱼际肌、食指的精细运动,拇指和食指的精准抓握或它们的组合运动。手指是手掌的活动部分,而手掌更多的是保持姿势的部分。手掌的姿势活动和调整使手指的使用更加灵活多变。治疗师需要探索和利用这些特点,来引导患者神经肌肉系统更加恰当的主动活动。手型必须与接触区良好接触,并让患者感到舒适,同时也给予刺激和信息。

手法治疗不仅通过治疗师的手来实现。治疗师可以使用身体的其他部位与患者接触,以促进一个关键区的稳定性和运动,另外也改善稳定与运动、姿势控制与运动之间的关系。手可以作为一个动态支持,募集姿势定势中所需姿势激活的稳定性。双手应该模仿促进区域中的功能;如果患者髋关节稳定性降低,手法治疗应该促进外展肌和伸肌活动。

> 治疗师的双手可以触摸、产生摩擦、牵拉、挤压,并提供有关肌肉长度和张力、方向、速度和范围的信息。双手可能产生牵引、挤压或旋转、需要的稳定和(或)移动,取决于问题和功能目标。信息要满足所需的活动。

手法治疗作为一种治疗工具,其使用目的是募集功能背景下的神经肌肉活动。临床经验支持通过手法治疗能提高姿势活动与控制以及运动控制的理论。

某些患者不接受手法治疗。有时,是由于知觉的问题,他们不理解给出的信息,不能面对它,或者他们不喜欢身体接触,可能觉得这侵犯了他们的个人空间。所以,手法治疗必须在最低水平,并且清楚地告知患者为什么,例如安全的原因。如果张力增加或患者对治疗师认为适当、相应的手法治疗有紧张反应,其效果可能与目标相反。如果治疗师是专业的、善解人意的、解释清楚的,并且是耐心的,大部分患者都可以接受手法治疗,无论是作为一种评估手段还是作为一种治疗手段。

◆ 促　进

在 Bobath 观念中,治疗师旨在利用传入信息来对个体患者的内部参照系再教育,以给予患者更好或更多的运动技能的可能性。在 Bobath 观念中,使用传入信息,促使运动活动更加优化,被描述为促进(facilitation)(Graham et al,2009)。

Berta Bobath 表示,促进的意思是"使之更容易",但在治疗中这也意味着"使之成为可能",实际上,使之成为运动发生的必需条件(Schleichkorn,1992)(表 2.2)。促进是在中枢神经系统中建立不同的身体存在感。例如,促进包括手法刺激,以提供感觉信息,保持或更新身体图式。给予的促进总是与活动相关,治疗师的目的是为患者提供在运动中正常经历的适当的信息。

表2.2 促进的过程

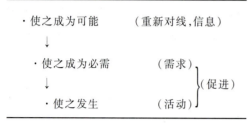

> 促进意味着"使之更容易"。治疗师以一种使患者感觉运动更容易的方式促进患者,因为患者自己的活动被调动起来。在这种情况下,促进不能被理解为被动运动或被动的技术,例如拍打肌肉或用冰刺激。

使运动和活动成为可能

为了实现这一点,神经肌肉活动和生物力学关系必须尽可能适合于实际运动。在这个过程中,治疗师致力于改善患者潜在的障碍。这一阶段的治疗为促进做准备,并包含本章前面提到的所有元素:姿势定势的选择、关键区、功能性活动的选择性成分、自主活动和随意活动以及手法治疗之间的关系。

中枢神经系统损伤的患者可能继发肌肉和生物力学的改变,影响到运动范围和灵巧性,进而影响到患者平衡、转移、步行及肢体功能性主动运动和肢体的自由活动。肌肉组织是可塑和可调节的,看如何使用它。许多因素影响肌肉功能,包括以下因素:

- 张力。
- 体位摆放。
- 来自中枢神经系统和周围神经系统传到肌肉的信息。
- 改变的使用或废用。
- 改变的对线。
- 循环。
- 结缔组织的调节(挛缩或增加的依从性/过度活动)。

短缩的肌肉比它们被拉长的协同肌更容易被募集,结果更强(Sahrmann,1992)。短缩的肌肉,不是由于黏弹性、惯性、肌肉强直性、激活、体位、挛缩,就是由于离心延长能力降低,从而在活动中被首先募集。手法治疗寻求改善这些因素。

许多物理治疗师采用抑制痉挛、联合反应、张力增加这样的抑制术语。抑制是指神经生理过程(参见第1章"抑制——中枢神经系统活动的调节"部分),不应该被用于运动和运动控制。治疗的目的是在中枢神经系统兴奋性和抑制性相互作用过程中恢复更多的平衡,以提高肌肉激活的协调性。抑制是一种主动的神经生理学过程,需要激发释放抑制性神经递质。张力降低的肌肉离心延长的能力下降。临床经验表明,特殊的肌肉手法治疗可能会影响和提高肌肉的活动性、柔韧性、收缩和肌肉的离心活动。手法治疗不是传统的牵拉,借此肌肉被牵拉到最大长度的,但治疗的目的是增加肌肉本身固有的功能并结合促进以增强神经激活。离心控制其基本元素:患者主动给予延长。松动的这种形式总是伴随运动,并被称为肌肉的特别松动。肌肉与对线矫正相结合,引导功能运动。

临床实例

许多患有神经功能障碍的患者花费

很长时间坐着。

坐位可能会引起大腿内收、内旋。髋内收肌、内旋肌和屈肌有产生短缩的危险（图2.29）。募集外展肌和伸肌，以便在转移过程中稳定骨盆，实现站立和步行，可能因此受限。在治疗过程中，可能需要松动短缩结构以改善对线并促进肌肉平衡和稳定。

在相同的治疗时间段，运动的范围、对线和肌肉长度得以改善；就可以过渡到下一个阶段。

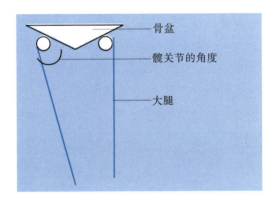

图2.29　髋关节坐姿示意图

使运动和活动成为必需

治疗运动进入活动期，这意味着患者开始活动训练。患者可能被放置在一个需要肌肉控制的姿势定势，该肌肉已经被松动并被激活。中枢神经系统受到活动的挑战。治疗师的双手可以促进关键区，并刺激活动以得到反应。这种情况是结构性的，以便让患者移动和做出反应，而不用担心跌倒。目的是治疗师逐渐退出，让患者开始自己运动，但治疗师可能还需要借助促进时间和空间总和的神经生理学过程，通过反复输入来增加适当水平的活动反应。

当可以运动时，患者的挑战是在活动中探索可能性，例如，站立位通过重量转移的替换，启动迈步。治疗师使用她的双手，促使患者肌肉活跃，以稳定髋关节解放，对侧腿进入摆动期。促进肌肉功能和对线，以及关键区之间的相互作用。手法治疗需要注意具体的摆放、时序和信息传输，以提高患者自身的激活，使运动更容易。治疗性手法治疗可能通过挤压、牵拉、触摸或刺激运动促进相关的稳定、活动和旋转成分。治疗师的双手要给予不同的输入。

促进是协助和刺激患者募集活动和患者接管自我活动能力之间的桥梁。摆放是对促进的一种反应；是自动适应给予的运动和支持自身活动的能力。摆放是各个运动阶段自主的和主动的控制，基于患者个体的对提高的本体感觉和躯体感觉刺激的反应（Bobath, 1990）（图2.30）。摆放可能通过压缩、牵拉、旋转、运动、接触进行刺激，它能提高身体图式中肢体部位的本体直觉感受（尤其是上肢的长度）。结果，患者可以更加主动地活动。如果治疗师要求患者将肢体保持在空间中，她要求得到患者的回应，就是大脑皮层的前馈，即随意运动。

肢体不同体位的摆放，例如：压缩、牵引、旋转、运动、触碰肢体，能刺激机体做出反应，提高身体各肢体部位的本体直觉的输入（尤其是上肢的长度）。从而促进患者更加积极地活动。如果治疗师要求患者将肢体保持在一定空间内，机体会产生一个反应，就是大脑皮层的前馈，即随意运动。

使之发生

治疗师允许患者通过自己的活动来应对外界刺激，例如迈出一步。如果患者无法活动其大腿，另外一位治疗师可以帮助或促进患者远端肢体的活动,令患者自主迈步。这个过程重要的因素是把握节奏、速度以及激活的顺序。

当治疗师移开她的手或显著降低刺激(在相关肌肉中仍然会出现无力情况)时,促进作用就已经发生了。重要的是治疗师确定双手脱离患者的正确时机。这是在治疗过程中一个非常具有挑战性的部分。这样做的目的是治疗师的手脱离,让患者自己控制。因此,患者必须能够在无干预、独立的情况下启动运动。治疗师用手间断给予患肢刺激,例如:间断轻按压,以促进稳定,治疗师也可以感觉和观察患者何时已经具备自我控制。只要有需要,治疗师可以在手接触和手脱离这两者之间不断地转换。当患者能自己控制时,治疗师须移开她的手或手所给予的刺激,并鼓励患者体验重新获得的控制能力;在此过程,治疗师可以给予间歇性的刺激,以提醒患者应该控制什么地方,或加强和强化某个地方的反应。治疗师过多地使用手法或静态使用双手可能使患者变得消极。

> 治疗需要在处置损伤和促进活动之间持续的相互作用,使运动成为可能,需要控制和鼓励活动:使之成为可能→使之成为必需→使之发生。

使之成为可能→使之成为必需→使之发生这三个阶段紧密整合在治疗中。在患者被要求启动和控制之前,治疗师不会等待或期望对线和肌肉功能已经正常化。一旦患者获得了任何水平的控制,新的可能性必须被应用于功能性的情景下,通过更适合的肌肉运动功能的募集以促进患者自身的体验。

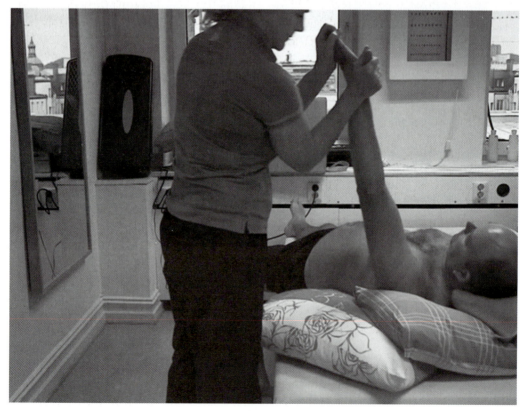

图2.30　促进仰卧位伸手够东西和抓握活动的摆放反应

第2章 人体运动

> 手法治疗的目的是使患者更加主动，以便治疗师收回自己的双手。

为了让患者重新获得控制，治疗师可能会使用几种不同的工具。在不同的工具和环境中，Berta Bobath 用于帮助患者的是大球。这些大球不久就成为著名的 Bobath 球。Berta Bobath 并不喜欢这个名字，她说："曾经一位日本医生请求允许在出版物中使用 bobath 球这个名字。它只是一个大充气球，不是什么 Bobath 球。正是你们的所作所为让它成为 Bobath 球。"（Schleichkorn，1992）后来她对如何使用这些球表示关注。"然而，她仍然非常明确地关注人们误用或滥用它，并把球与她的治疗方法过于紧密地联系在一起，而它只不过是一种用以达到具体目标的工具。"（Schleichkorn，1992）

临床实例

促进迈步

在移动过程中，在各期的变化中有一个恒定的变化：支撑腿变成摆动腿，摆动腿变成支撑腿。在支撑期，神经肌肉活动尤其与骨盆、髋和大腿连续的活动改变相关，使该腿从支撑期进入摆动期。（图2.31）

在平地向前行走的过程中，摆动的启动取决于以下几个因素：

- 姿势控制，这在很大程度上取决于对侧腿的稳定性（即支撑期）。

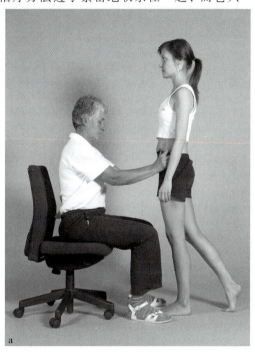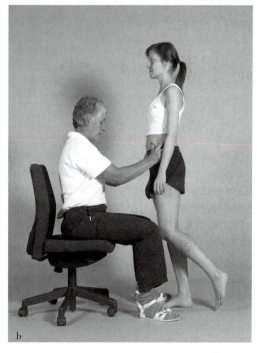

图 2.31 a~g. 在促进患者迈步的过程中，治疗师必须确保自己处于不妨碍患者活动的位置。肢体近端和中心关键区的运动是小范围并不断变化和调整的。a~b. 对模特的髋和骨盆运动促进。治疗师的手必须模仿此种情况下稳定支撑腿上面的骨盆肌肉活动。在支撑期，通过伸髋，骨盆相对于髋关节进行运动。治疗师促进稳定是通过对肌肉组织的轻压并微上提获得高度，当重量转移到对侧腿上时，在支撑腿上促进髋关节相对于骨盆的运动。治疗师的重点在支撑腿上，以提高稳定性和姿势控制，使患者的摆动腿能够自由运动。治疗师的手不断变化，可能要促进摆动腿离心延长髋伸肌。同时，患者的重心在迈步过程中沿运动方向移动

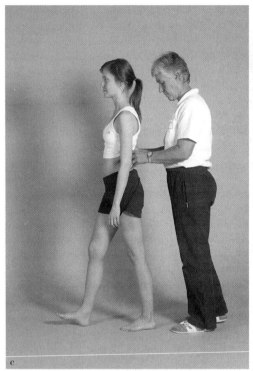
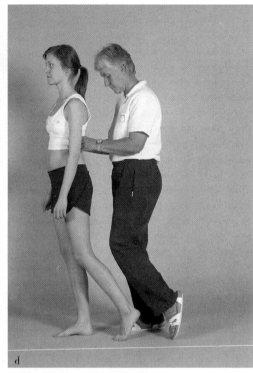
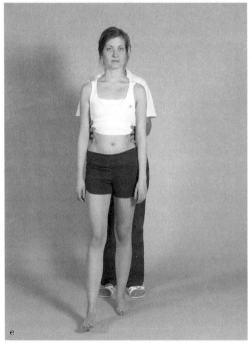
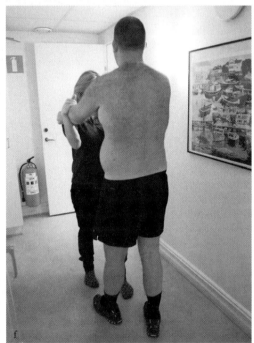

图2.31 （续上）。c~d.通过中心关键区促进迈步。治疗师促进患者负重侧伸展，同时在胸腔双侧保持稳定，以使摆动腿能自由活动。重心在运动方向上移动以促进模式形成。这种促进需要模仿患者的内在节奏和速度。e.通过骨盆和髋促进运动方向的改变，轻压肌肉组织，并给予一个小的提升刺激，获得支撑腿的高度及摆动侧骨盆的旋转，促进运动方向的改变。一旦摆动腿超过支撑腿而且足跟着地时，治疗师停止辅助支撑腿，以便足跟着地，使脚着地。由此摆动腿又一次准备变成支撑腿

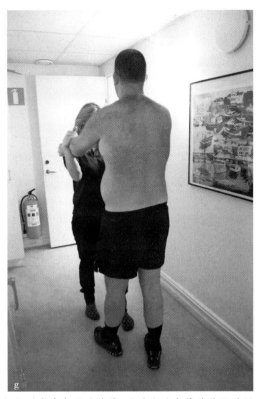

图2.31 （续上）f.治疗师促进患者躯干的伸展,通过上肢交替前伸促进腿有节奏的自主运动。最近的研究表明,人在步行时,上肢和下肢的肌肉激活是偶合的(Sylos-Labini et al, 2014)。一个核心运动程序,可以在步行中兴奋腿和上臂肌的运动神经元,可能由脊髓神经元网络产生。基于这一理论,研究已经证实自主交替的下肢运动可能是由上肢运动启动的(Solopova et al, 2015; Massaad et al, 2014)。因此,在步行中通过上臂的主动运动可能有助于步态的康复。g.治疗师帮助患者将双臂从肩部外旋,辅助伸展躯干以增强躯干的稳定性。帮助患者身体定向,以达到中心关键区的对线。治疗师要注意患者双手的抓握,这可能产生代偿,降低姿势控制能力

- 同侧先于摆动的站立质量。
- 速度,推进力,运动方向的动量。
- 克服惯性的能力。
- 离心延长伸肌和其他参与站立的肌肉的能力。
- 躯干稳定以抵消摆动腿的运动。
- 选择性运动,加速和减速。

重力和向前的推进力帮助摆腿,正常情况下腿在摆动期的主要神经肌肉活动是离心收缩。

步行时,腿无意识地、主动地通过向心屈曲抬起。最大的认知部分是启动迈步和迈步的意愿;随后的迈步都是更为自主的运动。Bussel及其同事(1996)研究了截瘫患者尝试迈步和步行,发现屈肌反射似乎抑制中枢模式的发生。这与临床经验上患有其他中枢神经系统病变(多发性硬化、脑卒中)的患者高度吻合,过早或过于主动地开始摆动似乎使支撑腿变得不稳定。这可由以下几个因素导致:

- 由于中枢神经系统损伤的患者每天一坐就是好几个小时,他们的髋屈肌可能会变短,对牵拉过于敏感,或者丧失在站立末期离心地延长能力,因为即将发生两期的转换。在这种情况下,将启动更早的摆动作为一种反射反应。

- 那些步行有困难的患者更倾向于通过抬腿来启动摆动。这种策略虽增加了步行认知,但也弄反了募集顺序。一般来说,中枢神经系统更关注的是持续性的站立而不是启动摆动。我们必须要有一条腿站立才能步行。

在这两个案例中治疗方法会非常不同。在第一种情况中,治疗师需要松动短缩的组织(僵硬和挛缩),以降低屈肌的敏感性并促进患者离心运动的控制,随后再学习运动和运动模式化的成分。在第二个案例中,患者必须忘却过早地抬腿;专注于学习用两条腿(每次一条腿)获得一个良好的站立以便准备摆动,并学习在远端启动足:足趾离地抬起演变成摆动,然后通过个体化的节律促进,以获得 CPG 的启动。用相对较快速度的活动平板训练可能有助于该患者减少其认知调节。

经验表明,促进迈步,甚至是患有严重的神经损伤,患侧肢体很少或没有意识控制的患者都是可能的,例如,脑卒中早期的患者(图 2.32)。强烈推荐促进患者进行早期迈步训练,以便保持步行和 CPG 活动的记忆,以促进姿势控制和运动模式。必须通过良好的对线并致力于早期的站立来促进患者。早期训练患者迈步的节律可能会促进对侧腿的反应性摆动,这提供了患侧更强的知觉和身体图式的基础,以及在不同情况下对腿的进一步的有意识的控制。对此的先决条件包括:

- 帮助和促进保持直立以对抗重力(使之成为可能)。
- 活动双足,使重量转移到足上,或通过足(使之成为可能)。
- 优化对线来提高适当的肌肉活动(使之成为可能)。
- 在负重侧髋关节失稳之前,进行支撑

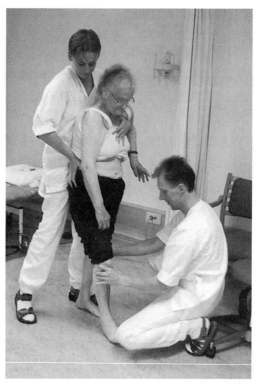

图 2.32 治疗师通过控制患者的中心关键区和近端关键区,帮助患者实现姿势激活并保持直立。此时,由于患者患侧肢体不具有稳定性和选择性,助手先促进她的支撑期,然后再过渡到摆动。其中的挑战在于协调三个人的时序,实现有节奏的激活和步行期的转换以利于中枢模式发生器(CPG)的活动

腿的选择性的髋关节稳定性促进训练(使之成为可能→使之成为必要)。

- 患者的重心在运动方向上不稳定(使之成为必要,使之发生)。
- 允许迈步(使之发生)。
- 在无认知控制下促进节律性交换(使之发生),尽可能接近患者本身的步行节奏。如果迈步的节奏太慢或太快,患者的 CPG 活动可能不会得到促进。

脑卒中后身体两侧之间降低的相互作用对姿势控制及健侧的站立活动通常都有很强的负面影响。患者有重心转移、稳定和平衡的问题,并累及健侧,这似乎影响到患侧的摆动。如果站立活动减弱,

患者将不得不用双侧肢体负重,那么肢体摆动将不可能实现。患者需要达到用双侧站立,以重新获得姿势控制以及稳定性来独立地产生 CPG 活动。

2.2.7 主动运动、习得性废用、忽略及被动运动

肌肉活动是感觉的工具(Brodal,个人交流,1998),对于运动控制而言,有两个方面特别重要:①关于完成一个特定运动或动作的感觉的记忆。②关于结果的记忆。"活动的完成和修正是通过调整来进行的,因此,来自运动的感觉与对它的感觉记忆是匹配的"(Brooks, 1986)。Berta Bobath(1990)也说"偏瘫患者与普通人一样,并不是在学习运动,而是在感觉运动"。

周围神经系统(PNS)在大脑病变或脊髓损伤后仍保持完好。中枢神经系统接收所有躯体感觉的信息,这些信息在脊髓中得到一定程度的整合,然后脊髓小脑束将肌梭、肌腱感受器和皮肤感受器收集到的信息直接通过脊髓传递到小脑(Brodal 2010)。这条传导束还可以在无意识参与的情况下将有关运动的信息告诉小脑。因此,尽管患者的感觉知觉已经严重减退,中枢神经系统仍然"有感觉"。感觉障碍也许是由上行传导系统损伤、知觉障碍或习得性废用产生的。

◆ 主动运动

运动将身体特殊的感受器、视觉以及运动结果产生的信息反馈到中枢神经系统。主动运动在中枢神经系统内产生多种信息。长度-张力关系的改变、皮肤、软组织和关节的感受器受刺激,传递信息到中枢神经系统。这些信息给了人类对某些东西的感觉,并能意识到,例如,用手去触摸周围环境的探索行为促进了身体对于环境和自身的知觉。据 Shumway-Cook 和 Woollacott(2006)所述:"知觉是动作的基础,正如动作是知觉的基础一样。"这些作者将知觉定义为将感觉印象整合为在心理上具有意义的信息。不能活动的患者从自身接收到极少量的信息或接收不到信息,且无法通过自己的身体去探索他们周围的环境;知觉可能会因此受到干扰。改善了运动就可以改善知觉,而改善的知觉对于运动控制也会产生积极的作用。

Yekutiel 和 Gunman(1993)描述过一个试验,试验中患侧手伴有感觉减退的脑卒中患者接受了超过两年的系统化训练。患者在自己家中接受治疗,每次 45min,每周进行 3 次,一共持续 6 周。患者们需要辨认对自己手臂的触摸,找到他们受累的拇指,区分置于他们患手上的不同物体,在帮助下画画(文字帮助)。与对照组相比,他们在所有的感觉测试中显示出了明显的改善。一些患者有了功能的提高,尽管并没有鼓励他们在日常生活中更多地使用他们的手。这项研究表明了感觉刺激经历、感觉的知觉和运动功能之间存在密切联系。

◆ 习得性废用

习得性废用或废用与降低的运动控制的环境有关。例如,一只手的废用是患者不用这只手的结果。患者会使用他们能使用的东西。因此,废用是一种涉及一种条件性运动抑制的学习现象(Taub et al, 2014)。具有功能的身体各部分可以代偿没有功能的身体部分所失去的感觉或运动功能。脑卒中患者可以很快地学会通过增加使用健手进行代偿。如果患侧手不被使用,那么它就不会受到刺激,由此传到中枢神经系统的冲动就很少或

者没有,那么这只手臂就不会被刺激,就会变得越来越被动(Taub et al, 2006)。中枢神经系统输入的缺失也许会造成大脑皮层代表区的减少,正如那句短语"要么使用它,要么失去它"。这种临床现象与脑卒中后几小时内出现的可塑性有直接联系(Oujamaa et al, 2009)。对脑卒中患者的研究表明,代表患侧手臂的主感觉皮质区和主运动皮质区缩小(Liepert et al, 2000)。与此同时,经常使用健侧肢体,与肢体部位相应的感觉和运动区有面积有所增加。神经损伤后,习得性废用可能会牵涉到一个更消极的过程,它也许是大脑半球间不平衡的成因之一(Takeuchi et al, 2012)。

这种发展会使患者易继发软组织改变和习得性废用,因为手臂没有受到刺激(Ada et al, 1990)。Nudo及其同事(1996)描述到损伤后缺乏康复训练可能会导致受累身体部位相应的功能代表区进行性的面积减少。除了原发性运动障碍,感觉抑制机制也不同程度地涉及脑卒中患者患手的废用过程,无论这是由于中心忽略还是习得性废用造成的(Yekutiel et al, 1993)。

> 主动运动为中枢神经系统提供了多样化的信息。
> 主动运动是知觉的基础。

◆ 忽　略

忽略被描述为对一部分身体或空间的忽视,也可以被定义为"不能对出现在大脑损伤对侧肢体上的新的或有意义的刺激进行报告、反应或转向该侧的一种障碍,而这种障碍不能被归结为感觉或运动的缺陷"(Heilman et al, 2003)。这一定义并不能确定忽略的机制,但表明了这种障碍并不是完全由于感觉或运动限制造成的(Bowen et al, 2013)。临床上,从性质来讲,忽略有多种多样,可以有多种感觉类型(即视觉的、听觉的或触觉的忽略),空间参照[即自我中心(从观察者角度)相对于异我中心(从客观角度)],以及空间区域[即近体空间(在可接触距离以内)]相对于外体空间(超过可够到的范围)](Nijboer et al, 2013)。忽略可以在中枢神经系统损伤的患者身上观察到,多见于右侧大脑半球脑卒中的患者。因此在下面左侧通常被描述为患侧。存在单侧忽略的患者似乎存在多种感觉输入的错误处理(Himmelbach et al, 2003)。一些研究测试了忽略的多种感觉的性质,表明使用不同的感觉刺激,例如本体觉-运动觉刺激(Eskes et al, 2003)、视觉刺激(Harvey et al, 2003)和躯体感觉输入(Lafosse et al, 2003)时,忽视症状将有所减少。Robertson及其同事(1993)认为,在治疗忽略的过程中最重要的方面是恢复患肢在被忽略领域的主动运动。在一些研究忽略障碍(Lin, 1996)、感觉(Yeku-tiel et al, 1993)和运动功能(Feys et al, 1998; Sunderland et al, 1992)的结果显示主动运动能改善忽略障碍。感觉刺激和强化治疗能改善忽略障碍、感觉和运动功能,增强的活动和知觉会通过正反馈来强化。如果激活处于左边空间的左手臂(处于被忽略的范围内)似乎改变了侧面的知觉和空间表现(Robertson et al, 1998)。实验支持在忽略障碍患者的治疗过程中,单侧集中注意力和左侧的刺激能增强患者对于忽略区域的知觉的观点。通过特殊的关节松动术和肌肉及软组织的刺激,正确的对线,以及通过手接触患者的脸部和身体或者她感兴趣的物体的刺激,同时促进患者的姿势控制,可能加强患者集中注意力和对忽略侧的知觉。临床上,强化本体感觉和触觉刺激似乎有着积极的作用。

通过增加的左右之间的互动和相互作用可以提升治疗效果。只要患者能左右两边之间转换她的注意力,就可以引入双侧同时活动,比如托着一个盘子或者使用一只手去支持另外一只手完成的活动(比如开瓶盖,切面包,边拿着一串葡萄边摘下一颗来吃)。如果患者在双侧活动的时候"忘记"了她的左手,那么注意力必须再次回到左边。治疗师必须强调患者保持她的注意力去促进双侧同时刺激的过程。左右之间节律性互动可能有积极的作用。因此,对一些患者来说,促进运动可以提高两半身体的互动和知觉。

治疗师必须不断地评估患者的反应,并且在知觉衰退的时候进行策略调整。

> 通过强化的感觉刺激促进主动运动似乎能改善忽略。患者在主动运动的过程中知觉增强。

在临床上如果患者还有严重的运动障碍,那么是不可能测试或评估身体感觉和知觉缺陷相关的表现的程度。只有通过一段时间专注于感觉(感觉不同物体的差异)、知觉和运动的促进以及患者在不同情况下的观察治疗,才可能形成一个更为准确的假设。

◆ 被动运动

如果患者不能启动任何活动,那么通过被动运动给予患者感觉和运动的体验就显得十分重要,因此能达成以下目的:

- 避免废用的发展。
- 为身体各部分产生知觉——通过活动身体引起一些冲动传递到中枢神经系统,刺激一部分身体。
- 给患者一种运动及相互作用的感觉。
- 保持运动、关节活动度和血液循环。
- 加强运动学习。

在一些研究中曾调查过在上肢被动运动下的大脑活动(Lindberg et al, 2004; Macé et al, 2008)。这些研究表明,运动所在区域,比如对侧感觉运动皮质、运动前皮质、辅助运动区以及下顶叶皮质(Loubinoux et al, 2003; Tombari et al, 2004)。因此通过被动运动进行感觉刺激可能有利于运动学习。Wong及其同事(2012)证明手臂的被动运动能增加运动学习的范围。

治疗师目的在于促进和刺激活动,即使是身体不得不进行被动运动。使用被动运动的基本原理是把情景化的感觉输入模式传递到保持或增加大脑中的感觉表现的活动中,如此,促进运动系统重建正常的运动输出模式。如果患者对运动或感觉的注意力在治疗过程中得不到自然的提高,那么可能会鼓励患者建立一种运动想象,或者想象运动或活动是怎样的或过去运动的感受。运动想象是运动性活动的在大脑中的练习(Ietswaart et al, 2011)。运动想象能在神经康复的过程中激活大脑运动区,并被认为能增强大脑可塑性。运动想象可以通过激活大脑中真正执行运动功能的相同区域来加强或保持中枢神经系统中的联系(Decety, 1996)。然而,一个由Dijkerman及其同事(2004)研究,研究对象通过不同的身体活动加强大脑想象,证明想象训练仅改善受过训练的活动。因此想象练习仅可以刺激最近被使用的运动,可以增加并保持身体锻炼的效果。这对临床应用具有意义,想象练习可能仅仅在患者已经做过锻炼的运动模式强化上起作用。

对于一个昏迷的患者,使用语言信息可能能加强信息的输入,虽然大部分的信息都需要通过本体感觉和触觉系统进行传输。周围神经系统和脊髓在中枢神经系统病变的患者身上是完好无损的。手法治疗的目的在于使患者的中枢神经系统尽可能接收并反馈信息，因此并不是真正的被动运动。被动运动对于患者血液循环、肌肉长度和活动范围也十分重要，这样可以使患者建立自己的活动。

> 如果患者自己不能启动运动的话，那么被动运动就显得十分重要。
>
> 被动运动寻求刺激活动并需要患者集中注意力。
>
> 通过被动运动进行手法治疗的目的在于使患者的中枢神经系统尽可能接收输入并反馈信息，因此并不是真正的被动运动。

临床实例

一位患者曾经对笔者说运动是心灵的表达。她患有肌萎缩性脊髓侧索硬化症，是一个完全性瘫痪的患者。当患者自己不能进行运动的时候，她对自己身体的知觉就会变化并减弱。患有肿胀、僵硬和手部不能活动的患者的感觉输入会有所减弱。他们接收到的关于手的信息是一种不动的重量，有时还会伴随疼痛。一些患者会感觉到麻木，而另外一些人完全感受不到自己的手，甚至对传统的感觉测验都没阳性反应。治疗师需要去重建肌活动和运动的感觉，就像手在能动时的活动一样活动手部。对肌肉和关节专门的松动、触觉刺激、对于患者身体各部分和不同对象的手部的塑形可以增强手部作为身体一部分的观念。这种方法是能做出更多主动运动的先决条件。

2.2.8 联合反应的控制

联合反应和联合运动在第1章"中枢神经系统损伤后的重组与结局"中讨论过。联合反应是中枢神经系统病理学中众所周知的现象。它们被视为学习过程依赖活动的结果，由此中枢神经系统建立新的联系，并根据其用处强化或弱化其联系。在个人和其所处环境之间的相互作用主导着行为和中枢神经系统的过程和功能。联合反应的产生可能是一种对受损的稳定性或运动的反应或对外界刺激的过敏反应。在需要稳定的活动或环境而患者又不能做到时，他很可能会产生联合反应，这是一种病理性固定状态（Lynch-Ellerington，2000）。在临床经验中患者表现出联合反应总隐藏着一项弱点是他们最初的主要问题。随着时间的推延，这常常会是一个因果关系。评价和临床推理使治疗师能为联合反应的主要问题和触发提出假设。治疗的目的在于治疗患者的主要问题——负面征象，并且不应该把重点放在联合反应上。针对所谓阳性体征的单方面干预将不会改善患者的潜在运动问题，因此也不会促进患者的功能恢复。如果主要问题被有针对性治疗，并且患者的运动控制得到改善，那么联合反应就会逐渐减弱，因为它们不再被需要或者被触发。有时候因为联合反应的干扰和不稳定性，导致难以找到主要问题，故而他们需要更直接地治疗。在这种情况下，要改变联合反应或影响其改变，以便接近患者的主要运动问题，例如不稳定。

> 必须分析和治疗联合反应的原因，不仅仅是尝试抑制反应的发生。

◆ **治疗师的角色**

治疗师应该完成以下工作：

- 通过观察和手法治疗形成有关患者的主要问题（无力、不稳定、知觉及其他问题）和存在的联合反应之间关系的假设。
- 为达到治疗目标，选择一个相关的、合适的活动。
- 确定哪些运动成分缺失，然后尽可能地通过最佳控制（注意目标输入、对线和肌肉功能的重要性）完成这个任务目标。
- 创造一个有利于患者控制的环境。
- 找出患者问题的严重程度，使患者能够控制自己的联合反应和异常运动行为。
- 手法治疗患者以便正确对线，并促进肌肉活动以便使控制运动成为可能和必需。
- 通过提高患者自我意识和认知水平，让患者了解不稳定的联合反应的后果和可能原因之间的关系。

◆ **患者的角色**

患者应该做到以下几点：
- 如果可能的话，通过集中注意力学习控制自己的触发因素以预防联合反应。患者需要意识到他们的现况和原因。患者自己对联合反应的控制是获得更广泛的运动和更多的选择性运动的第一步。
- 在功能活动中用手作为手接触定位反应，比如从坐到站及站立那样（参见第4章中的实例）。

某些有轻度联合反应的患者的运动相对更有效。临床上，这些反应似乎完全是自主的和稳定的，可能是一个确定的、相对合适的行为修正（感觉运动）。对于患者来说，它们可能是一个麻烦，或者是让人难堪的。为了减少联合反应，患者在治疗期间必须非常主动和注意力集中，在他们自己运动时更是如此。学习阶段患者要慢下来，把注意力放在他的运动上。这需要降低速度和效率。治疗师必须评价是否有潜在的变化以及这种变化是否会提高患者的效率。

2.2.9 反 馈

在健康人的训练中，反馈是通过比较实际运动与预期的目标来检测操作中的错误，以改善下一次尝试，从而促进运动学习（van Vliet et al, 2006）。内在反馈可能有助于建立一个内部运动目标的内在存在（van Vliet et al, 2006）。

反馈可以给予患者有关他们运动的信息，反馈可能采取许多不同的形式：
- 内在反馈是患者通过自身的系统接收到的运动、视觉及躯体感觉冲动的信息。
  — 通过运动体验和控制水平。
  — 通过自己对成功水平的感觉和观察——达到目标？或没有达到？
  — 通过治疗师的手法治疗获得。这包括内在和外在反馈，因为手法治疗本身推动运动并从外面给予患者信息，同时对手法治疗传输到患者的内在反馈予以响应和调节。
- 外在反馈是内在反馈的一个补充，它是口头的和视觉的（如表情和治疗师的肢体语言），具有不同的目标：
  — 激发和鼓励。
  — 有关运动过程的反馈，即关于运动本身（KP）。
  — 有关运动结果的反馈（KR）。

对于反馈的类型和时序还没有一个共识，几个作者对此存在争议（Shumway-Cook et al, 2006; Ronsse et al, 2006; Luft, 2014年,

Taylor et al,2014;Shmuelof et al,2012)。大部分研究是在健康个体中进行的;因此难以判断其在临床上的结果及神经功能障碍的结果(van Vliet et al,2006)。

◆ 内在反馈

患中枢神经系统病变的个体会有不同的身体和神经心理障碍。改变的运动和躯体感觉的知觉信息会影响患者的内在反馈。脑卒中后,内在反馈系统可能会被代偿(van Vliet et al,2006)。患者可能在上行系统中存在缺陷,例如改变的肌张力、改变的募集顺序和感觉运动组织、改变的对线或知觉问题。知觉和认知问题会影响患者的计划、运动的感觉和运动体验。他们整合反馈及建设性地使用它,以发现合适的、最优的解决方案来解决运动问题的能力也将受到影响。在许多情况下,患者自己能够评估运动的质量如何,可能不需要语言提示。当患者感觉"这是正确的"或"这就是过去的感觉"的时候,这可能比任何语言信息更加令人激动。

治疗性手法通过接触和促进运动,为患者提供了反馈。特定的肌肉组织松动和正确的对线使患者能有一个更好的运动控制起点。通过治疗性手法治疗患者得到了身体节段之间以及身体和环境之间的正常化的信息。这可能为患者成功达到目标提供更好的基础,这些让他想起从前的感觉和使用过去的记忆,以加强患者自身的操作。

◆ 外在反馈

治疗师经常联合使用内在和外在的反馈,反馈的类型取决于患者的问题、动机和认知能力。运动过程反馈(Knowledge of Performance,KP)和结果反馈(Knowledge of Result,KR)(Schmidt,1991;Shumway-Cook et al,2006)要求患者根据反馈结果接收并整合信息以及发展新的策略。许多患者没有这种能力,因为知觉或认知问题,不能使用 KP 和 KR。言语反馈意在患者能通过言语信息或命令在完成活动时能有所不同。许多有神经功能障碍的患者没有足够的或适当的运动功能去改变或调整自己的运动,也不能改变自己的策略。内部的反馈为中枢神经系统提供与以前不同的信息,因此生产了不同于以前的运动基础。他们募集运动的能力改变了;如果他们以前的运动经验非常不同于他们现在的运动能力或者如果他们的身体图式或知觉改变,他们的能力将难以解决运动问题。过多或过于详细的解释往往使患者产生混淆,可能会妨碍他们感知活动的能力。

通过外在反馈,运动的计划和产生可能会把认知注意力水平提高到对活动来说不正常的水平。通过简明扼要的单词或句子激活反馈可能更合适:正确、停、不好、好、太好了,或类似的表达可能足以加强患者的认知或提供必要的反馈。正反馈是激励的,必须客观和诚实。有利于实际操作、运动过程提供了 KP。有感觉和知觉障碍的患者,如果他们能够理解和整合解决问题的信息,可能发现 KP 是有用的。这就要求患者很少或根本没有认知问题。KR 是运动结果的反馈。许多患者能够评估自己的成绩;他们能观察或感觉自己行动的结果,不需要语言提示。一些神经心理障碍可能扰乱患者分析和理解的能力,这样的患者需要关于结果的信息。

> 反馈多种多样,取决于患者的运动能力、他的知觉或认知功能,及目标活动的类型(是更自主的运动还更随意的运动)。

2.2.10 延续

技能的转移和延续(carryover)是用于训练效果被带到实际情况和家里或病房中的术语。在文献中,有效的学习与背景相关;活动以目标为导向,在患者的日常生活中的用于不同情况。Schmidt(1991)讨论了不同训练的重要性;完成同样技巧性活动于不同的背景和情况的能力。可以在不同的层次上分析延续效应:

- 泛化:运动成分转移到不同的运动和功能活动中。
- 执行:维持已改善的控制能力,从一次治疗的开始到结束。
- 学习或记忆:保持两次治疗之间已改善的控制的能力。
- 技能转移或延续:从治疗到家中或病房内的日常生活活动。

◆ 泛 化

运动是由个体、活动以及环境组成的(Shumway-Cook et al,2006)。动作的组成在时间和空上适应在环境背景中的活动。因此,训练需要着重于变化,即在不同的背景、环境下变化运动成分,要求通过运动建立控制以确保延续效应。

训练的实施可以通过循环练习(drill)或者变化的重复进行。循环练习就是当相同的成分、运动或活动以相同的方式被重复很多次的训练。

实例

患者可以用相同的方式反复练习从同一张椅子上站起来。虽然一个人不会以完全相同的方式完成同样的活动,但也几乎没有不同运动成分的组合变化。如果某个人几乎没有解决问题的能力,那么其技能延续的能力也减弱,循环练习可能就是必要的。一位患者患了严重的脑卒中,这引起了完全的表达和感觉问题,严重的失用症,记忆和解决问题的障碍,以及严重的运动问题。患者能够从轮椅座位上站起来,并在几个月的训练之后借助个人辅助设备行走。但他不能把这个能力转移到家里,从自家的便器上站起来,不得不在他自己的卫生间里进行循环练习才能成功。太多的变化,即使是同样的活动,对于一些患者来说也可能过于复杂。通过循环练习还不能达到泛化。患者练习什么改善什么,并且是在相应的背景中。多样化的重复是运动、姿势定势和活动随着被训练的神经肌肉成分而改变的重复。

实例

可以在仰卧位训练髋关节稳定性、使用设备以不同的方式于仰卧位、在不同的仰卧姿势定势训练;通过从坐到站的活动,结合不同的对线、不同的支持,以及不同的高度的训练;在站立位,一步站位,单脚站;从高座迈下来;不同的转移和日常生活活动训练;以及在个人护理期间的训练。重点是促进髋关节稳定,但运动背景是多样性的,以产生广泛的运动能力,这能加强患者的技能延续能力。通过多样性的变化,可能会学到活动或成分的内模,从而加强活动之间的技能转移(参见第1章"身体图式和内在模式"部分)。

治疗之中变化的重复使患者能够产生广泛的运动技能和运动经验,患者可以在不同的功能背景中使用它们。

◆ 操作：从一次治疗的开始到结束的控制的转移

　　治疗是以改善患者的运动控制为目标。治疗师在同一次治疗里评估她的临床推理和治疗。如果患者从治疗的开始到结束表现出改善了一个运动成分或者活动水平，即改善了操作，那么他已经到达了这个水平的延续。如果延续没有出现，治疗师必须再评估她的临床推理、假设以及所做的干预。

◆ 学习或记忆：保持两次治疗之间已改善的控制的能力

　　如果患者的运动控制从一次治疗保持不变到下一治疗，那么他并没有记住他学习的东西。治疗师必须考虑以下几个方面：

·她的临床推理和干预的选择。
·是否被允许并鼓励患者进行足够的练习？一定程度的重复是必要的。
·患者是否正遇到相互冲突的需求：他是否是在治疗中做一件事，而他在日常生活中却要求做不同的事。
·卫生专业人员和护理者是否强调相冲突的成分。
·患者是否顺从；他能理解和整合信息并听从劝告？

　　据报道，Berta Babath 有下面的陈述：
·如果患者没有变化，改变治疗。因为它已经无效了。
·如果患者的情况变坏，改变治疗。因为它可能是不合适的。
·如果患者已经改善，改变治疗。因为患者不再和以前相同了。

　　改变必须是适当的，而不仅仅为了改变而改变。

> 患者在同一次治疗里，应该总是能感觉到具体的治疗引起功能改善，他们不应该觉得所做的训练并没有满足他们的需要。

◆ 从治疗到在家中或者病房内的日常生活活动的技能转移或延续

　　正如 Berta Babath 在 1988 年所说（Schleichkorn,1992）："治疗不是由许多锻炼组成的。我们在日常生活中照顾孩子就是在功能性情景中。例如：在患者被喂食或者他自己进食的时候，在他穿脱衣物的时候进行治疗。在他进行游戏、在他站着或者行走时治疗。这是获得直接把治疗延续到日常生活中所必要的。"同样的原则适用于成人康复中。

　　在我们的社会里这是一个现实，大多数患有严重的中枢神经病变的人住进医院。短期后许多人将会被转至康复病房或者康复中心。这个环境在布局、家具、物件、大小以及和患者同居的人这些方面显著不同于家中的情况。如果注意到变化和普遍性，使延续到达患者自己的家里是可能的。使用有利于患者的可获得的设施是一个挑战：在体育馆里，在病房里，在患者病房的房间里，在楼梯上以及室内外的环境里训练。有些患者可能被鼓励待在一个公共机构里一段时间，因为他们遇到了其他跟自己有类似情况的人，他们可能会相互促进、相互建议并彼此帮助。治疗的目的在于改善患者在功能活动中的运动控制，比如穿脱衣物、转移、行走和使用手臂，以及直接改善缺失的运动成分。变化在以下方面中得到保证：

·不同支持物的使用：椅子、治疗床、凳子、垫子、墙体、物体、桌子。
·通过不同的姿势定势探索运动。

- 室内外不同的活动和不同的环境。

和特殊疗法一样,治疗对于与患者整天相处互动的帮助者和看护者必须明确,因此在不同卫生专业人员之间的多学科的交流和合作是必需的。

学习,改变突触的连接,重组已建立的和被损坏的系统,学习新的事物和忘却不适当的事物是需要时间的。在临床上,明显的改变可能在治疗中达到(功能的可塑性),但这些改变并不总是能转移到患者的日常活动中(结构的可塑性)。如果这种情况反复发生,康复治疗师必须再评估她的分析和方法。在能说出治疗没有效果之前,治疗应该达到一定程度的强度和进行一定的时间。在脑卒中后的急性期,能够很快学得新的功能,比起之后的阶段都要快,这是由于神经营养因子的增加(参见第1章"神经可塑性"部分)。如果患者已习得的策略在当时似乎是适当的,但现在已经不合适了,这可能需要花费时间来忘却那个策略以便学习新策略。在神经生理学上,学习和忘记涉及相同的步骤,因为他们涉及突触的改变——两者都是学习。一个重要的因素是突触在一个特定的方向上被刺激的多少和频繁程度。

> 学习和延续需要时间来确定。

2.3 其他干预:一些要点

2.3.1 力量训练

随着逐渐变老,大部分人都会经历肌力的损失。70岁时股四头肌的力量仅有20岁时的60%。这种情况男女相同(Macaluso et al, 2004)。损失肌力的过程与肌肉重量损失有关(肌肉减少症),2型纤维选择性萎缩缘于脊髓运动神经元渐进性损失,造成快肌纤维失神经支配。这些纤维通过1型运动单元的侧突发芽来恢复神经支配。老年人的肌力训练改善他们的肌肉力量和功能。

上运动神经元损伤引起无力(参见第1章"上运动神经元损伤"部分)。许多有中枢神经系统损伤的人是老年患者,他们可能在损伤之前就有相当严重的无力情况。当前的证据提示,一般脑卒中后,不良的损伤、无力、灵巧性的丧失和疲劳对功能恢复的限制超过阳性障碍(Canning et al, 2004)。在对22例初次脑卒中患者的一项纵向研究中,Canning及其同事(2004)发现力量和灵巧性显著有助于整个功能恢复,单独的肌力在所有的试验时间内明显有助于功能改善,并且肌力和灵巧性的联合作用比它们任何一个的单独作用都要强。

以前,不认为肌力与上运动神经元损伤相关。正如Bobath(1990)所言,"肌无力可能不是真实的,但与痉挛的拮抗肌的抵抗相关"以及"肌无力或许是由于感觉缺失,触觉或本体感觉缺失,或者两者缺失引起的"。后面一句话仍然被认为是肌无力的原因之一。Berta Bobath通过患者自身重量对抗重力来加强患者的力量,例如从高处迈下来、坐下和单腿站立。

然而,研究已经证实,肌无力是中枢神经系统损伤的一个显著问题,但肌无力背后确切的损伤机制还不完全清楚。运动神经元激活不充分导致无力或者肌肉收缩缺失。随着时间的推移,下行信号的减少导致运动单元的募集、放电模式、肌肉纤维类型、肌肉长度和长度—张力关系发生改变,并引起脑卒中患者的失用性萎缩（Garland et al, 2009；Garland et al, 2014），都可能是中枢神经系统损伤肌无力的促成因素（Bowden et al, 2014）。

脑损伤对侧的肌肉组织往往受累严重；然而，脑损伤同侧的肌肉通常被认为是非瘫痪的，或者更准确地称为受累最小侧，可能也会受损伤。脑损伤同侧肌肉力量的损伤往往是近端重于远端（Bohannon et al, 1995），并且可能影响两侧平衡和功能，因为在脑损伤同侧被观察到的躯干、下肢和上肢的损伤程度不同（Kitsos et al, 2013；Suzuki et al, 2011；Bae et al, 2013）。因此，身体两侧的肌无力问题在治疗中必须得到治疗。

许多患者也许可以募集全模式的强烈的肌肉激活，但是不能选择性募集肌肉激活来增强功能稳定性，例如，从坐到站的运动，站立及移动。因此，肌力训练需要有选择性并以功能模式进行。足跟触地被认为是中枢神经系统激活一个选择性站立期的最重要的信号。卸载、足跟触地和重量转移的信息对于迈步控制至关重要（Maki et al, 1997）。足跟触地的重要成分是姿势控制和核心稳定性、选择性激活近端腘绳肌带动足跟与地面接触，选择性伸膝关节，离心延长远端腘绳肌和下肢后侧部分，并且主动背屈和伸足趾。当身体向前移动超过踝这个枢轴时，肌肉激活模式发生改变，但是膝关节和髋关节在整个支撑期保持伸展，以便不断变化程度并与不同的肌肉协调相结合。肌力训练需要专注于患者身体的部分，可能需要增强患者相关身体区域的意识和知觉。

> 力量训练需要选择性和功能性。力量训练需要专注于患者身体的部分，可能增强患者相关身体区域的意识和知觉。

临床案例

临床上，某些肌肉对于肌力特别重要：
- 臂外展的三角肌和三头肌促进躯干和臂分开：外展将挑战肩胛骨稳定、核心稳定，并促进随意进行手臂功能性运动。
- 三头肌作为二头肌的拮抗肌进行协调手和臂的功能。
- 拇指外展对于腕伸。
- 足趾伸肌对于足跟触地。
- 踝外翻肌对于足跟触地。
- 比目鱼肌和腓肠肌对于步态中的推进。
- 近端腘绳肌对于摆动期的选择性伸膝的稳定，以及作用于股四头肌以保持并推动整个站立期的伸展。
- 臀中肌对于产生向前的推进和支持是非常重要的，尤其是在单腿站立期间。
- 髋伸肌、外展肌及外旋肌对于整个支撑期的稳定。
- 髋伸肌对于步行中的推进。
- 核心稳定作为基础对于肌力和选择性的远端活动。
- 足内在肌对于足的"核心稳定"以改善足的姿势，一个主动的足促进对于负重和重量转移的地面反作用力。

在下肢，肌无力可能看起来是由于因兴奋性网状通路的中断使中枢模式发生器激活的丧失引起的。大约1800万纤维从大脑发出到网状通路，这是大脑中最大的通路，这些纤维为所有中枢模式发生器活动提供肌力和控制。损害这些通路引起中枢模式发生器活动的无力。

前庭功能增强似乎大部分都缺乏，因此为加强下肢的支撑期和摆动期，治疗师需要重点加强足抬起,这样锻炼才能基于前庭系统的背景中(Mary Lynch-Ellerington,2005)。

2.3.2 活动平板训练

活动平板训练(Treadmill training)常用于许多神经病学情况,这基于两个基本原则:①促进中枢模式发生器活动;②重复,以巩固新学到的。人们已经对活动平板做了广泛的研究,尤其是对脑卒中、脊髓损伤以及健康人的研究;关于其效率的结果仍有争论(Mehrholz et al,2014)。在最近更新的 Cochrane 综述(Mehrholz et al,2014)中的结论是,接受活动平板减重或不减重训练的脑卒中患者与脑卒中后未接受活动平板训练的患者相比,他们独立行走的能力并没有多少改善。或者说,与脑卒中后接受其他干预的患者相比,减重没有增加独立步行的机会。然而,脑卒中后在开始干预之前就能行走的患者似乎最受益,干预能改善步行速度和耐力。

当某些人有做活动平板训练的指征时,某些基本因素需要加以考虑,活动平板训练可能作为一个选项,但不是作为单独站立的治疗,以改善那些能独立行走患者的步行速度和耐力。

Aaslund(2008)在她的 28 名健康人在地面步行和在活动平板上用减重支撑或不用减重支撑的研究中,发现当在活动平板上步行并使用吊带给予体重 30% 的支持时,步态明显受到影响。

- 单独用活动平板。
  —增加节奏。
  —增加躯干的前倾。
  —增加垂直加速度。
  —增加前后方向躯干加速度的变化。
- 活动平板并用减重。

  —限制了所有方向的平均加速度。
  —增加了躯干在前后方向和垂直方向加速度的变化。
  —引起中间方向的刻板的躯干加速度。

Aaslund 总结到,根据这些结果活动平板疗法的任务是的是特异性是存疑的。

一些研究提示,为重新获得独立行走的能力,患者需要能够从座位上站起来(Lee et al,1997;Cheng et al,1998),使足跟触地站立是此功能的要素。足跟触地对于促进步行两期的置换也十分重要。

临床上,活动平板训练似乎对某些患者有效。如果患者以前已经在体育馆使用过活动平板训练,他们似乎在中枢神经系统损伤后更容易接受它。已经具有独立步行能力的患者在地面上似乎获得速度和节律上的改善,但是他们在发现活动平板有用之前还需要时间来习惯在活动平板上的运动。然而,一些研究已经表明,对于脑卒中、脊髓损伤、多发性硬化、帕金森病,或脑瘫患者来说,减重活动平板训练不比同等量的渐进性地面训练效果更好(Dobkin et al,2012)。某些患有轻度协同失调运动模式的患者,当把速度提高到高于他们自身的内在速度(中枢模式发生器的节律)时,似乎才能使他们的运动模式正常化。然而,某些患严重忽略和低张力的患者,似乎不能从减重活动平板训练中受益;某些患者用了悬吊带似乎促使他们变得更加被动,但在地面上促进步行其反应却更加积极。

2.3.3 强制性运动疗法

强制性运动疗法(CIMT)是一种目的在于克服脑卒中患者习得性废用的强化治疗程序。这种治疗方法是由 Taub 及其同事（1999）首先引入治疗慢性期脑卒中患者的。

根据 Nudo 及其同事（1996）的研究，其假设神经机制在于患者大脑皮质适应性改变与存在的，但以前不活跃的连接有关："12d 的短期疗程形成新的解剖连接，通过发芽作为主要机制的可能性不大，因为直到损伤发生后几个月也未见轴突生长。更可能的机制是减少了局部抑制神经元之间的活动，因此显露了以前存在的兴奋性连接。一个替代的和可能的代偿机制可能提高了已存在的突触连接的突触优势"（Liepert et al, 2000）。对 CIMT 的研究已经显示中枢神经损伤后的运动功能缺陷能够得到相当大的改善，即使是损伤许多年后的慢性期。存在的限制包括该治疗程序的标准。患者必须具备以下条件（Kim et al, 2004）：

· 一定水平的平衡，此平衡水平不依赖健侧臂。

· 20°的主动伸腕和至少 10°的主动伸拇指和两个手指的掌指关节。

· 没有严重的痉挛和疼痛。

· 良好的认知。

· 高水平的主动性。

值得注意的是这些标准使得只有 4%～6% 的脑卒中患者与这些标准相符，95% 的患者将不能从此治疗中受益。该程序本身包括健侧手戴上用硬塑板材特制的手套，手套延伸到手掌以外。这样可以防止患者使用该手进行任何手的精细活动，但同时允许手在双手活动中作为支撑。患者应该穿戴该手套每天至少 6h，达到步行时间的 90%，但脑卒中后早期应用时间要更短些。通过在患腿上使用充气夹板或夹板，该疗法还可用于促进重量向患侧下肢转移。如果这种强制被用于康复早期的锻炼就要注意了。由于在梗死区周围存在脆弱的半暗区，患者至少在脑卒中 2 周后才能考虑这种程序。训练有粗大的、精细的运动，常规 ADL 组成结构性程序，进行每天 6～7h 的训练，以及在治疗区以外的训练。允许患者每小时休息 10min，在卫生活动（上厕所，淋浴）期间停用。

神经损伤后的这种训练强度常与大部分患者在医院或康复机构中得到的治疗时间量形成尖锐对比。常规治疗时间大部分在每天 1.5h（物理治疗和作业治疗时间）（每周 7.5h），CIMT 与之相比至少每天 6h（每周 30h），表明治疗强度对于提高患者的潜力的重要性，因为练习的量已经被提升为至关重要的因素，决定了脑卒中幸存者康复的结果（Ada et al, 2006）。在对他们有争议的锻炼时间进行荟萃分析后，Kwakkel（2004）发现用更多的治疗形式增加强度，可以改善与日常生活活动和步行有关的结果。虽然每天重复的最大剂量并没有在动物模型或人类研究中确定，研究者推测与改善功能恢复相关的，促进神经重组的需要剂量很可能比正常提供给神经疾病患者的剂量要大得多。

◆ 机器人训练

神经康复的机器人系统是以科技为基础的干预。人们对用机器人训练上肢（Lum et al, 2002；Casadio et al, 2009）和步态（Bharadwaj et al, 2005）的兴趣在不断地增加，其目的是通过重复的、有节律的和相关肌肉的促进，以及提高或保持相关关节的活动范围来促进运动的操作和功能。最近更新的 Cochrane 综述（Mehrholz et al, 2012）的结论是机电辅助步态训练结合物理治疗可能改善脑卒中后独立步行的恢复。尤其是在脑卒中后头 3 个月内，以及那些不能步行的人似乎从此种治疗中获益最大。然而，机器人步态训练与步行的速度和能力的改善不相关，这意味着已经能步行的患者不能从机电或机器人辅助步态训练中获得益处。对该结果的解读必须注意到在该系统性综述中在研究的开始确实包括能步行的个体这样一些事实。另外，在治疗持续时间和频率上存在不同，使用的设备类型和在某些设备上附加的刺激（如功能性电刺激），在试验之间也存在不同（Mehrholz et al, 2012）。

机器人永远不能取代人工的方法及患者和有经验的物理治疗师之间的多层次的互动（Poli et al, 2013）。因此，机器人训练意味着只是一种增加训练神经科患者强度的附加工具。

2.3.4 多学科团队工作

只要患者住院，他就可能需要某些身体上的帮助以达到日常生活独立。所有这些活动都是相对复杂的身体活动，需要平衡、重量转移、旋转成分的变化、稳定和运动成分和参照区域的变化，运动策略的变化及问题的解决。最复杂的活动是仰卧位到坐位；同时这种转移是许多护理者希望患者能在早期独立完成的转移活动之一。

如果患者要重新获得运动控制，所有人员应该对治疗计划有同样的了解。这是为了确保不给患者相矛盾的信息。团队工作的基础是每个专业人员全面和特殊的知识、专长及角色。多学科团队工作挑战所有当事人，但难以达到预期效果。各个专业人员需要互相理解和尊重；忠实于患者、忠实于目标，以及忠实于治疗；加强相互间的角色作用；并尽量遵守每一专业的专业化治疗。同时，不同专业都有他们自己的特殊作用，这种作用是不能被别人取代的。患者面对来自不同专业的特殊治疗并得到多学科团队的综合治疗。这就是患者学习新东西的环境。康复过程在第3章中讨论。

实例

24h观念是多学科团队工作在日常活动中实施和贯彻的治疗原则。多学科团队商定哪些是要在患者的日常生活活动中促进、重复及加强的最重要的运动成分。24h观念加强患者的学习过程，因为以下原因：

- 活动在白天和晚上（浴室）可能的时间内是多变的和反复的。
- 重复是变化的。
- 活动目的对于患者来说，是已知的操作。
- 调节这些活动以适应个人的需要和运动问题。
- 当治疗性干预转移到日常的背景中时，延续的效果增加。
- 团队工作需要良好的多学科团队交流，不管是正规的还是非正规的，还是持续的，以及忠实于患者和目标，和对基本面的理解和能力。

参与的专业人员的责任是保证治疗的贯彻。通常情况下，如果他们在临床上一起看护患者：护士、作业治疗师及物理治疗师一起在早晨患者的个人护理、床上下的转移、穿衣或进食期间看患者的话，事情就应该容易多了，可能的话也可以在帮助患者改善和重新获得独立的策略上取得一致意见。使用在临床上拍摄的照片可能帮助这个过程。需要促进患者、护理者和卫生专业人员之间的协作以便患者的学习。良好的多学科团队工作使整个团队提高了主动性和学习精神。

2.3.5 辅助器具

许多患者在中枢神经损伤后没有完全恢复。可能遗留程度不同的感觉运动问题,从轻微的平衡和精细运动降低,到严重的功能丧失,以致需要在所有的日常生活活动中得到帮助。因此不可能提出一个代偿器具的总体指南。需要评估一些方面的内容:

- 给予一个辅助器具的时机。
- 同一组不同辅助器具的积极的和消极的方面,例如助行器和轮椅。
- 评估随着时间的推移,辅助器具的使用对患者功能的影响如何,以及随着患者的进步如何调整或改变辅助器具的类型。

◆ 时　机

治疗师可能需要决定是否使用辅助器具。需要考虑的重要事情是辅助器具是否能达到以下要求:

- 在患者探索其周围的环境时降低患者的能耗。
- 随着时间的推移提高或改善患者的运动问题。

患者如何运动和反应的程度代表了他当时的运动能力,但不一定反映出损伤的程度。患者的运动问题是损伤本身的结果,认知、知觉和感觉运动障碍,即时的补偿过程,中枢神经系统的使用-依赖的可塑性改变,伴随着肌力改变和代偿运动策略。患者在主动练习中使用代偿越少越好。患者的运动能力随着时间的推移而改变,因此任何辅助器具在恢复的不同阶段都需要调整和改变。在脑卒中后的早期,某些患者还患有多发性硬化、头部损伤或不完全性 SCI,使用轮椅可能更合适和必要,以便患者能探索周围的环境并更加独立。助行器可能适合于某些患者的不同阶段和不同情况,但对另外一些患者可能不利。不同类型的辅助器具将在下节讨论。

◆ 同组的不同辅助器具的积极和消极方面

- 轮椅。
- 助行器。
- 矫形器。
- 其他。

◆ 轮　椅

某些患者可能需要临时使用轮椅,或出于不同目的使用轮椅,比如长距离转移或购物之旅,而其他人可能属于日常使用轮椅。当选配轮椅时需要考虑以下一些重要方面:

- 坐位姿势和舒适度:患者需要被置于正确对线的位置,以提高姿势活动。
- 使用:该轮椅适合于患者和护理者的需要。
  —对于患者和护理者来说,进出轮椅的转移容易。
  —临时的、阶段性的或长期使用。
  —主动的和(或)支持性的(舒适)。
  —室内环境、室外环境,地形?
  —手动还是电动? 患者是否需要一种以上类型的轮椅? 例如一种手动轮椅,具有站立功能的轮椅,电动轮椅室内或室外使用?
  —护理者驱动还是自己驱动? 某些患者自己不能驱动轮椅,因为有认知或知觉障碍。一般来说,某些神经心理问题,比如严重的忽略、注意力不集中、某些失用症,解决问题能力降低及冲动行为可能妨碍自驱动轮椅的使用。然而在临床上,某些忽略或注意力不集中的患者能够学习独立地使用轮椅。有时,在一些有认知能力的患者中,与问题的对抗似乎需要用智力补偿。因此,如果可以,应该允许这些患者在可控制的环境中探索独立操纵轮椅。

—普通交通(上下汽车等)。

如果患者手动驱动轮椅,轮椅需要尽可能的轻便。根据患者对稳定和其平衡能力的需要,重心相对于驱动轴的位置十分重要。患者越接近驱动轴的重心,越容易操纵轮椅;然而它越不稳定。

脑卒中患者可能需要使用健侧手臂和腿来驱动轮椅。Ashburn 和 Lynch(1988)和 Cornall(1991)已经指出不对称的和总是使用一侧身体的缺点,它可能阻碍恢复和治疗,增加联合反应的产生。单手驱动轮椅可能加强健侧使用-依赖可塑性的改变,并诱导患侧出现习得性废用。因此,评估患者对轮椅的使用以及对患者有什么长期影响是最重要的。治疗师应该亲自体验手驱动轮椅在室内外、上坡,使用单手单腿和双臂的效果。

电动轮椅是某些需要永久使用轮椅患者的合适工具。患者能在很大程度上参与社会上的不同活动,如出去约会,或去购物而不过于劳累或需要依赖护理者。

助行器

助行器可能是手杖、拐杖,轮式助行架、高步行架或其他器具。任何助行器都改变患者与支撑面的关系,增加基础面,改变重力线。如果患者以前还没有使用助行器,他们需要学习新的姿势和运动策略。助行器的类型、高度及使用方式将影响患者的姿势活动。如果为患者选择了助行器,治疗师需要教授患者如何正确地使用它。

治疗的目的应集中在患者尽可能多地重新获得独立控制。助行器的使用可能适合于使患者能在周围安全地运动,并克服重力以提高姿势活动,如果用它作为一个参照物而不是作为一个支撑的话。许多患者在康复早期接受助行器作为平衡问题以及用其负重的代偿,增加了躯干、骨盆、髋及臂的屈肌活动。增加屈肌活动可能妨碍稳定成为平衡的基础。因此,治疗应该针对改善患者的姿势控制和运动,患者不应该在这些探索之前就使用助行器。

主动性对于恢复十分重要。对于某些患者来说,尽快恢复行走能力是主要的驱动力,即使平衡和运动的先决条件还没有充分建立到能使他们安全地步行。挑战是告知、鼓励,与此同时,指导患者改善他们的姿势控制和运动模式,并教授他们尽可能正确地使用助行器。患者需要通过治疗性促进尽早地体验迈步。迈步可能通过中枢模式发生器的激活而提高平衡和节律,通过增强认知控制,不至于使中枢神经系统"遗忘"步行。鉴于目的是重新步行,这可能激发患者的主动性。决定患者在康复科何时可以在帮助或指导下或无帮助指导下步行的时机,取决于患者的安全和运动控制,以及护理者的能力。

双侧助行器

双侧助行器(手杖、拐杖、轮式助行架、助行架、高步行架)可能促使患者依靠或被迫用助行器负重,尤其是当助行器过低时。助行架、带前轮助行架或高步行架使步行变得呆板,无灵活性,因为其不再需要身体的旋转了。伴有严重不稳定的患者如共济失调,双侧助行器可能合适。

单手助行器

单手助行器（手杖，拐杖）使患者的重力线向用助行器一侧偏移，这取决于如何使用它。尽管在中枢神经系统损伤后，常常开处方用助行器改善患者的活动并帮助他们在进行 ADL 时保持平衡，但对于不同助行器对于偏瘫的姿势控制、负重模式、步态模式的影响却少有研究。然而，如果患者能够使用助行器作为平衡和运动的参照物而不是用其支撑重量，患者的姿势控制可能得到一定程度的促进（Jeka，1997；Boonsinsukh et al, 2009）；使用轻握手杖作为提示可用于改善步行中的稳定。来自手触觉的信号提示，助行器可用于提供额外的、控制平衡的空间定向信息。当患者手持助行器时，中枢神经系统从手臂收到增强的躯体感觉信息，这可能提供关于空间定向的信息，有助于改善平衡控制；因此，以轻轻接触的方式使用手杖可能提供稳定（Boonsinsukh et al, 2009）。然而，在一个对脑卒中后早期步态康复使用轻握手杖提示的研究中，研究者发现某些亚急性脑卒中患者不能控制握手杖的力度以达到轻握的程度（Boonsinsukh et al, 2011）；患者用力握手杖提示在步态中需要更大的机械力支持；因此，轻握手杖提示的使用可能不是适合所有的患者。神经损伤后为了步行使用助行器可能会改变腿和臂控制平衡的策略（Marigold et al, 2009）。如果患者依赖步行手杖并增加了不对称性，它可能会妨碍患者平稳控制的恢复。另外，有关的继发性活动，如用手握住一个物体，可能对上肢平衡反应有负面的影响，妨碍参与的上肢代偿平衡反应（Bateni et al, 2004）。而且，使用助行器占用了手臂可能导致把平衡策略引导到手臂上而离开腿（Misiaszek et al, 2005）。对于代偿性迈步反应（改变支持策略），握住一个助行器可能潜在地阻碍腿的侧向运动，结果在失去侧向平衡时限制了代偿性迈步反应（Bateni et al, 2005）。当使用助行器时，患者可能需要使用额外的认知力，这可能导致损害保持或恢复平衡的能力，尤其是老年人（Bateni et al, 2005）。

高手杖可能用于提高伸展和在身体节段之间的互动，如果只用它作为一个平衡辅助而不负重的话。有时它可能适合在户外使用，例如在购物或在其他环境中，当平衡受到挑战时使用，但患者在自己家里可能不需要使用它。

鞋和矫形器

Mulder 及其同事（1996）与 Geurts 及其同事（1992）的研究表明矫形鞋影响基础支持面的大小和感觉反馈。

鞋

支撑踝的鞋减少了来自踝和腿下部的本体觉反馈，影响姿势控制，并可能降低平衡中的自主平衡的程度，如 Geurts 及其同事（1992）做的研究所证明的那样，研究对象包括神经病变患者和截肢患者；然而某些结果可能扩展到中枢神经系统障碍。足跟触地对于转移和步行十分重要。对足跟具有良好支撑的鞋，坚固的鞋底和鞋跟可能促进关于足跟负重和卸载的反馈。这个观点得到了 Hijmans 及其同事（2007）的支持，他们在系统性综述文章中得出结论，即内底具有金属管和振动元件可能改善平衡，而厚底或软底可能恶化平衡。这些不同类型的内底或鞋底的影响与躯体感觉机制相一致，而躯体感觉机制在控制平衡方面发挥着十分重要的作用。而且，还有研究结果证明赤脚行走比穿沉重的鞋更能加强足内在肌力（Rose et al, 2011），而且增强对感觉输入的接受

（Kavounoudias et al,2001；Shinohara et al,2009）。

踝-足矫形器

踝-足矫形器常用于在转移、站立和步行中稳定该区域，并在摆动期促进抬起足。对不稳定的原因必须加以评定和治疗。围住踝和腿下部的矫形器给予远端支持，使患者能探索他们的姿势控制。同时，外部固定可能引起运动范围、灵活性和运动的减小。肌肉和关节上的压力可能会引起感觉运动重组，这引起为了平衡和运动建立新的策略。足和踝的不稳定在中枢神经系统损伤中不是一个孤立的问题，需要与对线、张力分布、募集模式及整个身体的肌肉活动顺序一起考虑。

大部分矫形器的目的是保持踝轻度背屈。这可能引起髋和膝的屈曲增加并改变整个对线（图 2.33a~d）。这种屈肌活动可能负面影响髋的稳定，这又影响了患者的转移和步行的能力。使用夹板的一般缺点是足的制动，这可能丧失调节力、灵活性和变化的反馈。使用足踝作为身体的基础，其活动和稳定性可能受到损害。

某些情况可能有使用下肢矫形器的适应证。已经有一些不同类型的可用矫形器，更多的仍在研制中。患者需要尝试不同类型的矫形器，并且需要经过一定时间再评估。有一些不同类型的可塑性材料的夹板扣在小腿和足底面（图 2.33a~b），及不带足趾托型的不同材料的矫形器，踝部用柔软材料支持，用尼龙搭扣固定（大部分用于矫形），踝矫形器支持踝的内外侧（图 2.33c~d），与患者的鞋对准固定（如 Klenzak 夹板），具有或没有 T 形带，已经有一些投入应用，还有一些在研制中。所有这些矫形器都不同程度地影响对线和支持踝和足。只有经过一段时间再评估，才能确定这种影响是正面的还是负面的。

重要的是决定一个潜在的夹板是否要在所有时间用于患者的足上，或是否要用于某种特殊情况。足在平衡受到威胁的处境时，例如在户外、在拥挤的人群中、在不平的地面上、在公共交通中，都会有一种扭曲的趋势。如果夹板只在特定的时间内使用，足和踝的适应力得以保持，因此能使患者通过伸展体会负重。患者应该定期站立并赤足行走并接受不同的输入。

膝矫形器

一些患者存在膝过伸，这可能会引起疼痛并导致失去稳定性。在正常步行期间，髋和膝在支撑期向前移动超过足。膝很少完全伸展，但在支撑中期和足趾离地之前处于其伸展的峰值。足和踝背屈活动性降低妨碍了小腿向前运动，并使膝在身体继续向前时过度伸展。引起这种情况的原因可能是由于小腿后部肌肉的张力增加；腓肠肌、比目鱼肌和小腿后部深层肌肉、内侧腘绳肌群，或髋内收肌的离心控制降低；也可能由腿、骨盆和躯干不同节段之间的旋转成分对线不直引起。如果髋在支撑期屈曲、膝必然过伸。髋和骨盆和踝及足以及躯干的活动性和稳定性对于保持膝良好的功能是必要的。髋稳定活动的协调性和踝足活动性的降低把膝卡在中间。因此，如果引起膝过伸的潜在原因得到治疗，则很少需要使用降低膝过伸的夹板。

肩矫形器

肩半脱位是脑卒中后的常见问题，可能是产生疼痛和其他功能障碍的危险因素。盂肱关节半脱位（GHS）是肱骨和肩峰之间的空隙增加，改变了盂肱关节的对

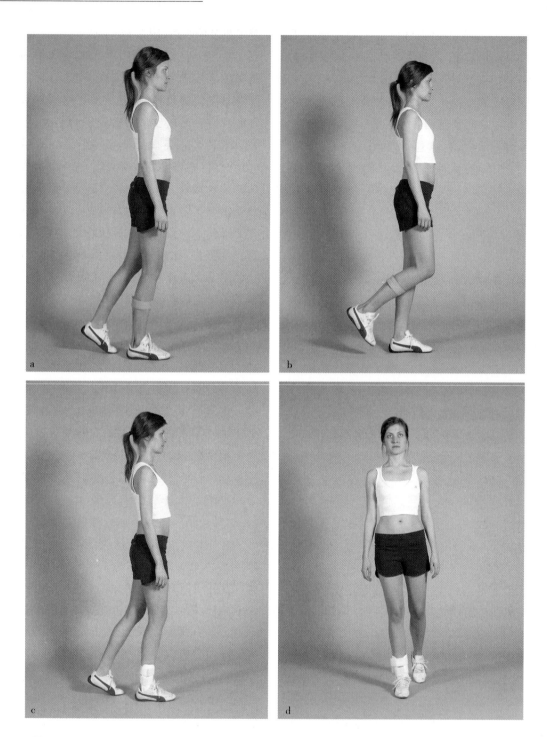

图2.33 两种不同的矫形器。a~b.模特穿戴着聚丙烯夹板,注意两个图片中对线的改变。b.她有更多的屈肌支配,她的左髋与 a 图相比似乎更不活跃。c~d.该模特穿戴了一副不同类型的夹板,称为充气夹板,这种夹板可稳定踝关节的内外侧,而不妨碍背屈和跖屈。虽然该夹板在鞋中占据了较大空间,且不适合连续使用,但在中枢神经系统损伤后早期站立时,能够促进姿势活动在更好的对线上进行

线,导致重量沿重力线向下牵拉松弛的手臂。Paci 及其同事(2005)将偏瘫中的 GHS 定义为"与未受累的肩相比,脑卒中后出现的非创伤性的,肩胛骨和肱骨之间在所有方向和所有平面上的,部分的或全部的关系改变"。GHS 可引起肩部疼痛,所以应该在脑卒中发作后及早治疗。引起 GHS 有几个原因。肩胛骨在躯干上的位置影响肌肉的长度-张力关系,它作为偶力来稳定肩胛骨-胸骨和盂肱关节的。脑卒中后,躯干活动减弱伴对线不良会影响肩胛骨的位置。另外,稳定肩胛骨的肌肉可能是无力或低张力状态,导致肩胛骨与胸廓的对线改变。没有正常的张力,旋袖肌则不再能保持盂肱关节的完整性。导致 GHS 产生疼痛的因素包括上肢在仰卧位和坐下时的不适当体位,缺乏对上肢和躯干在直立位置的支撑,以及在患者转移期间拉扯动偏瘫手臂。使用手臂吊带是有争议的,但已被证明用于某些病例可减少半脱位。有许多不同类型的吊带可以影响肩关节对线变化的程度。其中一些缺点是某些吊带保持手臂在一个固定的屈曲模式,阻碍了肩的运动,并且需要有资质的人员帮助戴上。Cochrane 荟萃分析(Ada et al,2005)得出的结论是矫形器和吊带在预防半脱位和疼痛方面的效果证据不充分,并且有可能限制肩部活动范围的潜在危险。而且,由此产生的不适和令人不快的气味也让许多患者不愿使用矫形器和吊带。大多数吊带是在肩关节近端给予支撑,一些患者感觉到在使用臂吊带期间其平衡得到改善并且手臂固定在较少疼痛的位置。Yavuzer 和 Ergin (2002)研究了单带吊带对 31 名患者的姿势控制和步态参数的影响,通过三维步态分析和视频记录测量的步态,发现这种类型的吊带改善了患者的步态(图 2.34a~c)。

由于忽略、忽视或认知缺陷,严重的肩关节半脱位或开始就有疼痛的而无法照顾其手臂的患者,可能从使用肩部矫形器中获益。这种矫形器有许多不同类型,需要与患者及其护理人员一起尝试,以确保正确使用。只有少数矫形器能正确无误地减轻肩关节半脱位,因为肩关节半脱位是由不同因素的综合作用引起的:降低的姿势控制,降低的肩带稳定性,改变的肩胛骨与胸廓的对线以及瘫痪。然而,矫形器可能防止患者在侧面跌倒时引起的手臂创伤,并是向护理者发出的一个信号,在处理肩部和手臂时必须小心。

电刺激

使用电刺激促进运动并不是一项新技术。在 1790 年,Luigi Galvani(Cambridge,1977)将电线放在青蛙的腿部肌肉,第一次看到电对肌肉的刺激作用。现在电刺激已被广泛用作神经康复中的工具,以改善随意运动控制,功能性运动能力和日常生活活动能力。

功能性电刺激(FES)

FES 是将电刺激与功能性任务相结合,用于不同康复目的和不同的诊断的程序,例如步行、骑自行车或抓取物体(Doucet et al,2012)。足下垂刺激器(FDS)是一种特殊类型的 FES 设备,专门应对步行时足下垂的问题。应用 FDS 的最常见方法是将一个小型便携式装置固定在小腿肌肉上。大多数 FDS 刺激的是腓总神经,这能促进负责背屈的肌肉(例如:胫骨前肌、踇长伸肌等)的收缩以帮助行走(Thrasher et al,2008)。

检查 FES 有效性的荟萃分析显示步态速度在统计学上显著改善。然而,研究尚未显示使用 FES 治疗对于机体总功能

Bobath观念与神经康复

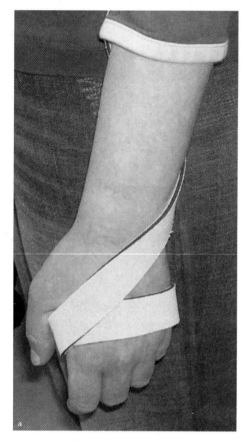

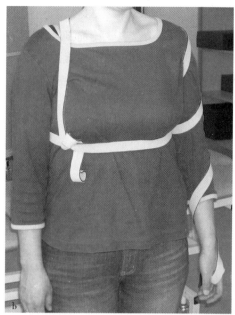

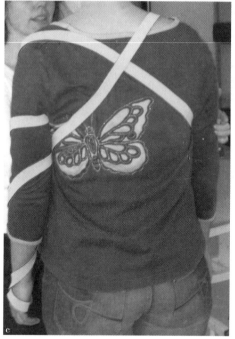

图2.34 单带臂吊带。a.手的视图。臂吊带在掌指关节的近端环绕手掌几圈以保持腕伸展。b.吊带向上缠绕在臂上，以保持臂的中立旋转并越过肩部。在越过肩部时，将吊带精确地放置，以影响肩关节的对线，这一点非常重要。放置适当，将有助于提升肱骨头回到关节窝。如果有向前或下半脱位的倾向，则应把带子放置在保持肱骨的头部在关节窝内的位置上。吊带从背部穿过到对侧肩，然后从肩下穿过，绕胸部，以给予一些姿势辅助，然后穿过患肩的后面到达健侧肩，它会自行收紧。当患者佩戴吊带时，在任何时候带子都不能被拉紧或牵拉，因为这可能会阻碍血液循环。如果吊带佩戴正确，患者可能会感觉到姿势稳定性的改善和对胸部伸展的辅助，以及手臂的自然外旋。c.在背部显示的吊带

能力的改善（Robbins et al，2006）。虽然电刺激具有产生运动的能力，但已经证明其比正常人体运动效率低，并且损害肌肉自然的抗疲劳率，因为 Henneman 大小原则是相反的（其原则是在随意收缩中，更小的运动单位的募集先于较大的运动单位的募集）（Doucet et al，2012）。此外，FES 典型地仅激活一个或两个肌肉群，并且经常表现出运动范围受限，因为全范围的运动涉及几个肌肉群的协调激活。

其他辅助用具

其他帮助患者在家庭或工作中进行日常活动的辅助用具的选配需要根据个人基本情况进行评估。家访或到工作场所访问患者和她的护理者，可能会发现辅助装置对患者哪些范围的问题有帮助（例如：特别安装的工作椅、厨房用具）。作业物理治疗师和作业治疗师可以一起工作，以确保满足患者的功能需求，优化平衡和运动。

◆ 评估和调整

对于所有的辅助用具，研究者都应该去评估它们是如何被使用的，以及它们对患者的功能、姿势控制、运动的积极和消极影响。当患者的情况随时间而改变时，不管患者的功能是改善了还是恶化了，都需要对其进行修改。只要需要评价、调整及评估所使用的辅助器具的类型，同时确定患者能否从其使用中获益，或者是否需要更改辅助类型，都需要对患者进行随访。

小 结

- 人体的运动是多种多样的，不伴有不适当的用力。它是高效的、精确的，以及有成效的，通过人、任务和环境之间的相互作用而得到发展。
- 肌肉协同作用可能是神经系统反复激活和与多关节肌协调相关联的机制。
- 随意运动受到两个拮抗肌的约束：①为了达到目标，运动到重点节段；②为了保持平衡，稳定"姿势"段。
- 保持平衡的能力被描述为"保持、达到或恢复身体质量中心（CoM）相对于支撑面（BoS）的行为"。
- 姿势控制、预调节和保护性反应是平衡的要素。
- 姿势控制系统包括所有涉及维持平衡的感觉运动和肌肉骨骼成分。
- 姿势的控制可以分为两个不同但相互作用的系统：在运动之前进行姿势校正的预调节或前馈系统，以及应对外界干扰而进行校正的反馈或反应系统。
- 几种模式的感觉信息可用于中枢神经系统的姿势控制。
- 在许多不同的条件下，人体的姿势控制必须具有可调节性和稳定性，这就需要对多种感觉刺激重新加权的过程。
- 躯干控制的恢复，是恢复更复杂的功能能力的一个先决条件。
- 在功能性背景中，身体和支撑面之间的感觉运动和知觉的相互作用对于姿势张力的水平比支撑面的大小更重要。
- 活动性是稳定性的基础，如同稳定性是运动的基础一样。
- 不适当的代偿策略——替代行为策略——可能会延迟或阻碍中枢神经系统损伤患者的平衡和选择性运动控制。
- 站立似乎能提高躯干的姿势感觉和整体功能。
- Bobath 观念是一种解决问题的方法，

用于评估和治疗由于中枢神经系统病变引起的运动和姿势控制紊乱个体的功能。
- 姿势定式描述在一定时刻身体节段之间的相互关系。
- 运动可以被描述为姿势定式的连续变化。
- 在一个姿势定式中的选择性运动需要在不同的姿势定式中不同的神经肌肉活动。随着生物力学对线的改变,神经肌肉活性也改变。
- 许多肌肉和关节分布在关键区域。因此,本体感觉的影响以及来自皮肤的信息对于中枢神经系统是十分关键的。
- 对关键区域的控制和它们之间的相互作用对于平衡、运动的选择性、对环境和任务的适应以及功能特别重要。
- 日常活动,如平衡、步行、伸手取物和进食,大多是自主功能,通常不需要多少注意力和努力。
- 基于经验,日常活动与中枢神经系统具有结构性关联。
- 活动的表现取决于个人、目标和情况。
- 自主的和随意的运动控制紧密结合在一起,形成了功能性技能和平衡的基础。
- 临床上的挑战是决定重新获得平衡是通过随意的规划,还是通过功能情况下的更自主的水平上促进。张力、肌肉主动性、对线,及募集顺序必须在两种情况下得到优化。
- 治疗师的手可以触摸,产生摩擦、牵拉、压迫、挤压,并提供关于肌肉长度和张力、方向、速度和范围的信息。根据问题和功能目标,它们可以产生牵引、压迫或旋转,需要的稳定性和(或)活动性。信息具体化于所需的活动。
- 促进意味着"使之更容易"。治疗师的目的是以这样的方式处理患者,使得患者的运动感觉更容易,因为患者自己的活动被激发。在这种情况下,促进不能解释为被动运动或被动技术,例如使用拍打肌肉或使用冰刺激刺激肌肉。
- 治疗需要在处理残损和促进活动之间持续的相互作用,使运动成为可能,要求控制和鼓励行动:使之成为可能→使之成为必需→使之发生。
- 手法治疗的目的是使患者更加主动,最终治疗师的可以离手治疗。
- 主动运动向中枢神经系统提供多样化的信息。
- 主动运动是知觉的基础。
- 通过强化的感觉刺激促进主动运动,似乎能改善忽略。患者在主动运动期间知觉增加。
- 如果患者无法自己启动运动,被动运动就很重要。
- 被动运动旨在刺激活动肌肉,过程中需要患者的注意力集中。
- 通过被动运动的手法治疗旨在使患者的中枢神经系统"听到"输入并尽可能地响应,因此不是真正的被动运动。
- 必须分析和治疗联合反应的原因,而不仅是试图减弱这种反应。
- 反馈多种多样,取决于患者的运动能力和知觉或认知功能,以及目标活动的类型(更自主的还是更随意的运动)。

- 治疗中变化的重复使患者能发展广泛的运动功能和运动经验,这些可能用于不同的功能背景中。
- 患者在一次治疗中应该总能感觉到具体的治疗使功能改善。患者不应该感觉到训练不能满足他们的需要。
- 学习和效果的延续需要时间。
- 力量训练需要选择性和功能性。
- 力量训练需要集中患者的注意力于身体的一部分,可以增强患者对身体部位的知觉和认知。

(刘春龙　译,刘钦刚　审校)

第3章 评 价
Assessment

在患者不同的康复时期或阶段,医疗专业人员应根据患者的需求变化扮演不同的角色,如同伴、监督者、指导者、告知者、专业人士、帮手、照顾提供者。这些角色取决于患者康复的进程和当下的需求。医疗专业人员与患者一起对问题进行诊断、治疗,就康复方案与患者一起进行交流、调整、进行计划和安排,应将患者看成一个正常人、一个整体来考虑其潜能和局限性。

多学科工作小组的协作可使小组各成员的综合及专业能力与作用,以及患者的自我康复能力紧密结合起来。由此,可使我们对个体康复过程中所面临的潜在挑战有较深入的理解。医疗专业人员最重要的任务或许是寻找促进患者功能恢复的可能性与潜力——在患者及其医疗网络内寻找积极的构成要素。干预措施的选择主要是围绕患者的需求进行。本章从以下三个方面进行讨论:

- 国际功能、残疾和健康分类(ICF)。
- 物理治疗评价与临床推理。
- 结果的测定。

3.1 国际功能、残疾和健康分类

国际功能、残疾和健康分类(ICF)是一种对影响个体生活的不同方面和因素进行分类的工具,是对健康和健康相关领域要素的一种分类,如身体的功能、结构、活动及参与度等。该分类是从身体、个体和社会三个角度进行的,因此 ICF 是一种生物-心理-社会的医学模式。由于个体的功能作用与残疾发生处于特定的背景下,因此 ICF 也将环境因素纳入其中。

ICF 有利于了解和测量健康结局,可用于临床、健康服务,以及个体或人群的调查。因此,ICF 是对《疾病与有关健康问题的国际统计分类(第 10 版)》(ICD-10)的补充,内容并不局限于死亡率和疾病本身。ICF 的应用有望使医疗人员之间能在相同的语境下进行沟通。ICF 中的功能指身体所有的功能和结构、活动,以及参与度,它是一个积极的用词;而 ICF 中的残疾指损害(impairment)、活动受限(activity limitation),以及参与局限(participation restriction)。

- 身体功能:按照身体的生理学和心理学系统进行分类。
- 身体结构:按照身体的解剖学进行分类,包括器官、肢体及其成分。
  —损害:指身体功能和结构出现问题。
- 活动(activities)和参与(participation):涵盖了所有的个体活动。
  —活动受限:指个体进行活动时可能

体验到的问题。

- 参与:是对个体生活状态的一种分类,包括个体相关的健康、身体功能和结构、活动,以及其他相关因素等。
  - 参与局限:指个体在生活中参与的方式或程度遇到问题。
- 环境因素:指人们生活的身体、社会环境以及指导他们生活的态度。

在这一章节中,ICF 还涉及一些未被分类的其他领域:

- 个体因素:包含个体生活和生存的特殊背景,其特征不是健康条件或健康状况的一部分,如年龄、性别、经历、个人信仰、宗教、生活方式及爱好。

图 3.1 中,这些因素相互作用,在一个水平上进行干预有可能改变其他相关因素。ICF 可确保对患者各方面状况的评估,而这种评估是康复过程的基础。

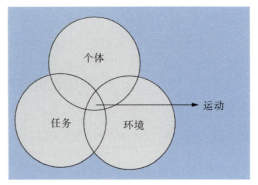

图 3.2　本图描述了个体因素、个体所处环境,以及个体活动目标等如何影响运动

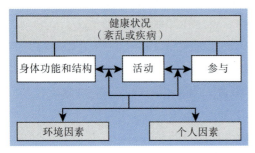

图 3.1　国际功能、残疾和健康分类(ICF)中不同因素的相互作用。改编自 ICF(WHO, 2006)

3.2　物理治疗评价

图 3.2 所示为 Shumway-Cook 和 Woollacott(2006)率先提出的模型,从中可以看出,运动、感觉、认知及知觉功能等各方面对行为来说都非常重要。

在恢复、学习和维持躯体功能方面,物理治疗师具有特殊和重要的作用。评价的目的是了解患者的状况。治疗师必须知晓患者是谁,他生活得怎样,他的工作网和家庭关系如何,他的工作及经济状况如何,同时分析他的运动功能。因此评价必须同时明确患者的优势和问题所在。物理治疗是通过改善躯体功能来挖掘患者的全部潜能,使其能够积极地重新参与到日常生活中。评价将显示哪些与活动、姿势控制及运动的恢复和学习有关的功能未受到损害;哪些功能受到了损伤,哪些功能出现紊乱,以及患者的预后是怎样的。评价后获得的信息,可以帮助治疗师推导出患者的病因及所产生的影响,并可评估出中枢神经系统内哪些系统功能正常或不正常。治疗师可以此为基础进行治疗干预。对平衡和肢体功能运动成分的了解是进行评价及治疗的基础。评价的最终目标是确定患者的恢复潜力,并在有限的资源条件下使其达到最佳的功能状态。

> 评估患者的潜力是评价的一项重要目标。

在许多脑卒中病例的急性期,神经心理功能障碍和感觉缺失被用于评判患者的康复潜力。在早期,这些症状并不是患者真实预后的征象,大多数病例的知觉和认知功能障碍是可以通过对周围环境的适应而得到改善的。因此，单纯聚焦于感觉、知觉和认知功能问题，会带来对患者恢复潜力的负面看法。在得出预后结论之前，必须给急性期患者时间以了解损伤造成的影响，并按患者的需求提供康复措施的强度水平。物理治疗师的评价应关注患者能做什么活动，如何分解他的运动任务并达到他的运动目标，以及了解他为什么这样运动。

作业治疗师 Christine Nilson 在 1991 年谈及如下关于 Berta Bobath 的一段话（Schleichkorn，1992）："她鼓励我创新，并且教我把每个患者都看成单一个体。她提出了解决问题的技巧，带来了更符合逻辑的治疗干预。"在活动中对运动进行观察分析是评价的重要工具，可施以适当的手法治疗（handling），而后进行临床推理和治疗干预。

手法处治疗是一种评价工具，也是一种干预措施，并可引发患者的反应。在手法治疗期间，其目的是影响患者的移动能力及其对被移动的反应。确定患者的反应水平和学习能力很重要，而对评价来说评估其反应也很重要。这样的评价和治疗是紧密相连不可分割的。在评价时，治疗师收集信息，开始临床推理并形成有关的假设，即患者活动和功能上所出现的主要问题是什么，患者为什么会那样移动。接下来开始治疗干预，并不断地评估治疗结果，如果治疗不能改善患者的运动控制，就应推翻该假设，并在治疗过程中建立新的假设。一般情况下，应该按下列过程进行评价。

- 病史。
- 功能活动。
- 身体功能和结构。
- 临床推理。
- 结果测定。
- 评估和记录。

3.2.1 病　史

评价病史的目的在于了解患者，并将其看成一个整体来观察，因为康复的过程常常需要数年。通常根据 ICF 对患者进行评价，包括参与、活动，以及身体的功能和结构——以前和现在的功能状况。治疗师对患者的潜能、资源及问题区域要有基本的了解。最重要的是要在尊重和信赖的基础上与患者建立起良好的关系，同时获取患者的社会因素、角色、病史、目前的状况、需求，以及愿望等资料信息。在多学科小组的参与下，小组不同成员可以决定他们是一起还是单独和患者及其照顾者沟通。理想的情况是，小组成员对沟通的事项进行划分，这种方式可避免患者向整个小组成员重复叙述同样的内容。

社会因素

- 婚姻状况、家庭，以及关系紧密的社交网。
- 社会角色，患者的需求和愿望。
- 住房条件。
- 爱好和休闲活动。
- 工作场所。
  —职业，职位/工作的类型，任务。
  —是否失业或领取救济金？原因。

◆ **病　史**

- 既往的功能水平。
  —躯体：视觉，听力，问题区域，支具或辅助器具（助行器、轮椅、矫形鞋、矫形器等）的使用，活动水平。
  —心理功能。
  —其他疾病。
  —药物治疗。
- 既往的治疗。

——物理治疗。为什么治疗？治疗效果如何？

——其他。

· 既往接受过的医疗服务。

· 目前的疾病或障碍。

· 医学检查和试验的结果，例如 CT、磁共振、X 线、神经生理学检测及其他类似检查。

· 任何治疗禁忌证或需要特别注意的有关治疗的其他方面。

· 导致患者运动控制恶化或改善的因素，并应考虑在遇到这些因素时，患者为什么会有相应的变化。患者常常能够描述或表达对不同事物之间如何相互影响的体验，例如对压力与肌张力产生的影响的体验。

· 患者对自身状况的感受，包括挫折、希望、需求、目标。

如果患者不能正常交流，他的信息就需要通过照顾者来收集，他们经常能提供很好的信息。

一个人因遭遇急性疾病或者创伤而经历灾难性的变化，这种改变可能只是短期的，也可能是长期甚至是终生存在的。治疗师需要找出在康复过程中患者所处的阶段：患者还处于巨大的打击中吗？他和他的照顾者已开始重新适应了吗？除了具体的治疗及情感干预外，时间和信息在本质上可能是最基础最重要的干预，因为通过时间我们可以认识和理解发生了什么，并了解伤害的程度及其所带来的后果。

3.2.2 交　流

在交谈中观察患者的一般情况，治疗师可从患者对语言和符号的理解中形成对他的印象：他理解词汇吗？他理解打手势这样的非语言指令吗？

3.2.3 功能性活动

这部分的评价建立于交谈之上，结合患者对动手治疗中相互作用（手法治疗）的反应进行观察分析。目的在于弄清楚什么是患者有能力做的，他独立的程度如何；以及他进行配合与互动的能力如何。

在交谈中，应询问患者日常生活活动（ADL）情况、个人卫生情况、工具性日常生活活动（IADL，例如去商店购物），以及能从事的、与目前状态有关的休闲活动等。通过下列项目，治疗师可获知患者的活动能力。

· 运动的一般条件及一般水平和能力。

· 交流功能。

· 功能性活动。

　　——数量：患者能做什么？

　　——质量：患者如何运动？

　　——临床推理过程：患者为什么以这种方式运动？

· 辅助用具的使用。

如果是在中枢神经系统损伤的急性期，患者的活动水平和运动控制将因自然恢复进程及学习潜力的增加而迅速改变。治疗师需持续评估患者的状况和能力，以恰当地适应及调整干预措施，促进患者的恢复。

◆ 一般情况

观察患者的一般情况，给出对患者状态的初步印象，以及患者自己的感觉。

· 一般情况和呼吸。

· 体能。

· 舒适感和安全感。

· 用力。

· 放松的能力。

· 一般的自主功能。

第3章 评价

◆ 什么？如何？为什么？

Berta Bobath 说："看你看到的，不能看你想看到的。"（Schleichkorn ,1992）当治疗师第一次看到患者时，他对患者的观察就开始了，这种观察应该在采取任何形式的干预措施（例如移动到一张训练凳上去）之前，也应该在患者被要求换衣服之前。通过功能活动来分析患者的运动内容（表3.1）。

如果患者具有站立、行走、移动、在坐位或站立时穿脱衣服的能力，应首先适当地分析这些功能。患者处于他自己功能相应的水平上，如果他不能执行任何一项上述活动，他需要基础支撑以维持姿势和一定范围的移动，应该对这些能力进行评价。

一般性观察应将下列内容告知治疗师：
· 安全感。
· 用力。
· 时间、效率、适当性。
· 姿势。
· 平衡。

表3.1 国际功能、残疾和健康分类（ICF）项目

与环境的相互影响	—患者与环境互相影响的能力。 —患者与环境有关的移动。 —与患者有关的环境、人及目标的移动。 —获得患者知觉和完成双重任务能力的信息，以及患者自动实现平衡的能力如何。
转移	—例如，在依赖于患者功能水平的轮椅移动和步行中，重心在坐和站的姿势调整（postural sets）中转换，在站-坐、椅-床或椅到其他床内外的体位转移等，体现了患者控制和转换运动的能力。关键词是姿势稳定和姿势定向，以及离心和向心的控制。 —什么是患者自己有能力做的？他需要什么样的帮助？为什么？ —患者在日常生活中进行从坐位到仰卧位和从仰卧位到坐位的体位转移，可能是最复杂最费劲的任务。 —这种从坐位到仰卧位的转换要求我们能够做分级离心运动，通过连续改变基面支撑关系，转动身体对线成分到新的支撑面上，离心活动结合特殊的向心活动将身体放低下来。从仰卧位坐起需要选择性的、分级的、不同运动单元募集的复合活动，通过旋转调整身体以便坐在床边。这些体位转换都需要屈、伸和旋转成分的组合，以及运动单元受控制的募集，以便根据从一种体位到另一种体位的姿势控制的需要进行选择性离心/向心性激活。身体重心与支撑面的关系在坐位和仰卧位时有很大的差异，因此需要不同的肌肉活动以获得并维持相应的体位。 —在任务的复杂性和患者因独立性而尽可能恢复功能的期望之间存在一个矛盾。 —对大多数患者而言，从坐位到站立、站立并行走比从卧床到起床较为容易。
穿脱衣物	—穿衣和脱衣要求患者具有坐位或站立位重心转移的姿势控制能力，以解放出双手功能（参见第2章图2.15 a~d 和图2.17 a~g）。多数患者穿衣和脱衣也需要学习，许多人必须寻求新的策略，甚至穿不同的衣服来掌握这一任务。

续表

个人卫生	—患者能否自己设法去浴室？能否控制大小便？早晨能否独立洗漱？喜欢淋浴还是盆浴，能否独立处理这些事情？为了完成上述活动，能否自己离床、坐起或站起？如果不能，患者需要什么样的帮助？ —为什么？
进食/饮水	—患者能否自己进食或饮水？进食时是否会溢洒食物饮料？为什么？ —患者的面部感觉可能很差，口腔周围运动控制可能会下降，或者有知觉/认知功能障碍。如果患者在进食饮水时呛咳，就可能存在吞咽困难。如果这个问题不明显时，常常会被忽略，但它可能会引起患者营养或肺功能方面的并发症，并且是一个重要的社会因素。
知觉和认知 （参见"身体功能与结构"部分）	—患者的身体与环境是如何相互作用的？能否躲避障碍物？能否注意到其他人、家具或其他物体？能否改变运动方式以进入房间？在何种状态下？ —如果是用轮椅，患者如何进房间？能否自己操纵？如何处理踏板、刹闸及台板？如果患者能够穿脱衣物或参与这项活动，能否横过身体脱下袖套，能否找到自己的手臂和腿？患者如何完成这项任务？能否集中注意力？能到什么程度？已开始的活动能否完成？如果发生了卒中，在这些活动任务中患者是如何照料自己的患侧手臂的？ —如果患者在理解或反应上存在问题，要么语言信息获取障碍，要么解决"新"状况存在困难，那就有可能存在认知障碍。治疗师需要去发现患者是有器官功能损害（视觉或听力）还是有认知问题。患者解决问题的能力可以在所有实践活动中进行评价：在体位转换或任何其他相关活动中使用轮椅或者助行器具。 —如果患者似乎有知觉或认知障碍，进行多学科评价就尤其重要。护士、助手、护理员可以提示小组关于患者的问题如何解决，并且掌握患者全天不同的状况，以及对环境的专注力、注意力、情绪、洞察力、私心和兴趣。神经心理学专家和专业治疗师可以对患者进行更具体地评价，并给出患者在日常活动中如何获取帮助的建议，以提高其知觉和认知水平。随着时间的推移，患者的知觉和认知功能会被反复地评估，以寻找合适的治疗方案，并且评判患者功能和日常生活的结果。

·运动模式，激活和排列的顺序。

·四肢的选择性功能：变化和改变的能力。

·肌张力。

·代偿策略（compensatory strategies）。

·联合反应（associated reactions）。

·感觉。

·知觉：注意并感受到自己身体与周围环境的关系。

·认知：注意力、理解力、聚焦性、解决问题的能力、记忆力、专注力及洞察力。

什么样的功能性活动是患者能够完成的？患者是否被动地坐在椅子上或躺在床上而缺乏移动的能力？当进行协助或帮助时患者会如何反应？患者能转移、站立、或行走吗？在那些状态下患者的安全性怎样？

对患者的分析既是以资源也是以问题

为导向的。通过分析，我们能知晓患者可以真正独立完成什么，什么时候患者需要帮助，以及患者是如何通过运动完成作业任务的。重要的是，治疗师要和多学科小组及患者的照顾者交谈，以形成尽可能完整的描述，同时对患者的观察不应该让患者意识到。

◆ 辅助器具的使用

患者需要辅助器具，如轮椅、助行器、其他技术辅助或矫形科器具吗？为什么？

来自其他为患者提供医疗服务的医疗专业人员的信息，可以帮助我们全面了解患者的优劣势。

3.2.4 身体功能与结构

这部分评价内容涉及观察、操作和分析，包括以下重要因素。

- 运动的质量、运动模式、稳定性及可动性。
- 感觉、知觉及习得性废用（learned non-use）。
- 疼痛。
- 自主神经功能。

◆ 观察性运动分析

观察可使我们了解患者可见与不可见的功能，包括对空间关系的认知，对自己身体的知觉及其与环境的关系，知觉和解决问题的能力，专注、注意、动机、心境和定向，以及感觉和运动能力等。治疗师们倾向在不同的体位下评价患者，因为正常情况下我们是在不同的姿势和体位下移动的，因此对患者的评价也应在相关的动态活动中进行。如果观察恰当，在仰卧位评价患者可获得额外的关于张力、对线和运动范围的信息。如果患者在夜晚睡觉或早晨起床时，感觉肌张力亢进的情况加重，则需要对其睡眠模式和姿势进行具体的评价。

◆ 手法治疗

通过手法治疗，治疗师可以评价患者的运动是如何进行的——启动、募集、排序、对线——并获得关键区域内和这些区域之间的肌肉活动、稳定性和运动的信息。由此治疗师可初步判断哪些关键区域的受累最严重、最不稳定或最为固定。通过手法治疗和促进诱导运动，运动的质量以及运动范围得到进一步评价。评价不是被动进行的，患者募集活动和移动的能力非常重要。通过矫正似乎是异常的或畸形的运动组分，治疗师可反复要求患者在相关操作引导下进行移动，观察患者有无任何积极或消极的改变。用这样的方法，治疗师会对患者的肌张力分布、稳定性、姿势控制和平衡、速度和选择性运动，以及患者变化和适应能力形成印象。

◆ 分 析

观察性运动分析是一种详细描述人类运动的过程，这会涉及日常生活活动的某一方面，或是整体日常活动的执行［国际Bobath教师培训协会（IBITA），2008］。运动分析和作业任务的执行可使治疗师发现患者的活动受限和潜在的损伤问题，它涉及活动中运动顺序的分析，由此治疗师判断患者的运动与正常运动之间的差异，并对所采用的代偿策略进行分析。Bobath治疗师要考虑患者活动任务的完成、所需的辅助，以及完成的质量和效能（Levin et al，2011）。Bobath治疗师认为"正常"人群（即没有神经系统缺陷的人）的运动能力和代偿能力有很大的差异，认识到这一点非常重要（Raine et al，2009）。因此，神经系统正常人群的运动也并非总是高效的，或者是不需要代偿的。Raine 及其同事（Raine et al,2007）的调查表明，与其以促进"正常"的运动为目标，还不如像 Bobath 治疗师那样在注重个体潜能的基础上增加运动的效能。

我们分析的运动实际上是肌肉的活动，包括肌肉的相互作用、对线及运动模式，所有这些都可对患者运动的恢复和学习能力产生影响。患者应脱下衣裤充分暴露肢体，否则难以满意地进行观察和手法操作，因此，最好只穿短裤（女性可穿胸罩或吊带背心）。即使周围没有其他人，且在告知患者充分暴露肢体对于治疗师正确分析运动的重要性后，患者仍不愿意把衣物脱到这种程度，此时应尊重患者的意愿。

对身体功能和结构的评价，要求治疗师全面了解有关人体运动的知识，并具有分析运动间相互作用的能力。这部分的评价是定性的，就像评价患者的资源和问题导向一样。

治疗师需要洞察患者是如何运动的，患者能做什么，以及患者是如何完成运动的。这需要在活动域（ICF）内分析身体的功能和结构。手法操作可使治疗师初步判断是哪些神经肌肉的相互作用使患者形成目前的状态。肌肉组织改变自身排列，并在重力影响下产生关节的移动。我们说的成分分析就是对神经肌肉的活动进行分析。

对人体运动及正常状态下产生平衡和运动的先决条件的了解，可以使我们对偏离正常运动的情况进行分析。对患者运动方法的分析与患者中枢神经系统损伤前是如何运动的假设有关。

◆ 运动的质量

治疗师需要对患者在中枢神经系统损伤前是如何运动的有一定的认知，并以此为基础来看待现阶段运动的偏离情况。分析患者如何运动及其神经肌肉活动的基础，同时由此得出该患者的功能状况，这种分析比较复杂，而把这一过程划分为几个阶段可能会使分析变得容易一些：即患者募集什么样的神经肌肉活动可以维持一个姿势或产生运动（图3.3）？

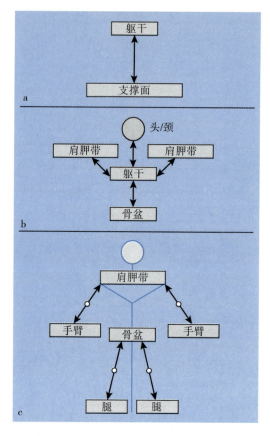

图3.3 a.患者在支撑面上重力线的观察和分析。它落在哪儿，患者就必须募集神经肌肉活动使她移动到那儿。躯干、头和颈是平衡的中轴，要求这三个水平上的运动应有协调性。这些关系的分析能获得整体功能和平衡方面的信息：中线对称/不对称，体重分配、主动/被动（体重）。b.中心和近端关键区域的相互关系和相互作用的分析：相互作用、选择性、变异和改变、相互影响。c.在肢体远端和近端关系中的运动模式分析：对环境的适应、模式、选择性以及相互影响

对下面有关姿势和活动的特性进行评估：

- 中线定向：患者在所有平面上移动，能感知到自己身体和周围环境的关系吗？
- 在躯体支撑面上移进移出的能力：通过观察和手法进行评估。患者能够调整其肌张力和神经肌肉活动以适应自己当前所处的位置，并维持姿势，并通过重心转移变换成另一姿势吗？例如，如果患者处于坐位，治疗师可以将自己的双手放在患者的股骨大转子上，感受患者的髋、骨盆的位置及坐骨结节，以及这些部位的肌肉活动。协助患者在不同的方向上移动，治疗师观察、感觉并分析患者在不同方向转移重心时相应的关键区域的适应性运动情况。治疗师观察并手法操作患者的双足和双手以评价它们的适应性能力，包括重心转移到双足，或是用手触碰、抓握并松开不同的物体。
- 不同关键区域之间的相互作用和相互影响：从个体和整体上评价关键区域，以观察它们是如何通过运动相互适应。患者采用特殊的姿势进行移动时，分析神经肌肉活动（即患者的重力与支撑面的关系）。
  — 从躯干、头和颈，以及骨盆和肩胛带的相互作用可以了解患者的姿势控制，特别是核心稳定性，以及在相应的环境中对正自己身体的能力。
  — 肢体在产生自发运动时（或者患者在随意移动肢体时）维持姿势稳定的能力；或者患者是通过移动或固定手臂/腿来维持平衡？
  — 手/足和近端关键区域之间的相互作用影响着姿势控制、选择性、运动模式及与目标（任务）相关的变化能力。同样，患者能够用手臂和腿支撑自己，并在四肢的作用下移动自己的躯干吗？
- 运动模式、激活顺序和生物力学因素：关节的位置和活动范围、旋转成分及对线情况可告诉我们患者进行了哪些神经肌肉活动，并了解他在哪儿他当前的活动。患者能够募集预姿势活动以维持运动的稳定吗？这种背景活动能随着任务的不同而改变吗？全部运动都具备选择性还是一些运动成分缺失或不充分？
- 运动的选择性控制：关键区域内的个别运动和神经肌肉活动。所有体位上都有随意运动和活动吗？选择性运动是身体的一部分在另一稳定部分基础上的控制活动。手臂运动时躯干旋转太早或太小？头能自由转动环顾环境？肩胛骨活动良好并且稳定吗？在进行作业活动时，当身体其他部分移动时一侧肩胛带会过早滑动吗？
- 肌肉特性：柔韧性、长度及弹性。离心和向心活动的相互作用展现出肌肉组织的特性了吗？其划分可参见前面章节（参见第1章"神经肌肉系统"部分）。
- 肌张力
  — 合适的、可适应于不同的姿势调整和活动的肌张力变化。
  — 低肌张力：较低的肌张力将无法满足适当或预期的活动。患者在运动或治疗师移动和手法操作时，能否感觉到沉重感（疲倦、松软、不活跃、虚弱）？
  — 高肌张力：较高的肌张力超过了适当或预期的活动需求。朝一个方向运动时是否有阻力或是否需增加帮助？在什么位置上？有何特点？
  — 联合反应的出现：何时出现？在什么情况下出现？是否有可能通过减少

联合反应来促进患者的姿势控制和运动?

——是否有肌痉挛和(或)软组织继发性改变的问题?

· 代偿策略:患者采用什么样的策略来解决运动作业?合适或不合适?有可能促进患者增加运动控制,并使低效策略变得是否有必要?

· 患者对促进是否有反应?是否有可能用促进使患者接管和使用自己的动作(如滞空)?如果不能,为什么?运动时有阻力?如果是这样,阻力出现在哪儿?有小的肌肉活动?或没有?刺激强度够吗?结果如何?如果患者有反应,起始点在哪儿?是什么模式?

患者接受手法操作所呈现的反应,给出了是否可以被促进的重要信息;是否患者能忍受治疗师的接近,并且是否能够说出治疗师通过手法操作所传送出来的信息和需求。这要求治疗师的手法操作和促进必须严谨。

3.2.5 感觉、知觉及习得性废用

观察性分析会帮助治疗师判断患者中枢神经系统的信息是否全面,以及这一信息可否用在对患者移动能力的评估上。感觉测试可用于评价患者对感觉刺激的意识的知觉能力,尤其在实体辨别觉和手的灵巧性上(参见第1章"躯体感觉系统"部分)。感觉测试可显示感觉信息在中枢神经系统中是如何传递和处理的。感觉能力变差可能是由于上行系统的直接损伤,或者是由于感知功能发生改变(即联络区损伤)。如果感知受影响,中枢神经系统就无法解释接收到的信息,亦即感觉统合发生了障碍,而不是感觉信息接收的问题。因而,感觉测试的结果不能用于确定患者的

康复潜力。如果合适的话,可对受累最严重的身体部位进行强化感觉刺激之前和之后的一段时间内应用感觉测试。感觉刺激的目的旨在改善感觉传输,并增加患者对身体治疗部位的关注:改善注意力常常意味着患者中枢神经系统开始在更高层次上对感觉信息进行解释和整合。治疗师应尝试鉴别感觉问题是器质性的(感觉通路)还是功能性(知觉)的,因为这对治疗性干预非常重要。

◆ **上行系统的损伤**

感觉信息的处理涉及很多躯体感觉网络及中枢神经系统的许多区域,因此中枢神经系统病变后的感觉障碍可由从脊髓到大脑皮质之间的任意部位的损伤所引发。躯体感觉障碍对患者的正常功能是一种重大损失,并且对患者感受外界环境、自身安全、通过触摸确认物体的感觉特征,以及运动恢复等都有不利的影响。辨别力的丧失涉及下列一个或多个功能的障碍:触觉刺激的定位,两点辨别,结构辨别,通过触觉感知物体的大小、形状和状态,肢体位置的辨别,肢体运动的方向和范围的辨别,以及重量的辨别(Carey et al,2011)。评价感觉缺失的严重性和类型对康复过程很重要。

感觉测试

在坐位,患者(或在别人帮助下)将双手放在身后,掌心向上。这样患者无法看见测试员在做什么,且在腕关节屈曲及手臂屈曲、内收、内旋时,肌张力的影响被抵消了。治疗师需首先获得患者的一般信息,即让患者用手去接触物体,从而了解患者双手的浅表感觉是否有差异。

手指辨别觉(finger discrimination)

手指识别是指在患者看不见的情况下治疗师触碰其一个手指,让患者指出哪个指头被触摸。单个手指的识别对辨别来说

很重要,治疗师可据此判断手指与其皮层代表区之间的联系是否还正常维持。

- 如果患者有失语症,则可让患者移动另一侧手的相同指头来表示被触碰的那个手指。
- 如果患者识别能力较差,但大多数辨别正确,说明与皮层间有部分联络。
- 如果不能识别,意味着患者存在手指失认:单个手指的皮层对代表区未被唤醒。
- 患者可能存在接受的问题,可能不理解治疗师的这些指令,如果是这种情况,就不适合进行这样的测试。

提高感觉刺激强度也许会有某种程度的改善,但患者手辨别功能的预后较差,手功能可能会减退。

触觉定位

两点辨别觉(Tow-point discrimination, TPD)被定义为同一时间置于皮肤上的两个刺激点之间能被分辨出来的最小间隔(Kim et al, 2013)。两点辨别觉被用于测试精确定位刺激的能力。治疗师用两个相同且尖锐的东西(针或类似物)戳刺患者,从患者的食指开始测试,因为这个指头感觉感受器分布最密集。治疗师需要在手指上不同距离的两个位点进行测试,以寻找哪两个点是患者能够分辨出来的。测量可被辨别的两个位点的最小距离用于将来的参考。

关节位置觉

关节位置觉被定义为个体辨别身体一个部位静态位置的能力(Proske et al, 2009)。

治疗师移动患者的食指或拇指,要求患者描述手指关节位置,或者用另一只手复制关节位置。如果患者做不到,治疗师可以测试手腕,并且逐渐向上检查臂部更近端的关节。应该注意的是,这种形式的测试是有局限性的:

- 关节的位置觉更多依赖于肌肉活动和皮肤的挤压/牵拉的冲动输入,而不单是关节的感受器。
- 关节位置觉仅测试患者的意识觉察程度,并没有寻找中枢神经系统是如何接收、解释和整合实际接收到的信息(参见第1章"躯体感觉系统"部分)。因此,如果结果异常,无法得出明确的结论。

相比行走来说,感觉信号的意识觉察对于手功能更重要。中枢神经系统障碍的患者没有脊髓水平上行系统的原发性损伤。感觉信号在脊髓中被一定程度地接收和整合,并传送到小脑和其他更高级的中枢。因此,通过小脑这些感觉信息可用于动作模式产生和肢体协调。如果足底的感觉信息减弱,患者对平衡的调整会有一定程度的损害(Kavounoudias et al, 1998; Meyer et al, 2004)。

知觉功能(perceptual function)

中枢神经系统紊乱的患者可显示出知觉功能障碍,如引起注意力减退或对受累最严重一侧肢体的忽略。在不能向患侧转向的患者中,忽略症表现得比较明显:不能顾及受累最严重一侧肢体或该侧无法穿衣;在步行或坐轮椅向一个目标、人、门框或家具移行时,无视受累最严重一侧。

一些患者从受累不严重一侧接受信息时,无法同时整合受累最严重一侧接收到的信息。如果患者受累最严重一侧手臂有一些运动,但从不试着用它,治疗师就可以怀疑这种形式的忽略。这可以通过"两侧同时触摸(simultaneous bilateral touch)"来评价。进行这项测试的前提是,单独对患者受累最严重一侧进行测试是有感觉的。

同时整合（simultaneous integration）

坐位,患者自己或在帮助下将双手放置在身后,掌心向上。这样患者就看不到测试者在做什么。治疗师站在患者身后,一次触碰患者一侧手臂,要求患者说出哪只手臂/手被触碰(右或左)。间隔一会,治疗师再同时触碰双侧手臂或双手的同一部位。如果患者两次都只对受累不严重的一侧有反应,意味着来自受累最严重一侧的信息被抑制(即未被整合)。当患者处于双侧同时需要整合刺激的状况时,同时整合功能障碍就是灾难性的,例如在开车时,在人群中,在许多日常生活活动中,患者可能会使自己处于受伤的危险之中。

习得性废用（Learned Nonuse）

患者可以因为制动或废用而呈现出感觉问题。通常这种情况多发生于肢体的远端,如手和足。习得性废用可通过刺激、调动及促进患者活动而得到克服。如果患者表示治疗后可以更好地感觉到自己的手或脚,这意味着存在一定程度的习得性废用。

3.2.6 疼痛

疼痛可妨碍患者的恢复和学习过程,并导致抑郁、动力丧失以及社会孤立。当被动活动手臂时,患者就会感到疼痛,例如在穿衣和梳洗时,这可导致患者在日常生活中拒绝活动和治疗,并造成功能退化。

◆ 可能的原因

- 肌张力增加:关节对线不齐并且可能固定在不自然的位置上,肌肉静态激活,血液循环减少或突然的牵拉(抽搐、痉挛)。
- 外伤(trauma):由于处置不当、跌倒或关节不稳定。
- 感觉意识/知觉的改变。
- 其他原因(例如长期失用、肿肿、炎症、退行性疾病)。

物理治疗师必须评价疼痛的原因:哪里疼痛,什么状况下疼痛加重或改善,以及患者在什么时候感到疼痛(白天、夜晚、活动中、休息时),从而获得诱发因素和严重程度的印象。病史和运动分析(观察和手法操作)以及其他检查(X线、超声等)可以获得信息,并且通过护理者和使用视觉模拟量表(VAS)也有帮助。疼痛总是要优先治疗的。

◆ 临床相关性

脑卒中后慢性疼痛较为常见,其发生率占所有脑卒中患者的11%~55%(Klit et al,2009)。然而,几种类型的疼痛可以同时发生在同一患者身上。鉴别疼痛的起因和疼痛的类型对于患者的相关治疗非常重要。

中枢神经性疼痛(central neuropathic pain)被定义为,疼痛是损伤的直接结果或疾病正在侵袭中枢神经系统(Treede et al,2008)。中枢性卒中后疼痛(central post-stroke pain,CPSP)属于中枢神经性疼痛(Klit et al,2009)。CPSP是由损伤导致疼痛或由脑卒中后中枢神经系统功能障碍所致,并且疼痛和卒中累及的身体一些区域出现感觉功能障碍是其特点。有文献认为脑干和丘脑的病变比其他部位更易发生中枢性疼痛(Klit et al,2009)。CPSP准确的发生率并不清楚,部分原因是鉴别卒中后发生的其他类型的疼痛较为困难(Klit et al,2009)。患有CPSP的患者常有不同和感觉症状,并且在病理生理学方面难以解释;但可从中枢性去抑制、刺激不均衡,以及中枢性致敏作用等方面去理解(Kumar et al,2010)。

偏瘫肩痛(hemiplegic shoulder pain,HSP)可引起患者一系列的不适和痛苦。Lindgren及其同事(2007)报道了327例卒中患者,几乎 1/3 患者出现了肩痛(Lindgren et al,2007)。偏瘫肩痛通常在卒中后于患侧肩或手臂出现疼痛(不伴有直接的外伤或伤害)时做出诊断,疼痛可出现于休息时、活动中或被动活动时。关于肩痛的流行病学、危险因素以及病因学文献方面的报道有许多争议。然而,偏瘫肩痛的发生可能与肩胛骨和肱骨静止位置,和(或)肩胛骨或肱骨的脱位有关(Niessen et al,2008)。有效的肩部位置、运动、稳定性、肌肉状态及运动控制严重依赖于肩胛骨的动作(Kibler,2012)。此外,肩胛骨的位置和运动取决于躯干的活动。因此,在解决偏瘫肩的复杂性问题时,首先要进行评价的区域是躯干的对线和活动。如果躯干肌群功能障碍不能确保躯干排列在最佳状态,将会累及胸廓上肩胛骨的位置(De Baets et al,2013)。肩胛骨与肱骨连接处的协同运动,又称之为肩肱节律(scapulohumeral rhythm, SHR),给予盂肱关节排列最大限度的关节稳定,因而可获得高效的手臂运动(Kiber,2012)。精确的肩肱节律需要在手臂外展前屈时维持肱骨上空间防止软组织的冲击。肱骨和肩胛骨固有衔接包括肩胛骨向上旋转和向后倾斜,以及肱骨的外旋(Braman et al,2009),这对手臂的主动和被动活动非常重要。邻接肩胛骨到胸廓的肩胛胸肌群,维持着肩胛骨的稳定。肌肉组织,如斜方肌,肩胛提肌,大、小菱形肌,以及前锯肌等负责维持肩胛骨在胸廓上的位置。如果这些肌肉的张力下降,肩胛骨的位置就会受到影响。胸廓上肩胛骨的动态模式和静态位置的变异称为肩胛骨运动失调(scapular dyskinesis)。运动失调(dyskinesis)是一个反映肩胛骨运动相应控制下降的通用术语(Kibler, 2012)。除了影响肩胛骨的位置和运动外,

肩胛骨肌肉活动的改变还易引发肩部旋肌袖撞击,并且由此而产生肩痛(De Baets et al,2013)。肩部撞击被定义为旋肌袖结构和(或)肱二头肌腱长头,或者喙肩弓下(肩峰下),或者在旋肌袖下面和关节盂或盂唇(内侧)之间的压缩、嵌顿或机械性刺激(Ludewig et al,2009)。手臂上举时肩胛骨向上旋转和向后倾斜的受限会减少肩峰下的可用空间,因此引发撞击的出现和发展,同时还会使组织修复的环境恶化(Ludewig et al,2009)。

手臂运动时肌肉的软组织发紧或正常肩胛骨运动限制是偏瘫肩痛的另一潜在机制。肱骨外旋被认为有益于增加肩峰下空间,从而改善肱骨大结节的廓清(Flatow et al,1994),而外旋不足常与肩峰下撞击相关联。此外,附着于喙突到肋骨的胸小肌可以产生肩胛骨的内旋、下旋和前倾。因此,在手臂上举抬高的过程中,该肌肉过度活动或被动绷紧可导致正常肩胛骨的保护性肩部运动(Ludewig et al,2009)。

盂肱关节活动时,起到动态稳定器作用的肌肉主要是三角肌和肩袖肌肉。三角肌无力会造成肩袖肌张力更高,尤其是冈上肌腱,其过度地牵伸延长可导致机械性疲劳、弹性丧失,最终会引起肌腱的潜在性撕裂(Yi et al,2013)。

偏瘫肩痛阻碍康复,并且也可妨碍平衡、步行、转移、活动自理及生活质量(Turner-Stokes et al,2002)。

复杂区域疼痛综合征-1(complex regional pain syndrome 1, CRPS-1)(Pertoldi et al,2005)是用于涉及肩手综合征(shoulder-hand syndrome, SHS)或反射性交感神经营养障碍(reflex sympathetic dystrophy)时更新颖的一个术语。这些问题在肢体中最为常见,其特征是疼痛,主动运动和被动

运动紊乱，血循环和汗液调节异常，皮肤和皮下组织水肿，以及皮肤、皮肤器官和皮下组织的营养性改变。这种状况不是卒中患者所独有的，也可见于幻肢痛。在颅脑损伤、脊髓损伤（SCI），甚至肢体轻微创伤的患者中都普遍存在。Geurts 及其同事（2000）在针对肩手综合征和卒中后手部水肿的一项系统性综述中描述了这种现象。Geurts 及其同事得出了下面的结论：

- 肩痛者中仅半数病例有腕和手的痛性肿胀，谓之腕-手综合征。
- 手部水肿非淋巴性肿胀。
- 肩手综合征通常与动脉血流增加相符合。
- 在肩手综合征中创伤可引起无菌性关节炎症。
- 在减轻手部水肿的其他物理方法中，没有具体的治疗被证明是有益的。
- 口服皮质类固醇是肩手综合征最有效的治疗。

以作者的经验，细致而持续的关节活动，结合正确的肢体排列和感觉刺激可改善这一问题。

◆ 自主神经功能

中枢神经系统损伤可引起自主神经功能改变，可能是局限性的也可能是更广泛的。局限性改变存在于许多中枢神经系统功能紊乱的患者中，并且可能会引起中枢调节障碍，或导致不活跃和静止。自主神经功能改变常引起更远端的肢体问题，在手和足表现为：

- 循环改变：皮肤色泽淡蓝、潮红或苍白。
- 随着循环改变温度出现变化：肢体触摸冰凉。如果患者有感染，如脉管炎，则感染区域皮肤将出现温热并发红。
- 肿胀可以观察或触摸到，在卒中或多发性硬化症患者的手和脚上十分常见。

如果是慢性肿胀，就可引起进一步循环、运动或疼痛的相关性问题。如果在患者的小腿、大腿部有广泛的僵硬或肿胀，同时还伴有疼痛或压痛，或在足背屈和大脚趾伸展（Homan 征）时疼痛加重，则必须检查一下深静脉血栓的可能。

皮肤质量

由于制动、固定及循环不良，皮肤可能会发生一些改变。制动使皮肤增厚、变硬，并可引发受累区域的进一步固定。手缺乏使用其皮肤会变得更厚更干燥，因为用手少时皮肤上的死皮不会被磨掉。

一般症状

以下症状在脊髓损伤的患者中更为常见，尤其是完全性脊髓损伤。症状的强度和特性可能有些差异：

- 损伤平面以上多汗。
- 心率增快。
- 头痛。
- 血压升高。
- 皮肤变红。

> 是什么？怎么样？为什么？
>
> 这是对患者进行评价时最重要的三个问题。

3.2.7 临床推理

临床推理（Clinical Reasoning）是一个针对患者问题的诊断和管理做出决策的过程（Edwards et al, 2004），其核心贯穿评价、干预、评估的整个过程。临床推理被定义为"在临床实践中能使治疗师为个体患者获得最佳决断行动而做出的思考和决策。"

病史、观察及手法操作形成临床推理的基础，这也是治疗师专业的和普遍的能力，并可从他处获取信息。临床推理是结合患者的解决问题能力和相关任务与环境中的运动行为来评定活动和参与：
- 参与时的资源和局限性。
- 活动时的资源和限制。
- 身体功能和结构的偏差和丧失，是作为神经病学损伤的直接后果，或者伤害的结果。迅速学会代偿策略可能难以与直接损伤相区别。代偿策略可导致进一步的偏差。在这样的背景下，要获得正常人的运动控制，前提条件是解决那些与那些问题相关的身体功能和结构的偏差。
- 肌张力改变会影响患者维持直立和抗重力的能力，并可引起肌肉长度、肌肉的柔韧性和弹性、运动范围、非收缩性组织改变，以及离心和向心性活动变化的能力等方面的对线紊乱或改变。
- 交互神经支配（reciprocal innervation）的改变可打乱主动肌、拮抗肌和辅助肌之间的相互协调作用，并且改变运动单元募集的顺序，以及运动稳定性与灵活性的相互转换。
- 运动模式的变化和根据目标而变化的能力打乱了肌肉激活的顺序，并引起对线的改变，进而使肌肉间相互关系也出现变化。

身体结构和功能的问题引起平衡和运动能力下降，并影响患者体位转换和日常生活活动的能力（图3.4）。因此，治疗师专业的运动知识和分析能力是评价和治疗的重要工具，其可通过临床推理过程改善患者的行动和相互作用的能力；深入了解人体运动是临床推理过程的关键所在（Raine et al, 2009）。

精确的评价是基础，这对临床推理过程而言是不可分割的（Raine et al, 2009）。临床推理是基于治疗师专业和个人的一般的和特殊的知识和经验。临床推理是做出决策的心理过程，是基于用理论、专业知识和生活经验进行评价的过程，并以此寻找关键线索的能力。治疗师需要从回顾、观察和手法操作中评估所有的发现，以获得

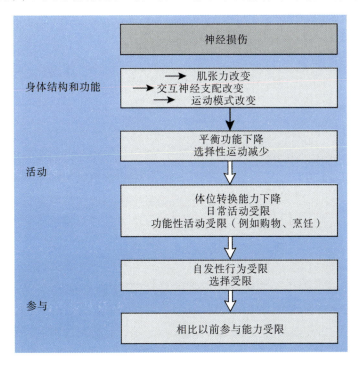

图3.4　损伤对中枢神经系统的影响

患者个体的印象。临床推理就是凭借治疗师基于收集到的资料,因果关系,以及患者的表达所阐述的主要问题或假设,并以此解决问题的过程;临床推理是对收集到资料的解释。这将引发目标构想、干预及对干预的评估(图3.5)。临床推理需要具备对各种ICF分类层面之间相互影响进行分析的能力。

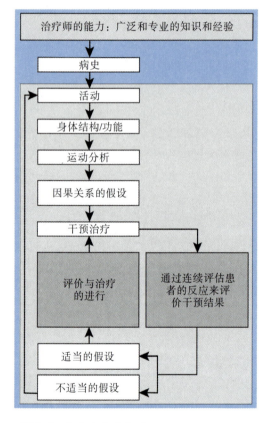

图3.5　评价与临床推理

下列就是治疗师的要求:
· 了解患者的需要和期望。
· 获得患者的资源和所有ICF三个层面缺陷的印象。
· 构建一个应该是患者最重要且其活动水平、运动能力和运动方式受限因素的假设。
· 选择目标,包括短期目标和长期目标,使患者更易于配合。
· 选择干预治疗:工具。
· 评估干预治疗和进一步的假设。这个假设是否合适?评判当前以及长时间之后的结果。

3.2.8　评价的目的

评价目的由两部分组成:
· 建立一个有关患者潜能的假设。
· 建立一个患者为什么这样移动的假设。

什么是患者能做的?他有什么样的资源?如果功能衰退或者如果功能缺乏,问题就产生了:为什么?或为什么不?
· 是否因平衡或运动的问题?
· 是否由于躯体感觉和(或)知觉功能障碍?
· 是否有认知问题?

◆ 平衡或运动问题的原因

· 在不同的状况下,什么样的神经肌肉活动被募集?什么样的神经活动不被募集?
· 正常改变的活动在不同的活动中是消失还是无变化?
· 由于别处使用了代偿策略造成肌张力下降,因而不允许有效的肌肉活动募集吗?
· 是否有基础的感觉运动问题或者合并有不恰当的代偿策略?
· 患者是否表现出姿势控制和平衡功能下降?

一般情况下躯体感觉、前庭、和视觉系统在姿势控制和定向方面有着重要的作用。

是否有任何这类系统直接或间接的功能障碍?卒中很少直接侵袭到前庭神经核,梗死和出血发生在脑干这一水平上很少见；前庭神经核也不在大脑皮层的控制之下。患者移动能力的下降可导致躯体感觉信息到前庭出现改变，并可引起前庭神经核的功能障碍。许多神经系统疾病常发生视觉问题，例如眼球震颤、偏盲，以及其他视觉领域的缺陷，如视觉忽略或注意力不集中。所有这些都会影响到患者的姿势控制。

·患者是否有姿势张力下降？或者是否表现出引起姿势控制和平衡下降的多区域联合反应？如果有，皮质网状脊髓系统和皮质红核脊髓系统可能出现功能障碍。这些系统在一定程度上担负着姿势张力和近端肢体稳定性。

临床经验表明，肌张力改变（较正常更高或更低）可引起平衡功能障碍，使运动控制下降，肢体不同环节间的相互作用发生变化和（或）知觉功能障碍。平衡是使人类运动更加自动化的功能之一，如果平衡功能下降，治疗师必须做出干预（功能、活动、姿势调整、手法治疗等）的选择，在更加自动化水平上增强平衡和运动的能力。

·患者在手臂和腿脚上是否有任何选择性控制的能力？

选择性控制（selective control）可以理解为，通过控制和协调身体的一部分或一个关节的运动来维持姿势的稳定性。患者手指或脚趾是否有运动的任何迹象？如果没有，为什么？是否因为一些姿势的成分没有激活，使得躯体关键区域之间的稳定性和选择性相互作用没有出现？是否有真的瘫痪，而且因损伤自身的问题引起严重的神经激活下降吗？伴随着真瘫痪，尤其在肢体远端，皮质脊髓系统都有部分不同程度的损害。人体的运动控制中，皮层系统大多数是随意激活（最少的自主性）系统。需要加强选择性注意并结合随意肌激活，可能适用于选择性运动受侵害时。

实例

一些患者在偏瘫侧膝关节负重时多数会有膝过伸的问题。这可能由几个因素造成：

·控制膝关节周围的主动肌和拮抗肌之间出现不协调，或者髋/骨盆和踝/足之间的相互作用减少，造成直接损伤的结果（身体范围内）。

·在足底接触地面开始负重时，由于感觉/本体感觉的输入（牵张或皮肤过敏）过度敏感形成了过度的反应（身体范围内）。

·患者膝关节"僵硬"的结果使得其能够站立和行走（活动范围内），这就是代偿策略。

步态周期支撑期和摆动期的不同阶段，神经肌肉活动在髋部是变化多样的。患者的神经肌肉活动是这样变化的吗？在足跟触地和整个支撑期，伸髋肌活动能相应的募集吗？屈髋肌和内收肌有离心性延长以保持髋/骨盆的稳定性吗？

如果髋伸展肌群没能适当募集，治疗师需要促进/强化这一活动。Lennon（2001）展示了两个恢复的病例，通过脑卒中后物理治疗达到接近正常的步行和功能能力的运动模式。Hesse及其同事（1988）证明了患者在治疗性干预期间，按照Bobath观念促进了更加平衡的步行模式。促进增进了功能活动时更加理想的肌肉募集（身体范围内）。Brock及其同事（2011）报道了他们的试验性研究，中重度脑卒中患者，联合应用Bobath观念和活动练习，在改善步行速度上，比单纯的结构性活动练习可能获益更大。

如果屈髋肌肉组织在髋伸展时不能离

心性地伸长,治疗师需要松解和促进屈髋肌的离心性收缩控制(身体范围内),并在活动中按需要将髋关节伸展(制造一个需求让其发生)(参见第2章"手法治疗"部分)。

肩胛带周边的活动是所有转移(活动范围内)的一个重要成分。神经肌肉组织的活动,包括肩胛带、手臂及躯干之间的相互作用(身体范围内),非常依赖于这些活动的完成。如果肩胛带固定,例如手臂要抬高,则同侧躯干就会拉伸,就无法完成步行时身体重心稳定转移所需要的缩短。治疗师需要去假设为什么肩胛带会固定在抬升的位置上:

· 胸或胸和肩胛骨之间的稳定性是否下降?为什么?

· 是否因为肋间活动的减少(身体范围内)而出现不稳定?

· 肌张力太低/太高是否引起身体对线不良和协同变差(身体范围内)?

· 肢体远端活动下降(身体范围内),并引起患者试着从肩膀上主动移动手臂和定位任务(活动范围内)。

对因果关系的假设可引导出治疗目标和可能的干预措施。假设的最大可能性,以及持续评估患者对治疗的反应,将决定着治疗的差异性。

· 患者用什么样的方法进行代偿?为什么?

· 运动中患者丧失了哪些运动成分,使他用这样的方式代偿?

· 患者是否看起来感觉担心或者缺乏安全感?必须让患者感到安全,他才会去关注自身运动能力,并避免使用代偿策略。

患者应试着做一些不同的活动以改变其代偿策略,然而功能障碍的主要问题(可能多于一个)必须贯穿始终。如果患者在干预后可以用更适当的、较少的代偿来移动,则假设就是很有效的了。

· 哪里以及为什么那里有联合反应?

什么情况下联合反应会发生?在患者试着维持平衡?或者移动手臂或腿?患者的姿势控制如何?患者用多大的力量来维持在他所停留的地方?

在评价和治疗患者所展示出的联合反应时,有两点似乎特别重要:

· 分析和构想原因:

—联合反应似乎是在响应平衡的需求?这可能是姿势控制减少了的缘故。下降的关键区域间的稳定性和移动性的相互作用;下降的相关区域的稳定性,如髋/骨盆区域或躯干;肢体远端平衡控制的稳定性下降,并产生无效的踝策略。

—联合反应似乎与肢体的运动相关?患者的运动能力是什么?肌肉募集顺序、选择性、变异性?是节奏、初始化、力量的减少?

—联合反应随着用力而增加?为什么患者在正常不费力的状况下要增加他的力气?

· 患者显示出想对联合反应进行任何形式的控制吗?患者是否意识到联合反应?并且他自己思考过为什么联合反应会发生?

许多患者都有良好的躯体意识,并可感知和描述身体之间的因果关系。这些假设被患者自己频繁地修正,治疗师在评价和治疗中需对此进行摸索。

◆ 躯体感觉和知觉功能障碍的原因

感觉信息抵达脊髓,并在这一水平上进行了某种程度的修饰和整合。脑卒中时,患者在这一水平上体验到感觉缺失是小概率事件。患者即使没有了认知,脊髓的"感觉"依然存在。卒中患者感觉丧失是因为上行通路或结构(例如内囊、丘脑、大脑皮质)的损伤所致。感觉功能下降也可能由习得性废用,或由注意力涣散、患侧忽略症的知觉系统损伤所引发。多发性硬化症患者,感觉信息可能在脊髓水平,也可能在中枢神经系统的其他区域被中断。

区别感觉障碍和知觉功能减退可能较为困难。通过吸引患者的注意力,通过改善活动能力,进而提高感觉能力可能揭示某些答案;如果患者的身体感觉在治疗时改善了,说明问题可能更多的是感觉的知觉减退而不是真正的感觉障碍。习得性废用可通过特殊的治疗得到改善,并可在所有功能背景下激活肢体功能。知觉功能障碍可在多数的日常生活活动中被发现;患者会显露出对自身和周围环境的注意力下降。非常重要的是,治疗师应与其他健康领域的专家建立良好的工作关系,以评价这些功能障碍,并且制定出一个跨学科的干预计划。必须在所有的活动中都要求并刺激患者的注意力。

平衡与运动要求对不同的身体各相关部分之间及环境的知觉能力。如果患者有知觉功能障碍,可能会影响到他对身体中线的知觉,进而影响身体各部分的相互作用以及平衡功能。患者身体的定向治疗改善身体节段之间的相互作用和协调,进而改善患者身体在环境中的更好定位。

◆ **认知缺陷的原因**

患者是否知道他正在做什么或者被要求做什么?他的听力如何?他是否有失语症?他有抑郁或者无辨别力?他是否展现出领悟能力和解决新问题的能力?他是否能专心并聚焦于某一问题?是否有与他的功能障碍存在因果关系的残损?

基本假设就是对所有这些问题的回答,其关乎患者相关运动问题治疗的指导和干预措施的选择。

> 治疗的选择在一个临床推理过程之后。对活动的观察和分析形成假设的基础,假设哪些系统似乎受累更严重,哪些未受影响。

临床实例 1

患者 Sissel,要求她移开轮椅脚踏板(图 3.6)。

观　察

- Sissel 盯着她的右侧(受累严重侧),体重移向右侧,找到并够着机械装置松开脚踏板。她抓着装置并调整握力。她的左侧手臂给予一点帮助,将右腿抬离踏板,然后移开右侧踏板。

临床推理

- 认知功能:Sissel 记住了指令,注意到她的右侧,认识到在哪儿松开踏板的机械装置,整合信息,解决了如何移开踏板的问题。她能集中注意力于作业任务。以这种方式,Sissel 展示了她的理解、记忆及解决作业任务的能力。在此情况下,她的认知功能良好。

- 知觉功能:通过对偏瘫侧的关注,她展示了充分的知觉功能。她在此情况下恰当地接收、理解,并整合从身体的偏瘫侧获得的信息。

- 感觉功能:她的感觉很可能是正常的,因为即使她没有倾斜身体使眼睛能直接看到她抓握的装置,她也能够调节她的握力以松开踏板的机械装置。

- 平衡功能:Sissel 的平衡功能可能有下降,因为她寻求用左侧手臂支撑右侧大腿,并且没有充分旋转身体使眼睛能看到需松开的机械装置。

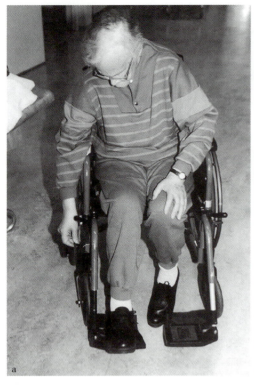 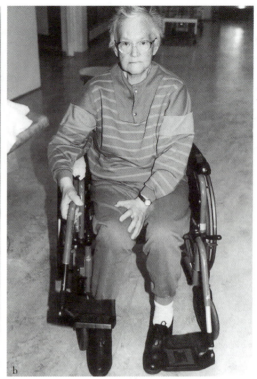

图 3.6　a～b. 临床实例 1

临床实例 2

Sissel 用健侧手臂够纸巾(图 3.7)。

观　察

Sissel 的姿势在躯干和头颈部都是呈屈曲位的。看上去似乎是她用手臂的运动把躯干拉低下来。

临床推理

- 为什么手臂前伸够物(活动范围)时躯干和头颈部维持在屈曲位？在手臂活动时,躯干控制下降影响躯干和头前移的协调能力,预先要出现的躯干节段和手臂功能之间定向和稳定的相互作用似乎减少了(身体范围)。
- 她的屈曲模式占优势。胸肌和背阔肌过度募集和(或)过早代偿是否减少了躯干的控制？

浅表颈部屈肌的固定是为了防止跌倒？这些代偿策略阻碍了更适当的肌活动募集？

治疗师必须领会和了解运动质量的差异,并评估为什么这些差异会发生,以形成因果关系的假设。治疗师在治疗过程中应用临床推理进行持续评估。治疗师需要评价躯体的和神经心理学的问题,并确定这些问题是如何相互影响的。这些功能障碍经常重合在一起。治疗师必须分析和解释这些资料,通知和要求医生、语言治疗师、神经心理学家或其他需要的专科增补检查和治疗。

评价和治疗是一个连续的整合过程。

3.3　结果测量

使用正式、有效、可靠的测定结果来记

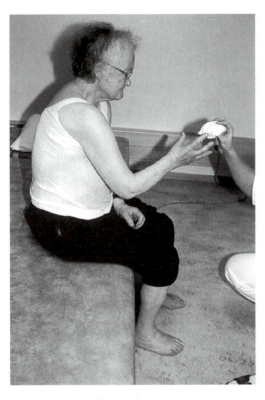

图3.7　临床实例2

录神经病学康复的变化是必要的,其需求也在日益增长。这些测量大多数是评价患者的活动,很少关注损伤的评价,以及这些损伤是如何影响患者的功能。多数的康复中心和医院挑选了一些他们在自己工作环境中更喜欢用的测量结果。治疗师必须挑选使用最好的测量工具。应考虑到测量的信度、效度及反应性等属性。

- 信度:结果可以相信吗?
- 效度:仪器的测量明确了到底在测什么吗?
- 反应性:仪器的测量中发现变化了吗?

测量结果的详细描述超出了本书的范畴,在这里只描述一些特殊测量。

3.3.1　测量:身体方面

- 躯干损伤量表(Trunk Impairment Scale,TIS)最初是由 Verheyden 及其同事(2004)提出,并由 Gjelsvik 及其同事(2012)进一步发展,称之为躯干损伤量表-挪威改良版(TIS-modNV)(有英文版)(Gjelsvik et al,2012)。此量表法旨在评测坐位时躯干稳定性和运动的质和量,并且用于评估两个主要领域内的躯干功能:坐位动态平衡功能和协调能力,积分为 0~16(最大)。已有研究表明,在脑卒中、脑外伤、多发性硬化及帕金森病后,躯干控制功能障碍是一个重要的问题(Verheyden et al,2006;Verheyden et al,2007;Verheyden et al,2005)。Verheyden 及其同事(2005)和 Hsieh 及其同事(2002)的相关研究证实了卒中患者躯干肌肉活动的损伤,以及躯干肌瘫痪与每天活动受限之间的相关性。姿势和躯干控制是脑卒中后患者肌肉运动和功能恢复的重要预测因子。一些学者推荐,应把改善卒中患者的躯干控制作为干预治疗的目标(Cabanas-Valdés et al,2013;Hacmon et al,2012;Jandt et al,2011;Karatas et al,2004;Reisman et al,2006;Ryerson et al,2008;Winzeler-Merçay et al,2002)。

- Rivermead 视觉步态评价(Rivermead Visual Gait Assessment,RVGA)(Lord et al,1998)项目的组成是步态周期支撑期和摆动期手臂的两个观察项目,以及躯干和下肢的 18 个观察项目:其中 11 个在支撑期,7 个在摆动期。每个项目异常程度的积分有 4 个分数级别。全局积分在总积分中计算,范围从 0(正常步态)到 59(极端异常步态)。Rivermead 视觉步态评价可用于神经系统疾病任一时期的步态变化测定,并且对步态损伤较为敏感(Lord et al,1998)。其信度和效度指征合理(Lord et al,1998)。我们的临床经验表明治疗师需要时间去学习这一测试，并且也表明在同事之间针对不同测试者进行测试，以统一不同积分项目的可靠性也是有价值的。在测试状态下，要求患者能够步行10min，但中间也可以短时间休息一下。

• GAITRite是一种步态仪，由垫子（5m长）连接一台便携式软件工具，当人们在垫上行走时，会自动测量不同步态参数（例如：最大步行速度、步长、单支撑相和双支撑相）。建议行走时多用一些不同的速度（最慢速、稍快些、正常步速、较正常稍快、尽可能快速步行）以获得患者步行能力的可靠描述，可以比较其随着时间推移的变化。通过插值，可以计算出代表受试者正常化速度变量的每一点的估值。因此，试验场合间的比较应排除步行速度的混杂因素影响（Moe-Nilssen，1998）。GAITRite测试的结果在健康成人中显示出测验－再测验的可靠性和有效性（Bilney et al，2003）。

3.3.2 活动测量

• 脑卒中患者姿势评价量表（the Postural Assessment Scale for Stroke Patients，PASS）（Benaim et al，1999）已在脑卒中患者中做过印证。它由两个主要部分组成：①维持以下的姿势——无支撑坐位、有支撑坐位、无支撑站立、瘫痪侧腿站立，以及非瘫痪侧腿站立；②通过7种方式转换体位，包括仰卧位翻身、仰卧位到坐起、在坐位和站立位间转换以及站立位移动。这些不同的项目都有4个等级的积分（0～3）。Benaim及其同事的研究发现，接近40%的脑卒中后90d的患者接受这项测试，积分为36/36。因此，建议加入更难的项目。

• Berg平衡量表（the Berg Balance Scale，BBS）（Berg et al，1992；Finch et al，2002）由14个标准测验项目组成，每个项目5个等级分（0～4），最高（最佳）56分（Berg et al，1992）。在老年人中的信度和效度已被证实（Berg et al，1989；Berg et al，1992；Berg et al，1995），积分低于45分预示着老年人可能跌倒的风险增加（Bogle Thorbahn et al，1996）。近期一项系统性回顾表明，在伴有或不伴有病理状态的老年人中，Berg平衡量表未被单独用于预测老年人的跌倒（Neuls et al，2011）。

测试已显示出在评价脑卒中患者平衡改变上是可靠、有效和敏感的（Mao et al，2002；Blum et al，2012）。然而，Berg平衡量表存在着地板效应和天花板效应，因而在评估严重或轻度的平衡障碍患者时，可能无法检测到有价值的变化（Blum et al，2008）。

• 计时单腿站立测定或单腿站（Single Leg Stance，SLS），测定患者用一条腿站立不跌倒的时间（单位为秒）。正常值并未确定，但测试可能似乎与必须单腿站立的活动（步行、上楼梯、站立位转身及穿裤子）时显露的问题有关。文献描述了许多这项测试的不同方法，它缺乏统一的标准（例如穿或不穿鞋子、睁眼或闭眼等）。因此，该测试必须标准化，以便于个体或临床环境中的应用。它的有效性已被与其相关的其他重要变量所证实，例如步态表现（Ringsberg et al，1998）和跌倒状态（Vellas et al，1997）。一些学者建议以10s为上限作为评价单腿站立时间的判断标准（Jacobs et al，2006；Morris et al，2000）。例如，Jacobs及其同事（2006）报道了有相关跌倒史的帕金森病患者,单腿站立时间测试的临界值在10s左右可获得最佳的敏感性和特异性。

- 功能性前伸(Functional Reach,FR)(Duncan et al,1990)是一种可能与日常生活活动(ADL)具有较强相关性的平衡测试。人们站立,在不改变双足支撑面的情况下肩关节前屈90°前伸一侧手臂。患者背靠墙,标记好由墙到患者前伸的手指尖距离。然后要求患者尽可能远地前伸手臂而不跌倒,再次测量距离,以英寸为单位记录两次测量的差值。测试进行三次,计算中间值。测量到的距离与跌倒的风险具有相关性:

—不愿意尝试:跌倒的风险高于28倍。

—1~6英寸(2.5~15cm):跌倒的风险高于4倍。

—6~10英寸(15~25cm):跌倒的风险高于2倍。

—＞10英寸(25cm):跌倒的可能性非常低。

◆ **步行测量**

步行速度(m/s)是通过步行时间测定来计算的。

- 计时起立-行走(Time Up and Go,TUG)(Podsiadlo et al,1991;Finch et al,2002)最初用于衰弱老年人跌倒风险的筛查试验,后被扩展用于神经系统疾病的患者。计时开始,患者从带扶手的椅子上站起,向前走3m,转身,走回椅子并再次坐下。这项测验的信度、效度及敏感性覆盖各年龄段的老年人(Barry et al,2014),同时也适用于脑卒中患者(Persson et al,2014)。计时起立-行走已展现出它的有效性,并可识别社区寓所老年人及脑卒中患者的跌倒风险(Persson et al,2011)。在20s内完成这项测试的患者可以认为能够独立地活动。

- 10m计时步行(10mTW)和5m计时步行(5mTW)用于测量步行速度;但10mTW应用的范围比5mTW更广,因此更应加以推广(Tyson et al,2009),对脑卒中患者来说是一种可靠而有效的测量工具(Tyson et al,2009)。

- 6min步行试验(the six-minute Walk Test,6MWT)(Enright,2003),指导受试者在6min内尽可能快地行走,测定其步行距离(Lord et al,2002)。其标准的指导用语应避免用鼓励和兴奋的效应方式完成测试,因为那样可增加30%的6MWT差异(Enright,2013)。对于老年人来说,6MWT显示出能提供总体的移动能力和躯体功能,而不仅仅是一种心血管适应性的特殊测定(Lord et al,2002)。相比其他较短时程的步行试验来说,6MWT被认为能更好地反映患者的日常生活活动能力(Solway et al,2001)。步行距离上的改变,最小临床重要差异(the Minimally Clinically Important Difference,MCID)上被定义为50m(Lacasse et al,1996)和30m(Guyatt et al,1987)。

3.3.3 患者自报测量

神经系统疾病或障碍会影响情绪、记忆、思考、交流和角色扮演(ICF中的社会参与),以及躯体功能。因此,在身体测量提供的视角之外,自报测量能为观察临床状况提供额外的视角。

- 脑卒中影响量表(the Stroke Impact Scale,SIS)是由心理测量、特定的脑卒中自报测量发展而来的,可在多维度上对生活质量进行评价（Duncan et al, 1999）。量表由 8 个域（共 59 个项目）组成。SIS 量表的有效测定,能够量化患者对自身状况的感知（Jenkinson et al, 2013）。

· Borg 主观感觉运动强度量表（Borg's Rating Scale of Perceived Exertion, RPE）（Borg, 1970; Finch et al, 2013）用于评估患者活动后（如 6min 计时步行试验）的用力体验,共有 15 个等级分,从 6 分（不用力）到 20 分（最大用力）。按照 Borg 的级差原则,对两个人来说,即便他们各自的运动绝对强度不一样,50% 最大用力判断意味着他们有相同的费力感觉（Buckworth 和 Dishman, 2002）。RPE 量表分值与一些运动变量如心率、通气量、最大摄氧量百分比（% VO_2 max）及工作负荷量等具有良好的相关性（ARCM, 1988）。

· 视觉模拟量表（Visual Analog Scales, VAS）（Wewer et al, 1990）或数字等级量表（Numeric Rating Scales, NRS）可以用于测量患者步态问题、ADL 问题及疼痛的主观体验。患者被要求 0~100mm 估测他们自己感受到问题的量,0 代表没有问题,100 意味着能想象到的最坏情况。

3.3.4　客观目标设定

在以患者为中心的医疗中,确定和评估患者的具体治疗目标非常重要（Stevens et al, 2013）；在目标设定中,患者的主动参与能够增加他们治疗的动力、参与度、满意度（Baker et al, 2001; Hazard et al, 2012）。SMART 分析法是一种很有用的多学科工具,即目标应具备具体性（Specific）、可测量（Measurable）、可完成（Achievable）、现实性（Realistic）和时限性（Time limited）几要素（Monaghan et al, 2005）,从而能使患者及其护理者主动参与。在物理治疗的设置中,经评价和临床推理后,治疗师和患者一起共同选择一个短期目标。目标应与活动及患者的问题、资源和需求相关,并能在数天内达到。如果需要由治疗师决定实现目标的前提,包括质量、环境因素、与日常活动的关联,以及需要什么类型的帮助。目标最好是患者可独立地完成,但这并非总是可行。在康复实践中,个体目标的设定常常富有挑战性,并不是总能针对患者的问题,尤其是当患者伴有严重的语言或认知损害、领悟力很差,或者意识状态低下时就会出现这样的情况。

患者的专门测量,例如目标成就量表（Goal Attainment Scaling, GAS）,是量化个人目标进程的一种方法,同时也可作为鼓励患者与专业人员的工具,使他们在以患者为中心的角度上,共同参与目标设定。GAS 量表的应用依赖于所设定目标的可测量性。它是基于对预期结果的预测,同时伴随着两个在预期水平之上的结果和两个在预期水平之下的结果,因此可产生一个 5 分的量表（Ertzgaard et al, 2011）。通过使用 GAS 量表,治疗团队和患者会意识到有时患者的表现超过了预期,而有时目标完成情况可能低于期望值（Bovend'Eerdt et al, 2009）。GAS 量表不是对结局的测量,而是测量预期目标的完成情况；因此它不能替代标准的测量,但可以辅助说明患者的康复情况（Turner-Stokes, 2011）。读者直接阅读《神经康复的 Bobath 观念理论与临床实践》（Bobath Concept Theory and Clinical Practice in Neurological Rehabilitation）一书,可看到更多如何应用该量表的实例（Raine et al, 2009）。

3.3.5 评价示意图

在临床推理过程中,可绘制一幅身体示意图来说明身体各部分之间的相互作用、张力分布情况、选择性,以及特殊问题(疼痛、感觉改变、水肿、肌挛缩)。示意图有助于快速回顾感觉运动问题,有助于临床推理过程。

示意图并不能阐明因果关系或患者的总体状况,但能概括总结评价的结果。可从前、后及侧面制作2～3个示意图用于评估(图3.8)。脑卒中患者受累更明显的一侧的联合反应可以在示意图中标记出来。在示意图中符号可以说明代偿性增加活动的程度或僵硬程度。患者的代偿发生在可自主控制的身体区域,因而可能需要把双侧都表示出来。在示意图中应将可自主活动的正常部分和病理区域涂上不同的颜色。

在联合反应和出现代偿之间可能存在着逐渐的过渡,因此常常难以确定究竟是联合反应还是出现了代偿。加号的数量表达了受累身体肌张力增加的程度:

- ＋轻度增加。表现出的肌张力变化取决于活动的需求——患者试图或要求做什么,休息时则不存在肌张力的增加。
- ＋＋中度增加。当需要的平衡或运动超出患者的控制时就会快速显现。联合反应中开始出现固定的运动模式,代偿策略会随着活动而变化。
- ＋＋＋显著增加。联合反应和(或)代偿策略相当固定,即使患者不很活跃时也如此。

除号的数量表明受累侧身体肌张力下降的程度:

- ÷肌张力或肌稳定性轻度降低。
- ÷÷中度瘫痪。
- ÷÷÷瘫痪,即没有肌张力或肌活动。

示意图给出的是对一个患者感觉运动问题的视觉印象,没有反映体位或状态。可以添加任意文字以突出下列问题:

- 患者的主要问题(原发的神经病学问题/阴性体征)。
- 患者的代偿策略(继发性特征)。
- 患者的联合反应/痉挛(继发性特征/阳性体征)。
- 患者的临床推理。

3.3.6 评估与记录

我们必须对评价进行记录,并使其服务于多种用途:记录评价及给予的治疗,用于专业人士之间的交流,评估自身的实践,为患者提供相关信息。记录需包括以下

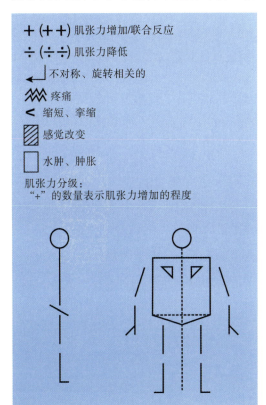

图3.8 以符号来说明的示意图范例

内容：
- 评价。
- 临床推理。
- 目标设定。
  - 一患者自己的目标(短期和长期的)。
  - 一多学科团队的目标(短期和长期的)。
  - 一物理治疗的具体目标。
- 结果测量：应围绕着 ICF 的不同项目(身体和活动项目)进行测量。如果患者是在医院或康复单元，则不太可能给他们设定超出非常普通的参与目标。
- 治疗干预：包括物理治疗的和多学科的干预。
- 治疗的进展。
- 评估：包括所选定的结局指标的试验结果。
- 推荐进一步的治疗或控制。

3.3.7 结 论

物理治疗师在多学科团队中是最了解运动的，因此能够对具体运动进行分析。因此，物理治疗师有一项特殊的职责，即不仅要关注患者活动的进行情况，而且要关注患者是如何进行这些活动的，以及为什么要采取这样的方式进行活动。评价后形成的假设基于临床推理，并且应从 ICF 中设定的项目出发看待患者的情况，物理治疗师的具体目标是改善患者的功能控制、姿势控制及运动能力。临床推理把对患者的评价、目标设定及治疗干预连接起来，同时也是一个连续性的过程。

小 结

> 评估患者的潜能是评价的一项重要目标。
>
> 是什么？怎么样？为什么？这是对患者进行评价最重要的三个问题。
>
> 治疗的选择始于临床推理过程之后。对活动的观察和运动分析形成假设的基础，由此判断哪些系统受累更严重，哪些系统没有受累。
>
> 评价和治疗是被整合在一起的一个连续的过程。

（李鹏虹 译，刘钦刚 审校）

第 4 章　典型病例
Case Histories

4.1　慢性卒中:评价、治疗及评估

4.1.1　社会史及活动

HS 是一名 45 岁的国际公司销售经理。已婚,有两个孩子。他通常全勤工作,身体状态良好,爱好木工和足球。

4.1.2　医疗史

2011 年,HS 患脑出血,做了抽血减压。昏迷 1 周,意识恢复时,身体左侧已无主动运动,随后只能坐轮椅行动。经过一段时间的住院康复治疗,回家后需借助手杖步行,以保持平衡。受累严重的左踝使用踝-足矫形器(AFO)。

4.1.3　初期评价

HS 最关心平衡能力和步行能力的恢复,他希望能独立步行,以便能在下车后走到家,他家附近没有停车位,所以他必须在停车后步行一段不同地形才能到家,他的左手臂仍然僵硬,在过去两年中接受过多次肉毒毒素注射。

表 4.1 根据国际功能、残疾和健康分类(ICF)概括出 HS 的问题。

◆ 最初的坐姿

HS 最初的评价包括下面对其坐姿的详细描述(图 4.1):
- 头向左侧屈。
- 轴向伸展减少。
  —胸椎向前屈曲。
  —后侧骨盆倾斜。
  —左侧骨盆后缩并低于右侧。
- 左侧肩胛骨和左胸后缩。
- 左侧上肢比右侧低。
  —肘与身体的距离显示喙肱关节不对称旋转,肘与躯干相对高度不对称。

两个活动,从坐到站和步态,为 HS 做了详细分析。

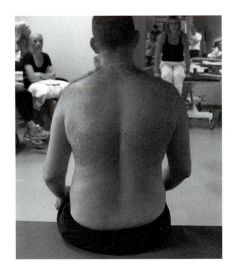

图 4.1　最初的坐姿

表 4.1 　根据国际功能、残疾和健康分类(ICF)概括出 HS 的问题

健康状况	右半球损伤
身体功能与结构	残损 ·躯干单侧无力(右侧) ·左上肢局部麻痹 ·左髋和骨盆近端无力 ·左踝麻痹和对线不良 代偿 ·用右侧上、下肢代偿 ·固定左肩胛带 ·左半骨盆后缩 ·头和颈对线不良
活动度	见图并分析坐、坐到站及步态受限 ·独立步行受地形限制 ·快速步行 ·使用左手进行活动 受限
参与度	·社会性饮食,需要帮助切食物 ·不能像从前一样经常外出 ·参加家庭活动受限

框表 4.1　从坐到站介绍

　　从坐到站立的能力是我们每天重复多次的重要功能活动。从坐到站是功能活动的基础,如转移、移动及上下楼梯(Lomaglio et al,2005)。从坐到站的运动涉及整个身体,在此过程中,身体的不同部分会受到影响,并互相作用。从坐到站时,整个身体必须向前移动到足上,这需要将身体质量中心(CoM)向前向上转移。因此对双腿的肌力和躯干控制有很高的要求。从坐到站的能力是跌倒的一个重要危险预测因素,也是脑卒中患者的一项功能指标(Cheng et al,2004;Chou et al,2003)。一个人的平衡,通过下肢的体重分布,从坐到站的用时都是从坐到站运动效率的重要特征(Cheng et al,2004;Chou et al,2003)。神经损伤患者从坐到站通常表现出身体不同部位的代偿,如身体质量中心位置改变和下肢重力分布的不对称,以及起立时间延长(Lomaglio et al,2005),不对称的下肢负荷和运动模式会影响需要身体两侧相互作用的活动来完成(Roy et al,2006)。不对称的从坐到站可能影响站直和获得中线控制的能力。结果,椎骨间的正确对线及以躯干和肢体之间的选择性运动可能会受损(Chung et al,2013)。研究发现,不对称站立与明显的预姿势调整(Aruin,2006)的模式相关,在从坐到站时,胫前肌的主动性是预姿势调整(APA)的一个重要因素(Goulart et al,2001)。因为该肌是主动先于躯干启动向前(Silva et al,2013),这种主动性对于稳定躯干屈曲向前时足在地面上是非常重要的,并建立了充分的稳定水平,使运动发生而无扰动(Silva et al,2013),缺乏适当的预姿势调整伴肌无力可能是站起时上肢出现联合反应的原因。
　　Bobath 观念认为,独立地从坐到站立是康复的基本目标,因为其可以加固独立移动并与上肢及手的功能恢复相关。

◆HS 从坐到站立:运动分析及临床推理(框表 4.1)

　　HS 能在不需帮助的情况下从坐到站立,这对他的功能能力是一个正面指标,使他的跌倒风险处于低水平(图 4.2a~c)。

　　·HS 从初始坐位通过右侧代偿的方式站立。

　　·他在站立早期表现出躯干过度屈曲,可能是试图克服躯干和一肢的肌无力。

第4章 典型病例

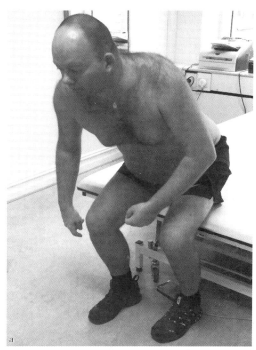
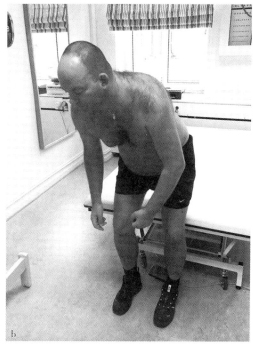
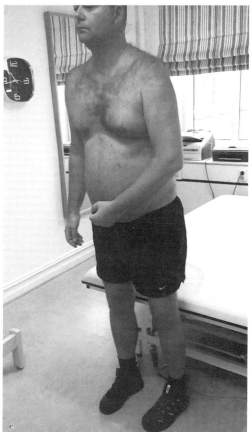

图 4.2　a~c. 最初的从坐到站

躯干屈曲的程度影响躯干和髋屈曲到潜在的下肢伸的偶合；因此躯干过度屈曲引起对下肢伸肌更大的要求(Shepherd et al,1994)，缺乏中心控制影响躯干和头向前移动的协调能力。

- HS 使用过度的髋内收肌活动，增加了髋屈曲，并增加了骨盆前倾斜和左半髋后缩，所有这些进一步增加站直的困难。
- 他有左足和踝部的对线不齐，从而干扰了与支撑面的主动互动。这影响预姿势调整的产生，由于预姿势调整事实上强烈依赖来自初始生物力学状态的传入输入(Aruin et al,2003)。
- 他在从坐到站立过程中缺乏稳定，因左臂屈肌活动增强，导致扰动的表现，他以此作为姿势固定策略。
- 在从坐到站的最后阶段，他的下肢负重不对称，在此过程中，HS 大部分用左腿负重，这使他不能用左腿交替启动步行。

◆ **人类的步态**

根据足和支持面之间的关系，人类的步态通常被分为两个期：支撑期和摆动期。足与支撑面接触的时间段称为支撑期，摆动期是足在空中向前运动。人类步态周期由 60% 的支撑期和 40% 的摆动期组成。一条腿的步态周期可以描述为开始着地期、承重反应期、站立中期、站立末期、迈步前期、迈步中期及迈步末期(Raine et al,2009)。迈步前期是站立腿和迈步腿之间的转换期。

人类步行的基本要求包括平衡、稳定和推进(Shumway-Cook,2011)。稳定步态涉及一步一步的交替步行(Ijmker et al,2014)，步态的灵活性涉及内外摇摆(Terrier et al,2011)或涉及在步行中保持直立的能力(Menz et al,2003)。

需要能量以产生步行肌肉的收缩力。脑卒中患者需要消耗以同样速度步行的健康人的两倍能量(Stoquart et al,2012；Platts et al,2006)。对这种能量消耗的性质还不十分了解。可能是由于肌肉工作增加，原因是与脑卒中相关的损伤，如肌张力升高，或使用了代偿。Stoquart 及其同事(2012)支持后者，他们发现脑卒中后步行增加的能量消耗主要是由于健侧肢体做机械功的原因，主要是提升身体质量中心(CoM)。

适当的前后向地面反作用力(ground reaction force, GRF)形成了身体质量中心向前行进的基础(Turns et al,2007)。在正常步行中，推进的地面反作用力发生在支撑期的后半程(McGowan et al,2008)。

正常人的前后推进的地面反作用力是双侧对称的，而轻偏瘫者两腿常常表现出明显的不对称。结果，为保持既定的步行速度，非瘫侧腿必须代偿并产生一个更大的推动力(Bowden et al,2006)。

开始着地期(足跟触地)简介

支撑期是产生和建立下个摆动的基础；支撑期越强越长，对摆动越有利(Raine et al,2009)。正确的足部运动，尤其是这一期距骨的外翻和内翻是保持稳定的关键(Cote et al,2005)。在健康人支撑开始时足跟以轻度内翻位触地。负重反应期的早期，踝关节运动成外翻并在支撑中期达到最大外翻(Cote et al,2005)。踝关节外翻影响期关节的近端及远端并降低转换压力，否则此压力将转移到近端。适当的早期足跟触地产生足在支撑期的作用基础，稳定的足跟与地面的接触是支撑中期膝关节和髋关节选择性运动的基础(Raine et al,2009)。

足跟着地后躯干倾向旋转向前并越过支撑腿，引起躯干一步一步地快速水平加速

(Winter,1995)。在平面的前进中,直立的脊柱活动和几乎相等的对侧髋伸肌的运动在支撑期早期防止了躯干失去平衡(Anders et al,2007)。

HS 的早期足跟触地

HS 表现出踝关节内翻而不是外翻,伴胫骨过度扭转,结果他不能获得稳定的触地(图4.3a)。此时在步态周期运动中,他处于右腿支撑期末。他表现出亚最佳支撑

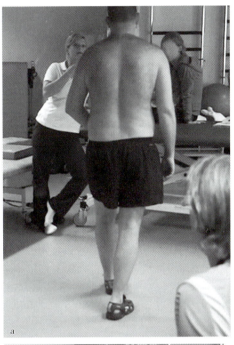

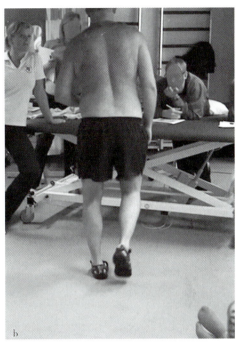

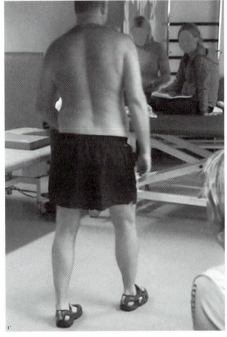

图4.3 a.初始足跟着地。b.初始左侧站立中期(站立中期的负重反应)。c.初始双侧站立期(左侧摆动前期)

期伴右膝屈曲,右侧骨盆倾斜,右肩带旋向前,整个右侧身体缺乏轴向伸展。

左侧支撑中期(负重反应期到支撑中期)

当运动从足跟触地到负重反应期,踝关节应该立即外翻(Bolgla et al,2004),在支撑中期达到最大外翻(Cote et al,2005)。这使踝关节活动自由并使足具有灵活性,使之能适应地面、负重,以及稳定身体(Qaquish et al,2010)。步态稳定的一个重要能力是能保持单腿站立。

HS 的支撑中期

在该期,HS 表现出过内翻和腿外旋,因为足的外侧面负重(图 4.3b)。足与地面的适应度降低,使他在生物力学方面因负重腿及使用小腿三头肌推进而处于不利地位。而且,他的足内翻使足与地面的接触面积更小,结果中枢神经得到更少的感觉反馈来支持在该期的稳定(Cote et al,2005)。因此,保持步行的平衡,需要增加另一部分身体的代偿。由于上述因素,HS 在支撑中期表现较差;另外他表现出髋和骨盆伸和外展无力,因此在支撑侧髋和骨盆对线不齐。

躯干在支撑中期的作用

躯干在人类运动中担负着重要的作用。在步行中,躯干的转移和定向分别起着导航和直立稳定的作用(Anson et al,2013)。主要的肌肉活动是伸展,以保持姿势对抗重力及促进推动。

躯干是身体的中央关键区,躯干控制是控制远端肢体及其力量的先决条件。在步行中控制躯干牵涉到保持身体直立、调整 CoM 转移、进行选择性运动,在基础支持面内以保持 CoM(Karthikbabu et al,2011)。步行时躯干的预姿势调整准备对抗来自肢体运动的不稳定及确定躯干在空间的走向,这样才能达到需要的运动输出。

在单腿支撑期,躯干肌需要稳定以对抗由重力引起的力矩。而且,在冠状面,躯干肌活动控制着与迈步相关的绕纵轴的旋转(Hu 等 2012)。竖脊肌和髋伸肌的活动能产生预防躯干在支撑早期的不平衡(Kavanagh,2009)。髋外展肌维持着骨盆稳定,臀大肌在单腿支撑期足跟触地时起着躯干稳定、控制躯干伸展的作用。臀大肌在步行中作用巨大,无效的肌肉功能在步态周期中的许多方面被代偿。该肌肉在支撑早期从足平放到对侧大踇趾离地,通过垂直的地面反作用力给予下肢最大的支持(Arnold et al,2005)。

在步行期间,过度的躯干运动与老年患者及有平衡障碍患者的不稳定相关(Allum et al,2002)。

HS 支撑中期的躯干控制

在步态周期中,HS 支撑中期表现出躯干向左侧旋转并向左侧屈(图 4.3b);缺乏节段性双侧选择性伸展,因此降低了身体左、右两侧的姿势控制。稳定性降低使得 HS 进行代偿,导致其左上肢出现明显的联合反应。

双侧站立期

卒中后的步行速度在很大程度上依赖患者控制瘫痪下肢摆动前期的能力(Peterson et al,2010)。因此,该期在步态周期中对于向前推进及产生摆动期膝屈曲都是非常重要的。从支撑中期到踇趾离地、踝关节内翻、足变成强直的杠杆臂以便推进(Qaquish et al,2010)。在健康步行者,腓肠肌和比目鱼肌是踝关节从支撑中期到开始摆动前期产生跖屈力矩的重要因素(Francis et al,2013;Liu et al,2006)。踝跖屈肌及髋伸肌是产生步行推动力的重要因素,因此,增加踝和髋的联合力量是增加步行速度的重要机制。另外,为产生推动力,腓肠肌在支撑中期膝屈曲活动,这样就预防了膝过伸。

HS 的双侧支撑期(左侧摆动前期)

在步行的这个期,HS 的左踝关节仍以足跟外旋及足内翻为主(图 4.3c);跖屈肌因此不能产生适当的跖屈力距,因而减低了这条腿的推进力量,结果影响了步行速度。

高效率的移动依赖双髋运动的协调(Hyngstrom et al,2010)。HS 表现出右髋伸展减少并且这一侧的髋关节倾向于内旋。对于规律的移动,髋给予重要的感觉输入,髋的对位能否干扰中枢模式发生器(CPG)的通路尚不确定,其活动关系到肢体负重和髋稳定。髋内旋并伴右半侧骨盆前旋使其难于产生外展/伸及理想的支撑期和右腿推进所需要的侧倾。

在该期,HS 的右上躯干和肩带向前移动,引起肩胛活动的减少,从而增加了肩前面的替代,导致上部身体相对于下部躯干难以适当激活。

4.1.4 临床推理并形成假设

通过临床推理,物理治疗师推论出需要解决的主要问题并列出其可能的原因推定。

◆ 主要问题

物理治疗师列出 HS 的主要问题由右侧躯干抗重力活动减少与左髋和骨盆无力组成。最初,可能存在同侧脑桥网状通路的损害引起右侧预姿势调整的丧失。另外,昏迷可能会导致姿势系统的问题。

◆ 假设

主要问题的原因

物理治疗师推定 HS 的主要问题导致下列障碍:

- 为获得一个稳定的支撑期和头、颈对位,姿势调整不够充分,这可能进一步影响前庭系统的功能,并导致 HS 的平衡问题。
- 过度的骨盆侧向对位不良及较差的左侧步行中支撑期干扰了获得适当对线和左肩胛骨在胸壁上的稳定。
- 步行速度降低,这可能与髋伸肌无力及由于踝关节错位的踝跖屈失能有关。跖屈肌无力还可能导致膝过伸并失去推动力(Moseley et al,1993)。HS 在支撑期有膝过伸,但他步行时用屈膝代偿。
- 肩胛骨位置不当增加了肩带的对位不良,导致上部身体对下部躯干启动困难。

代偿策略

同侧(右侧)躯干抗重力活动降低导致不能支撑其躯干抗重力,并引起下列代偿策略的需要:

- 右肩过度活动,并伴随左下肢无力,产生生物力学的不利,并妨碍了 HS 获得最佳对位及躯干的启动。
- 右上肢和右下肢髋屈肌、髋内收肌、髋内旋肌的过度活动引起不对称负重,并降低左侧预姿势调整的主动性。
- 左上肢过度活动、联合反应,以及导致的姿势固定。

代偿策略的原因

- 髋左侧的后缩。
- 左足对位不良:过度内翻并跖屈危及足跟触地。
- 跖屈肌短缩及背屈活动范围受限影响了胫骨在负重反应期和支撑中期足上的运动(Cooper et al,2002)。
- 左腿变得太短难以触地,小腿三头肌和胫前肌在肢体负重期间过早激动。结果支撑期在步行时缩短,进一步危及下一个摆动期建立动能。足对线不良可能会引起平衡控制系统的重要信息的丢失，这可能进一步危及所有站立活动的平衡。

· 支撑期左腿上的身体向前运动减少导致身体重心后移。

其他问题

· 知觉受限及身体左侧与体像的融合，导致缺乏交互控制以产生一个更合适的姿势状态于坐到站及步行。

4.1.5 干 预

下面是物理治疗每日两次共3周（3×5d）的治疗量。干预的目标是确定基于Bobath观念的治疗对在脑卒中慢性期患者的坐到站和步态是否有正面效果。

◆ **干预的概述**

身体两侧都起着各自的协调平衡和功能的作用（Pandian et al,2014），因此重要的是构建动态的平衡。所以治疗的首要目标是增加躯干同侧的姿势稳定，并降低对代偿的需求（图4.4）。下一步，其无力的左侧以及骨盆的回缩和踝对线不良为治疗重点。通过改善足与地面的对线，其踝将发挥更好的作用，最终改善其姿势控制从坐到站及所有站立活动，以及进一步减少代偿需要。由于前述的因素，左足及踝对线和活动需要重点加强（图4.5）。足底固有肌起止在足内，功能是提高足的对线，控制足弓的位置，及刺激足底本体感受器，以辅助站立时的平衡。足固有肌的损伤导致足变换姿势的障碍（Fiolkowski et al,2003）。但是训练足固有肌可能改善足的姿势（Headlee et al,2008）。研究显示足固有肌在支持内侧纵弓（Fiolkowski et al,2003；Headlee et al,2008）及平衡控制（Moon et al,2014；Mulligan et al, 2013）上发挥着重

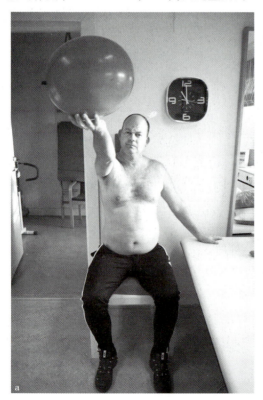 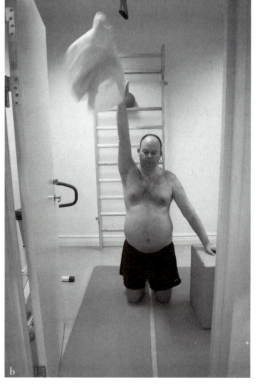

图4.4　a~b.坐位和跪位的干预，以减轻右上肢的固定并增强姿势控制

第4章 典型病例

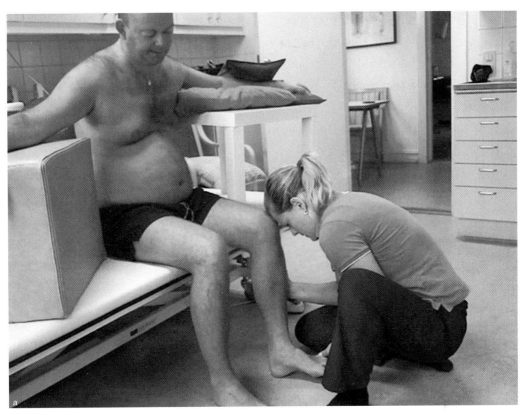

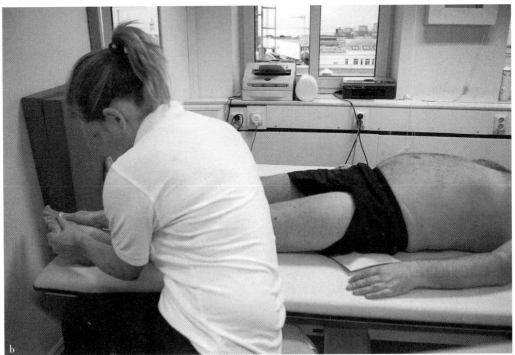

图4.5 a.激活小腿三头肌,以便用腓肠肌协同比目鱼肌离心收缩足与地互动,使足跟着地。b.使用感觉刺激以激活足内在肌肉

作用。另外，左侧无力可以在垫子上和整个作业练习中进行，这里应采用特殊的肌肉激动模式结合作业的特殊感觉输入使活动达到成功（Graham et al，2009）（图 4.6 ~ 图 4.14）。

肩带不能孤立地发挥功能。它是运动链的一部分，包括下肢和躯干（Kaur et al，2014）。肩胛肌提供了臂与躯干的连接。因此，左侧的肩胛骨-胸连接必须给予治疗（图 4.10）。增加胸的灵活性和活动可能促进肩胛骨的对位并改善躯干的姿势控制及左侧的单腿支撑。肩胛骨的稳定使上肢能定位于躯干侧面，在步态的摆动期处于适当的位置。改善肩胛骨的稳定能促进左上肢的运动轨迹更好，并改善左手臂的位置。

手对应着一个巨大的大脑皮质区，来自于手的感觉信息是提高身体定向和轴向张力的有效信息源（Baccini et al，2007）；因此，把 HS 的左手包括在治疗中十分重要。这要通过在不同的干预过程中促进手接触定位反应（contractual hand orientation response，CHOR）来进行治疗。手接触定位反应是手对物体表面的接触的摩擦力，使另一只手能开始发挥其功能性作用（Porter et al，1995；Raine et al，2009），并可用于以下的治疗，以促进：

- 中线定向。
- "轻触接触"以增加轴向张力。
- 肢体的支持和肢体的负重。

坐位和跪位的治疗

为降低右肩屈曲的固定模式，有目的的及定向的远端运动需要恢复近端稳定的能力及激活同侧和对侧躯干的预姿势调整（Raine et al，2009）（图 4.4a ~ b）。保持左手的接触性定位反应，以改善两侧手之间的互动。

躯干与髋肌在不同姿势下的松动和激活，以提高两侧交互活动的契合

治疗的目的是达到躯干的线性伸直，放松这些活动，加强躯干伸直的程度，鼓励躯干肌选择性活动（图 4.6a ~ c）。基于此，可能要促进下列活动：骨盆前倾伴上部躯干伸、前伸、从坐到站立之间的转换；重心侧向转移伴躯干旋转，便于从坐到仰卧的转换；专门和有选择地激活躯干肌可能导致选择性躯干活动并改善姿势预调整的时机，减少对代偿活动的需求。可能因此而促进下肢交互的激活，同时可能训练左上肢的选择性活动。核心稳定的改善对于左足上面的躯干更有效的向前运动，为在站立期更有效的负重提供了一个更好的基础，这可能会减少左上肢的联合反应。

右侧卧位，对侧下肢活动时应稳定同侧（右侧）以保持姿势稳定

侧卧姿势可能产生支撑腿和运动腿之间的关系的知觉，HS 的右腿被置于伸位以刺激步行的支撑期（图 4.6b）。这可能保证了小脑接受环境本体感觉信息以产生右侧躯干的姿势预调整。左上肢保持手接触定位反应。干预的目的是改善躯干和骨盆的交互活动，以及预防骨盆后缩模式，并改善左下肢对线，同时达到骨盆和核心肌肉的选择性活动。

选择性活动激活髋伸肌，结合促进重心向前越过足，作为选择性骨盆倾斜的基础

这涉及主动的仰卧位屈腿，通过激活足为基础的髋伸和骨盆倾斜的选择性活动以加强髋和核心肌肉的交互活动并促进左足的重心向前转移（图 4.6c）。髋和骨盆底肌肉作为支持核心肌肉的基础。髋肌参与躯干的稳定以及在下肢运动时产生力量和动力（Sharrock et al，2011）。增加伸髋，

第4章 典型病例

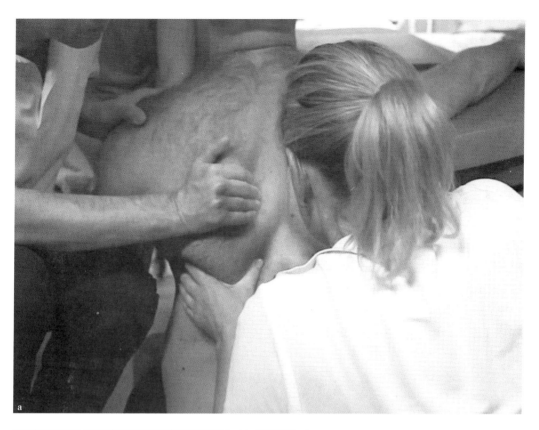

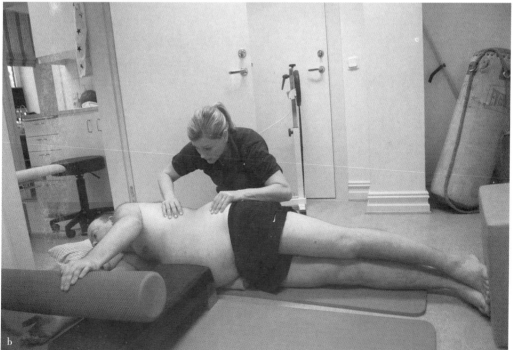

图4.6 a.坐位松动并激活躯干肌的干预。一位治疗师辅助维持肩胛骨的姿态,另一位松动躯干。
b.患者侧卧,以便激活骨盆和髋肌的选择性活动

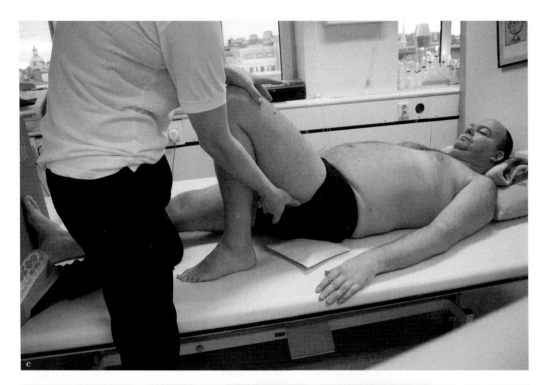

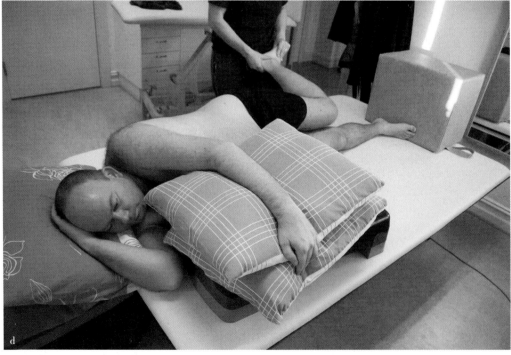

图4.6 c.选择性激活右髋伸肌并结合促进重心向前转移过足,作为选择性骨盆倾斜的基础。d.侧卧伸髋以改善感觉-运动整合

尤其是在支撑后期是十分重要的,因为伸髋力量是与躯干向前运动过足相关。因此髋屈肌被给予增强的机械力有利于摆动腿,引起更大的步长和增加的速度(Teixeira-Salmela et al,2001)。

侧卧伸髋以改善感觉运动统合

患者侧卧位,治疗师从左足跟促进伸髋(图4.6d)。过度使用视觉以检查足在地面上的位置是下肢体像降低一种常用的代偿,因此侧卧的锻炼可强调感觉引导的腿部肌肉激活而不用视觉。

部分任务练习:促进停止站立伴双侧手接触定位反应

促进核心和髋肌的选择性活动可能通过站立到坐(停止站立)达到(图4.7)。从站到坐的转换要求在保持姿势稳定同时,使用离心肌肉活动降低身体重心的能力(Raine et al,2009)

治疗开始于站立伴双侧手接触定位反应,治疗师从站到坐活动的不同阶段促进骨盆和髋的运动,根据Bobath观念,促进可帮助建立患者的体像;给予的促进总是与任务相联系,治疗师目的是给患者提供适当的感觉信息,这些信息必须是健康人在随意运动中实践过的。因此,在这种情况下,治疗师使用手于髋伸肌上及下腹部促进参与该任务的肌群。

激活和松动左足、踝关节

随后的治疗目的是提高足-地面接触,通过改善足和踝关节的对线与肌肉活动(图4.5a~b)。这可能会增加来自左侧的输入信息,改善左侧定向,改善左腿在不同活动的负重能力及进一步增加腿的伸肌活动。

促进伸膝及踝背屈的选择性运动

膝和踝伸肌都是抗重力肌,其异常活动可能引起偏瘫步态(Dyer et al,2011)。不能选择性地激活肌肉可能表明协同受损。这

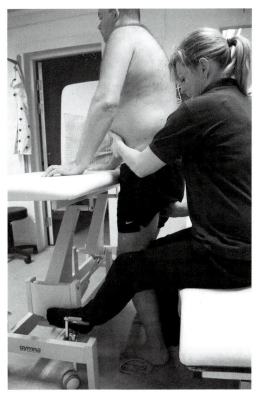

图4.7 停止站立位的促进

种治疗的目的是贯穿多个关节的力量训练,与训练下肢单个关节肌力相比,这种训练产生了下肢的全部运动,而且可能引起协同激活的改善,大幅增加运动单元的活动及肌肉再学习(Son et al,2014)。患者坐位时,手臂脱离代偿模式以防止头、上臂及上部躯干下垂(图4.8)。左足远端的促进常用于足和踝重新对线,并获得伸膝、左侧髋的姿势活动及对侧核心稳定的恢复。

任务练习:训练从坐到站

当患者达到躯干核心稳定性改善及踝对线良好时,他就从坐到站时达到了更有效的躯干向前过足运动。通过左手的手接触定位反应,治疗的目的是达到左踝有良好的对线(图4.9)。患者用右臂提起气球以启动从坐到站而不用右臂代偿。使用左手手接触定位反应,加强了手与环境互动的作用,并从缺乏稳定性导致的固定肌的作用中脱离。

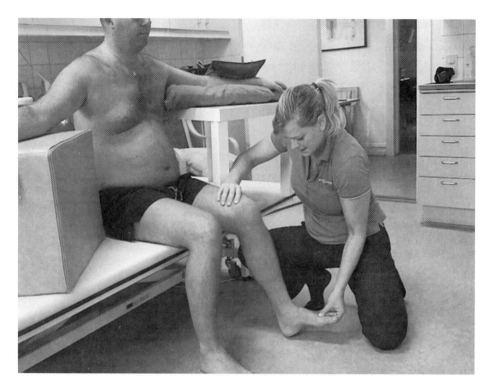

图 4.8 促进选择性伸膝并踝背屈

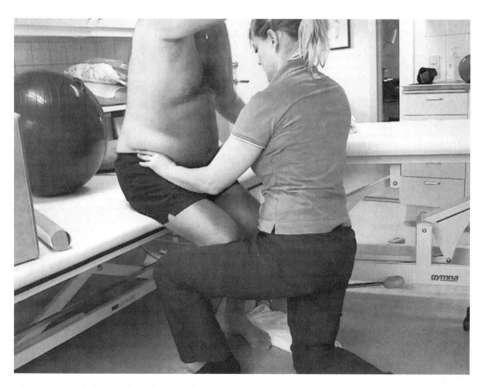

图 4.9 通过伸右上臂训练从坐到站

通过手的手接触定位反应,中枢神经系统接收到姿势摇摆的信息并能前馈运动调节,因而能促进患者更有效地从坐到站。

俯卧位的肩胛骨调整

治疗目的是改善左肩带与躯干之间的互动,并选择性加强促进肩胛后倾(SPT)肌肉的肌力,SPT指在肩胛下角向前及向足方向运动时,喙突向后和向头方向的运动(Clarkson,2005)(图4.10)。肩胛骨的稳定依赖于胸椎的活动及灵活度,胸椎成为肩胛骨的运动基础(Stewart et al,1995)。

加强足跖屈

治疗的目的是改善跖屈肌肉的力量及交互活动,以增加步行时的推力及速度(图4.11)。腓肠肌的激活可促进比目鱼肌的离心控制。比目鱼肌和腓肠肌在步态的双侧支撑期分别担负着向前推进和摆动启动的作用(Neptune et al,2004)。

探索上肢运动伴左臂于手接触定位反应,以增加站立时的姿势控制

图4.12a示范了一种对整合姿势控制和完成任务的干预(Graham et al,2009)。站立的动态动活动练习对姿势稳定是一个功能挑战,并能发现稳定受限的程度。然而,无依靠站立会引起更大的运动幅度,从而出现代偿性固定,因此站立姿势需要进行适应。改变环境并提供适当的外部支持能使患者完成复杂的运动任务,并改善姿势控制及选择性运动(Graham et al,2009)。应用手接触定位反应及墙作为在患者后背的支撑,躯干活动自由度被限制,感觉输入被最大化。以这种方式,站立控制最佳,左手的手接触定位反应被提升,轻触觉在桌面上似乎降低了在支撑期的姿势摆动,因为增加了相关的髋轴肌张力(Franzén et al, 2011)。

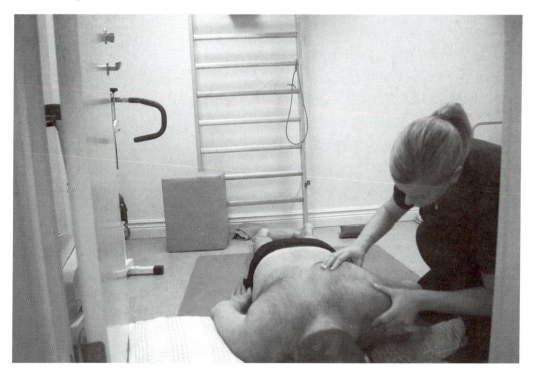

图4.10 促进俯卧位的肩胛肌姿态

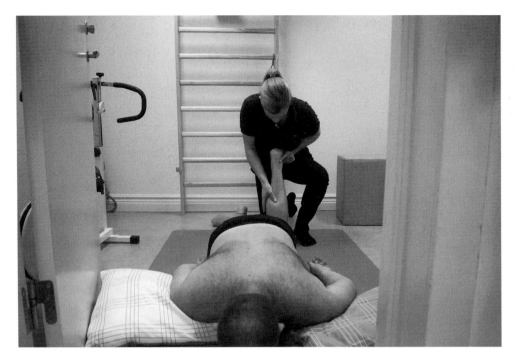

图 4.11 跖屈肌的力量训练

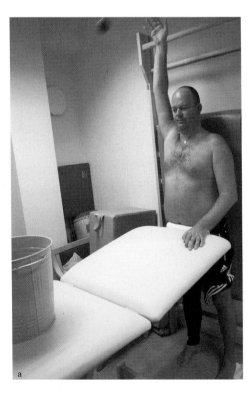 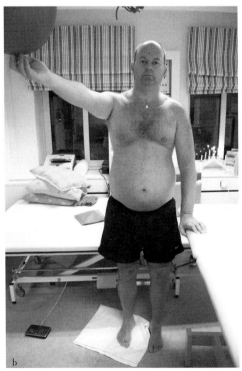

图 4.12　a~b. 在手接触定位反应的情况下，右上臂探索运动

任务是投掷不同重量的球到一个桶里,只使用腕和手(远端选择性运动)。由于物体的重量不同及代偿平衡的需要,投掷运动将需要预姿势调整。涉及功能活动的训练,如投球,可能使预姿势调整先于可预知的动摇的产生,同时也提高随后平衡控制的预姿势调整(Aruin et al,2015)。

HS的站立稳定性改善到他能提高活动自由度并仍能保持平衡而无代偿性固定(图4.12b),而且他可以开始探索在左手仍保持于接触定位反应的同时,右上肢进行直线模式的活动。

训练在保持左手接触定位反应状态时左腿单腿站

这项干预的目的是探索左腿站立控制时促进左手与环境之间的互动,从而降低其屈肌张力(图4.13)。核心控制的改善及左足与地板之间的对线的增强使左腿在站立期改善,并进一步改善姿势控制活动。

任务练习:活动平板训练促进伸髋及下腹活动以促进中枢模式发生器活动和步行速度

步态中局部麻痹的推进力降低可能是由瘫痪腿在支撑后期的伸肌力降低引起的(Peterson等2010)。众所周知,在步态中激活下肢的伸肌以便负重,部分依赖于感觉输入(Beres-Jones et al,2004),可以通过活动平板训练得以提高(图4.14a)。干预的目的是激活中枢模式发生器以便步行,这可能会通过促进肢体适当的负重和减重,以及髋在支撑期的对线(Rossignol et al,2006)达到。

促进向后迈步

日常生活中会有向后行走,比如向后倒时的策后迈步,开门的时候或有车从身前经过时的向后迈步。

有人提出,向后迈步比向前迈步需要

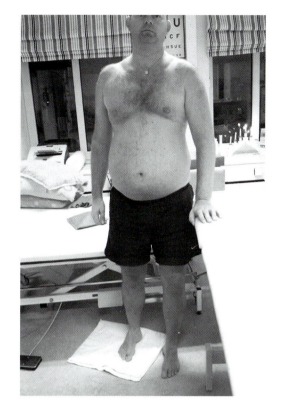

图4.13 左臂保持手接触定位反应,用左腿站立,右腿滑动毛巾向前/向后

更高的平衡和运动控制(Hao et al,2011),以及更强的稳定性(Hoogkamer et al,2014)。没有视觉引导,向后迈步比向前迈步更依赖本体感觉,因此可用于更新下肢的体像。向后迈步把重点放在足在身后的位置,因此促进了伸髋(图4.14b)。在足蹬地时用向后迈一步启动向前运动可以增加力量和动力,并改善第一步的临时特征(Frost et al,2015)

4.1.6 评 估

◆ 结果测量

5m步行试验

对于步态训练策略及反映身体及时地从一处移动到另一处的能力,自控步行速度是最常见的结果测量方法(图4.15)。最常

Bobath观念与神经康复

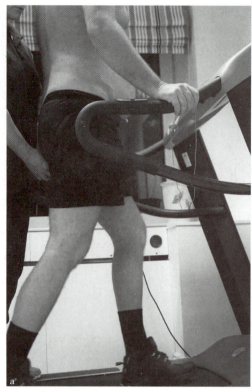
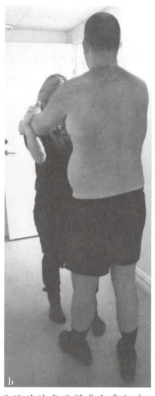

图 4.14　a.活动平板训练,促进髋伸,以提高下肢运动的交互模式和步行速度。b.促进向后步行

用的是 10m 步行试验,但鉴于实用性,更短的步行试验也常被采用。这里采用 5m 步行试验,测量步行 5m 的距离所用的时间,允许加速和减速,总共使用 7m 的距离。

modNV)(Gjelsvik et al,2012)用于评估坐位躯干的控制的质量(图 4.16)。测定的先决条件是能在无支撑的情况下坐直 10s。量表由 6 项组成,分数为 0~16 分(最高 16 分)。

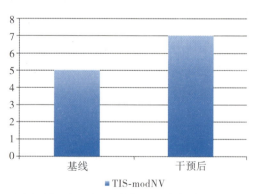

图 4.15　干预前和干预后的 5m 步行试验结果

图 4.16　躯干损伤量表 - 改良挪威版(TIS-modNV)干预前后的结果

躯干损伤量表 - 改良挪威版

躯干损伤量表 - 改良挪威版本(TIS-

最大步长

最大步长(MSL)是一个人能向前迈步

并完全回到起点而不失去平衡的最大距离。最大步长试验是标准的临床平衡测试指标,是预测移动能力和平衡信心的良好指标(Goldberg et al,2010)。最大步长试验是一个需要下肢近端和远端以及躯干肌协调活动的复杂活动(Goldberg et al,2010)。

HS 的步行速度治疗前为 0.8m/s,治疗后为 1.2m/s,步行速度改善 0.4m/s(图 4.17)。

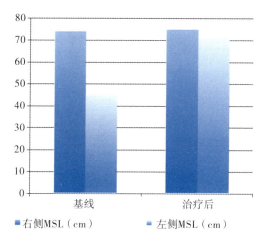

图 4.17　最大步长(MSL)干预前和干预后的结果

最近的研究显示,计算出 0.05m/s 的步行速度改善是非常有意义的(Perera et al,2006)。对于步行速度比正常慢的患者,步行速度的改善至少 0.1m/s 才是有用的预测指标(Purser et al,2005)

◆ 坐　姿

对比 HS 治疗前(图 4.18)和治疗后(图 4.19)的坐姿,显示在以下方面有明显改善:

・头的位置更对称。
・轴向伸展改善。
　—胸椎进一步伸展。
　—骨盆成分对线良好。

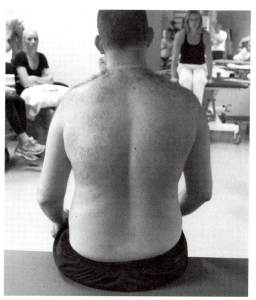

图 4.18　初始的坐姿

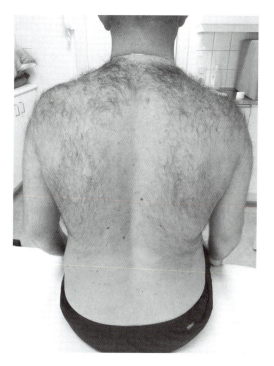

图 4.19　干预后坐姿

・肩胛骨和上肢的休息位更加对称。

◆ 观察性运动分析

HS 的观察性运动分析包括坐到站和步态的几个阶段。

从坐到站

下图显示了 HS 从坐到站在治疗前（图 4.20a～c）和治疗后（图 4.21a～c）的对比：

- 通过右侧启动从坐到站，使用了更少的代偿模式，使其从坐到站的转移更对称。

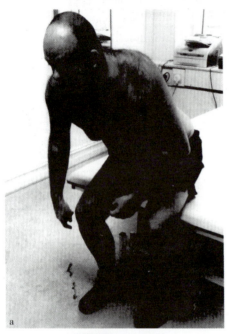

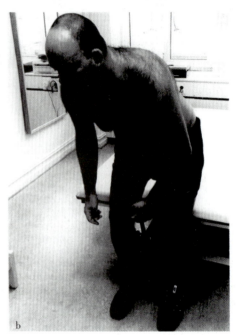

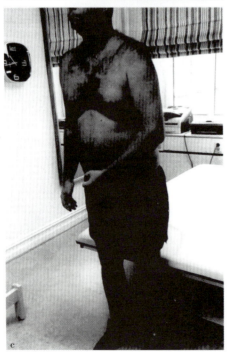

图 4.20　a～c. 初始的坐到站

第4章 典型病例

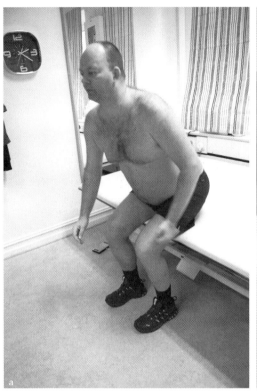
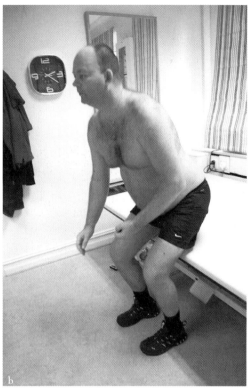
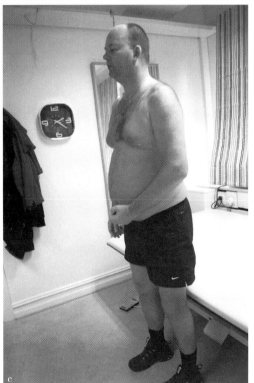

图4.21 a~c.干预后的坐到站

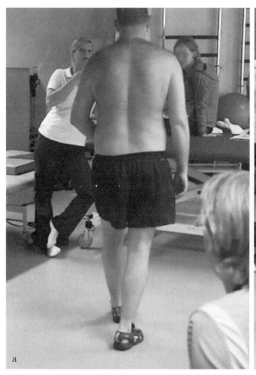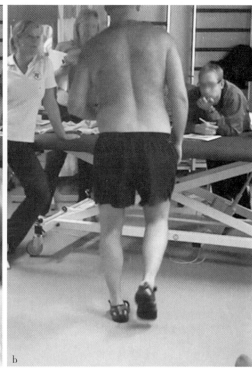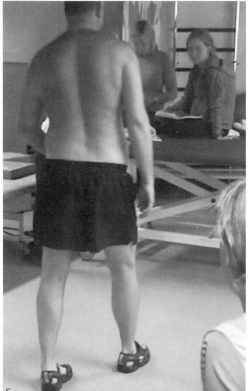

图 4.22 a.初始的足跟着地。b.初始的左侧站立中期(中期负重反应)。c.初始的双侧站立期(左侧摆动前期)

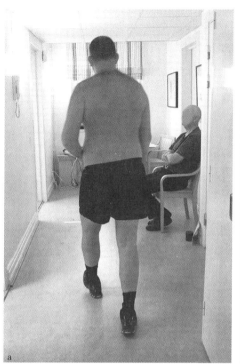
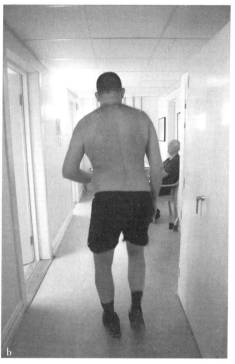
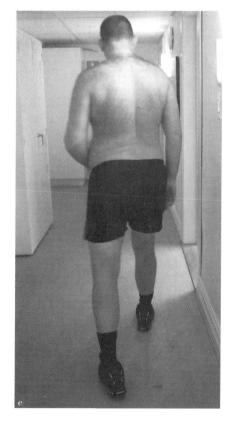

图4.23 a.干预后的足跟着地。b.干预后的站立中期。c.干预后的双侧站立期

·核心控制和躯干及头向前移动的协调能力改善。

·下肢模式和足到地板的对线改善,使左腿参与的任务效果改善,并改善了提起到伸的运动。

·双腿负重给予了 HS 用任意腿启动的选择。

步 态

HS 治疗前后步态的几个期对比也显示得到改善。

·接触初期(足跟着地)(图 4.22a,图 4.23a)。

——左腿迈步更长。

——足跟触地改善,关节对线更好,接触更好。

——支撑期更好,对侧腿伸膝和髋改善。

·左腿支撑中期(单腿支撑)(图 4.22b,图 4.23b)。

——左侧伸膝有一定改善,左侧髋和骨盆对线改善。

——躯干对线改善伴较小的旋转及更好的伸展,并且头对线更好。

——右腿屈曲减少。

·双侧支撑期(图 4.22c,图 4.23c)。

——右腿步长改善。

——左侧髋伸改善伴髋/骨盆对线更好。

——上部躯干如肩带稳定性改善,伴躯干更好的伸展,肩胛肌位置更好。

4.1.7 讨 论

本案例的目的是确认基于 Bobath 观念的干预在脑卒中慢性期是否在两个活动——从坐到站和步态——有积极的效果。在评价中发现五个主要残损区:①躯干抗重力活动降低;②左踝/足成分对线差;③左骨盆力量减低;④髋和膝对线不良;⑤左上肢无力。做出一个假设,即特异

性和选择性激活躯干肌并改善左踝对线将会改善躯干控制、下肢负重及整个身体的姿势控制,同时会减少固定,并因此改善患者从坐到站和步行的能力。

4.1.8 结 论

本案例研究的结果提示,慢性脑卒中经过基于 Bobath 观念的一个强化的、个体化设计的、为期 2 周的治疗程序,能改善步行和从坐到站的功能。

4.2 小脑性共济失调:评价、治疗及评估

4.2.1 社会史及活动

Avelino 是一位 57 岁,有自己的面包、糕点店的面点师。Avelino 已婚,有 3 个孩子,和妻子、女儿生活在一起,他的爱好是骑自行车和远足。

4.2.2 医疗史

Avelino 有高血压病史,12 岁时因摩托车意外事故而致左腿骨折(股骨近端 1/3 处和胫腓骨远端 1/3 处)。2012 年 4 月,他患小脑出血性卒中,1 周后情况恶化,出现昏迷,脑 CT 报告显示左半侧小脑血肿及阻塞性脑水肿,做了左半球血肿清除及脑室分流术。此后,他表现出在临床上和影像学方面的好转。那时他无站立平衡并伴明显的左侧身体失调。他住院近一个月进行康复,出院后他参加了每周 3 次的门诊康复。

4.2.3 初期评价

表 4.2 根据国际功能、残疾和健康分类(ICF)汇总 Avelino 的问题。

表 4.2 根据国际功能、残疾和健康分类（ICF）汇总 Avelino 的问题

健康状况	小脑左半球血肿阻塞减压术后小脑性共济失调
身体功能及结构范围	核心控制差
	无力（左）肩和（左）骨盆带
	运动的分离（左）
	辨距不良（左）
	头固定
	（右）肩和（右）骨盆带固定
	↓多关节运动
	双重任务困难
	↓环境适应
	↓站立姿势控制
	・站立对线不良
	・↓预姿势调整
	・稳定限度改变
	・难以产生单腿站立（左）
	・↓踝策略
	・髋策略过度反应
	・↑姿势摆动
	步态
	・宽支持面
	・视觉依赖
	・双侧支撑期延长
	・↓肢体间协调
	・上肢代偿
活动尺度	移动活动
	・不能从地上起来
	・不能用双手提物体
	・不能从低椅子站起来
	・不能在不平的地方快速行走
	日常活动
	・不能在站立位穿脱衣服
	・在使用左臂进食和进行精细活动如按键时活动困难
参与度	参与限制
	・单独从家里外出
	・准备自己的饮食
	・照顾自身的健康
	・单独到公共场所
	・不能发展自己的职业

续表

相关因素	
环境因素	个人因素
促进因素　　　　障碍	·协作
·家庭支持　　　　·家里的楼梯	·主动性
·朋友支持	·担心跌倒
·大房子带花园	·高血压
	·12岁时左腿两处骨折(股骨近端1/3，胫腓骨远端1/3)

4.2.4 临床推理

Avelino 表现出姿势控制降低,观察到站立时姿势定向和姿势稳定下降。这一体位的对线不良由左腿与身体形态整合的障碍引起的(图4.24)。左足的定向影响了整个下肢对线,引起髋预姿势调整下降,因此倾向于左髋外旋的模式。患者使用宽支撑面及过度使用对侧髋内收肌于一个固定策略(取代外展肌和伸肌)以试图寻求抗重力稳定。减低的稳定限制导致交互姿势控制减低,支持面过宽是一种安全模式,其妨碍了左腿支撑期产生单腿支撑。左腿单腿支撑的产生困难是因为难以控制踝的运动,因此移动骨盆到中位/后位或伴充分的髋活动作为核心稳定的基础。难以产生左侧面的伸肌成分影响到右侧选择性运动和能力。缺乏适应和定向左足到地面进一步加重了左骨盆带的无力,因此,负面影响到髋/骨盆的作用作为核心稳定性肌肉和躯干稳定的基础。患者有胸椎的后凸(驼背),从而引起了双侧肩胛肌在胸壁上的对线不良,而左肩胛肌动态稳定的活动降低最明显(图4.24)。失去肩胛骨调整增加了肩前移并导致上部躯干难以激活。所有这些引起头前移、右旋,干扰了对颈部输入前庭信息的解读(图4.24)。假设:前述的发现可能是身体重心向前的基础,其负面影响了站立的姿势控制。

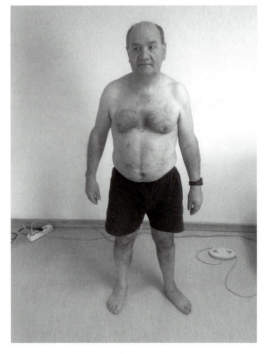

图4.24　初始的站姿

患者表现出难以结合贯穿多个肌肉的适当的预期活动,并难以修正那些肌肉活动以应对改变的需求,导致近端固定策略代偿为远端运动行为。左肩失去预姿势调整,增加了左手的辨距不良并影响多关节运动能力,如从坐到站和从站到坐活动。

担心跌倒,正如患者所报告的,会影响预姿势调整,引起一种僵硬模式,从而会限制运动的选择。自动平衡策略对外扰动的反应受到影响,患者不能量化他对站立不稳的姿势反应,倾向于过度反应。患者的控制直立摇晃的第一选择模式是髋策略（取代踝策略,而踝策略是正常情况下常用的),这进一步增加了姿势的不稳定。

4.2.5 早期的站立姿势

受损的站立位平衡可增加步态的皮层调节,使其认知性更强而取代自动步态,因此阻碍了双重任务的能力。足位置和步幅的变化增加了姿势不稳定并导致视觉过度应用。宽支持面影响着髋外展肌的激活以便选择性侧伸和选择性通过推力转移重心,右臂代偿性使用以试图引导左腿,因此限制了手臂和腿之间协调(图4.25a～b)。支撑时间增加了两倍,进一步降低了步态节奏和速度。

4.2.6 假 设

- 改善核心肌控制的选择性激活可促进前馈和反馈姿势控制模式的效率和控制基础支持面(BoS)上面质量中心(CoM)控制的能力,因此可改善稳定限制。
- 改善头和颈的对线,因为头固定策略可负性影响前庭对来自颈部输入信息的解读。
- 改善踝策略使站立稳定性改善。
- 左腿单腿站立的实现可促进稳定限制的内部再现和一个交互步态模式。

4.2.7 结果测量

◆ 平衡评估系统试验(Balance Evaluation Systems Test,BESTest)

平衡评估系统试验由36个项目组成,分成6个系统:生物力学限制、稳定限制/垂直度、预姿势调整、姿势反应、感觉定向、及步态的稳定。

平衡评估系统试验很容易掌握,具有优良的可信度和良好的效度。它是唯一使临床医生确定平衡问题类型的工具,可以指导对患者进行特定的治疗,并且是最全面的临床平衡适用工具(Horak et al,2009)。

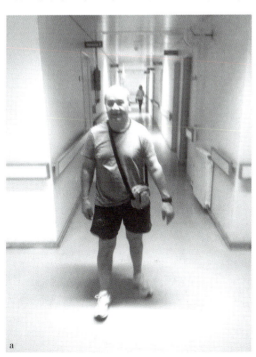
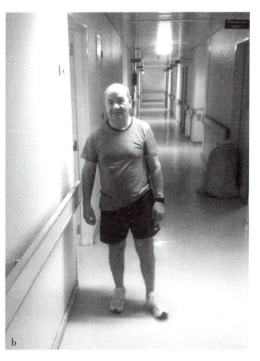

图4.25 a～b.初始的步态模式

◆ 国际协作共济失调量表（International Cooperative Ataxia Rating Scale，ICARS）

国际协作共济失调量表是常用的评估工具，由 4 个临床亚表组成，即姿势和步态、肢体协调、语言及眼球运动功能。

国际协作共济失调量表在评价者之间具有很高的信度，甚至不用事先熟悉标准，并且对共济失调严重程度敏感，从很轻到严重均包括在内（Storey et al，2004）。

◆ 跌倒效率量表（Fall Efficacy Scale）

该量表有 10 个项目，测量完成不跌倒情况下患者对一些特殊日常生活活动的信心。国际跌倒效率量表（FES-I）在不同国家不同样本人群中具有可接受的信度和效度。该工具测量的是患者在室内外进行社会和体力活动时对跌倒的关注水平，不管此人是否真的进行了活动。关注水平以 4 点 Likert 量表进行测量（1 = 根本不关注，4 = 非常关注）（Yardley et al，2005）。

4.2.8 干 预

患者接受每周 3 次的治疗，每次治疗 1h，共 10 周。在这期间，对患者评价 3 次。治疗以 Bobath 观念为基础，包括详细的评价、临床推理，干预过程根据评价结果确定。该干预基于 Raine 及其同事（2009）描述的干预类型。干预根据患者的目标建立，即户外步行独立，不用担心跌倒，并重返工作，这也是治疗的主要目标，即增加姿势稳定，以降低固定模式，从而改善站立的姿势控制。

最初，左足对线/定向作为左腿适应性激活的参照（图 4.26），以减少宽支撑面并且潜在改善左髋的伸肌活动及核心稳定的激活（图 4.27）。

与此同时，产生右手手接触定位反应帮

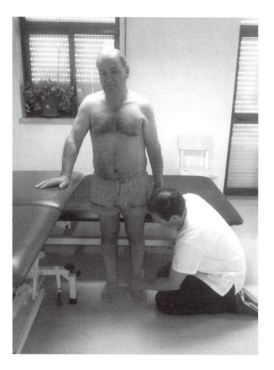

图 4.26 站立位，用手接触定位反应促进左足对线/定向

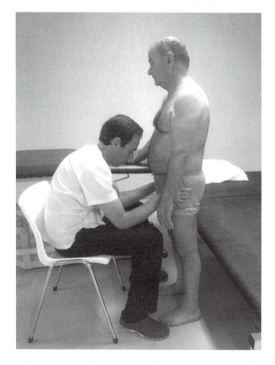

图 4.27 促进髋伸肌活动并激活核心稳定

助进行姿势控制的募集。在站立期,姿势张力和姿势晃动可能通过轻触受到影响,因为用手触摸一个稳定的接触面为躯干姿势控制提供了一个额外的参照系,这可能会强烈影响到自我及对外部运动的知觉(Gurfinkel et al,1993;Lackner,1999;Franzén et al,2011)。通过骨盆改善中线对位能促进选择性站到坐(停止站立)(图4.28)。

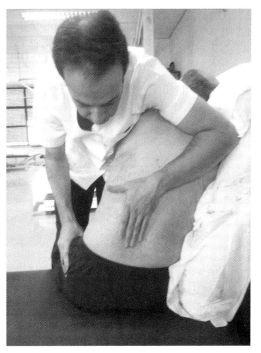

图4.29 在躯干相对稳定的情况下对左髋的特殊松动

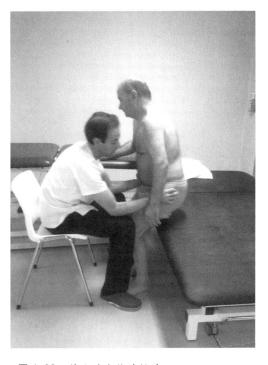

图4.28 停止站立位的促进

在坐位,使用一长凳在患者右侧以防止代偿模式,限制躯干活动,更好地分离左髋运动,从而保持躯干右侧的稳定。这种姿势设定是稳定躯干时左腿特殊松动的基本要求(图4.29)。

改善坐位的姿势控制能选择性促进从坐到仰卧,从而特异性地激活核心稳定肌。训练核心肌肉可改善预姿势调整的出现,因此稳定身体轴心,使肢体活动自由。核心稳定涉及动态控制,以及从上下肢通过核心将力量转移到最大化的操作,并促进

有效的生物力学。弱核心可导致弱力量及无效运动模式的产生(Sharrock et al,2011),治疗师坐在球上,患者的腿放在活动师的腿上,促进骨盆后倾以便选择性激活腹肌,治疗师用躯干与球一起伸,这激活患者核心肌肉及伸髋(图4.30)。

核心肌肉的联合募集依赖于任务的需要(Behm et al,2010)。需要不同的核心锻炼来挑战核心肌肉在不同肌肉强度下的激活,以实现稳定性或力量加强(Hibbs et al,2008)。进行核心锻炼以加强这些肌肉,最初由另一位治疗师帮助,以促进头控制,改善头与躯干的关系,从而阻止患者使用头过伸来激活核心肌(图4.31,图4.32)。

颈部肌肉预姿势调整的两个模式用于直接作用于头部推力的预知:一种为时间-转移(交互)模式,这种模式更有可能用于预知头部的不稳;另一种为同步激活(协同激活)模式,通常应用在头部不稳不

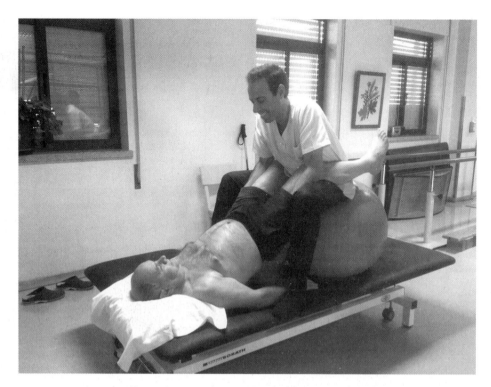

图 4.30 促进伸髋的核心控制

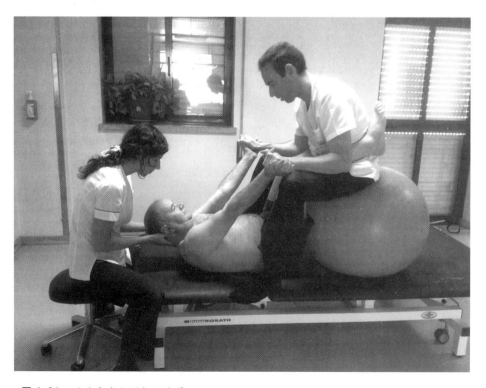

图 4.31 用头定向加强核心力量

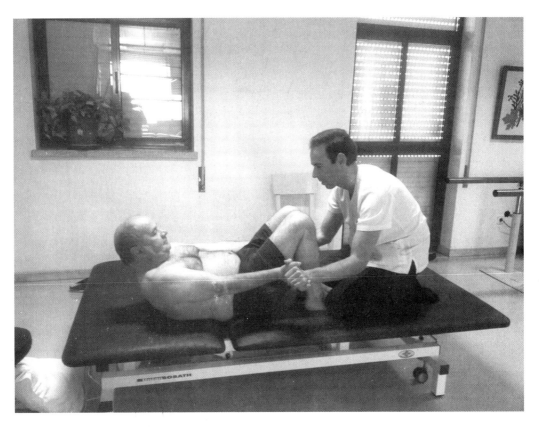

图 4.32 通过伸臂加强核心力量

能被预知时（Danna-Dos-Santos et al，2007）。在稳定的桥式卧位时，给予右足一个强有力的参照，可促进左足背屈作为选择性伸髋的基础，患者通过其右侧增强伸力（图 4.33）。

臀肌可稳定站立腿之上的躯干，为腿向前运动提供力量（Sharrock et al，2011）。改善骨盆稳定可更好地组织下部躯干达到稳定的侧卧位，这种姿态可产生站立腿和运动腿之间的知觉关系，这种知觉关系基于运动环境的背景。激活和加强髋外展肌是产生左侧单腿站左侧的先决条件（图 4.34）。在髋外展肌功能和股骨、骨盆及躯干的节段性对线之间存在紧密的关系（Grimaldi，2011）。

在骨盆和下部躯干激活良好的情况下，达到更主动的坐姿以探索肩胛-胸对线是可能的。肩胛姿态是达到踝策略及头放置反应的先决条件。躯干前屈可通过头稳定减少头过度活动，并允许促进肩姿态（图 4.35）。肩胛骨稳定和活动的关键肌是上、下斜方肌和齿状肌前部（Kibler et al，2013）。这些稳定肌需要被募集在上肢运动之前（Mottram，1997）。改善肩胛姿态可降低肩前脱位，并使头与上部躯干保持更好的关系，这促进了躯干的预姿势调整，以产生选择性坐位伸。

单腿站涉及更强的姿势控制和预姿势调整，并且是身体双侧运动伴每一侧不同的需要。单腿站要求姿势控制系统在狭窄的支持面上组织整个身体重心（Riemann et al，2012）。治疗师从高坐位的患者促进可使左腿单腿站实现（图 4.36）。使用向心背屈以达到与地面接触，进而促进髋伸和膝伸。

改善单腿站可促进交互步态模式。类

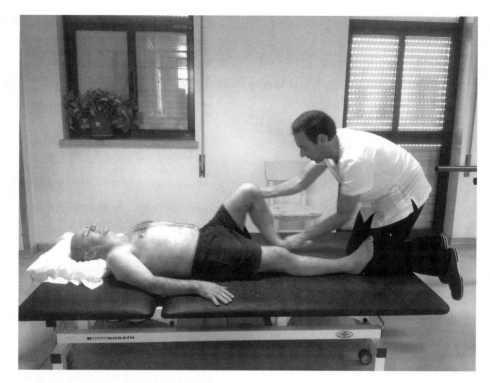

图 4.33　治疗师的膝稳定患者的右腿,促进仰卧位屈左腿

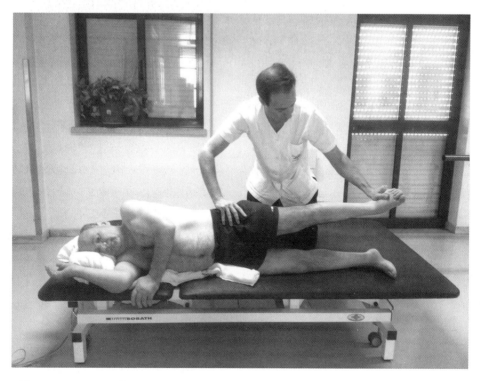

图 4.34　通过激活外展小趾肌加强髋外展力量

似于步行和单腿站时的踝-髋协调模式可能意味着下肢唯一的生物力学架构（Liu et al,2012）。因此，在足跟方向患者被给予髋外展肌一个强参照以控制脱位，使患者能够在单腿站时探索上肢运动（图4.37）。

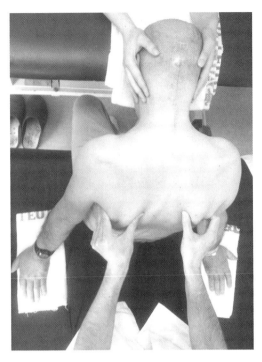

图4.35 稳定头部以减少头的过度活动促进肩胛骨姿态

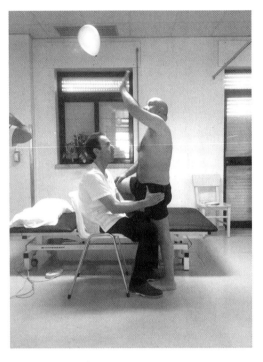

图4.37 单腿站立时作上肢的探索运动

患者的头固定模式限制了眼球运动对视觉刺激的反应。头与躯干的姿势关系是决定感觉反馈整合的主要决定因素，并可能通过不同的头部定向受到干涉（Johnson et al,2012）。在坐位促进患者头定向（图4.38），随后在站立位伴双侧的手接触定位反应（图4.39）。在稳定表面轻触似乎可降低在站立期的姿势晃动，因为增加了相关的髋轴肌张力（Franzén et al,2011）。头部定向的持续变化需要下肢和下躯干节段灵活协调并伴随颈椎运动（Park et al,2012）。

在站位，通过双侧手接触定位反应，促进主动跖屈，随后选择性激活这些肌肉离心收缩（图4.40）。对跖屈肌的力量训练

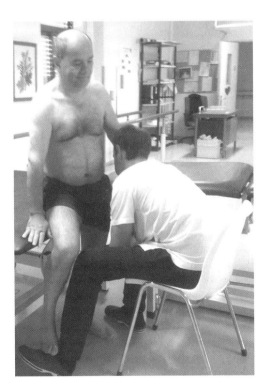

图4.36 用高床促进单腿站立

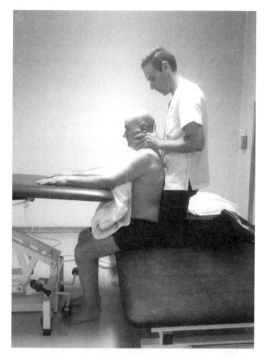

图4.38　在躯干稳定时头定向于中立位

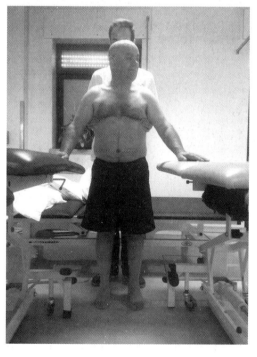

图4.39　站立手轻扶,以探索头的自由活动

(稳定练习)可改善静止站立时的姿势稳定,即使低频率和低强度的练习也是如此

(Oshitga et al,2011)。通过移动一个大滚柱促进踝策略,以增加患者站立时控制晃动的能力(图4.41)。在直立站位,踝策略通常足以矫正小的身体重心的偏差,主要在晃动频率低时且对平衡需要少时采用(Clifford et al,2011)。踝策略是从坐到站和从站到坐的独立先决条件,其构成类似于在身体移动时的推进和足跟着地的构成。

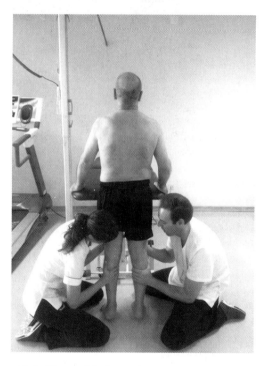

图4.40　双手轻扶,促进站立位的主动踝屈

产生一种稳定的直立姿势使患者能够探索向后迈步。将手臂置于90°结合骨盆限制,一位治疗师促进髋伸与膝伸,另一位治疗师让其足向后迈一步(图4.42)。向后迈步的建立可减少对视觉的过度使用,改善躯干和髋伸,并且改善步长。使用向后迈步以启动前向运动可增加蹬地时的力量和动力,并改善迈第一步时的临时特征(Frost et al,2011)。

髋伸的成功能使身体移动练习在活动平板上进行,以促进腿运动的交互模式和然而，在设定的步行速度中，可变性最小，这一点类似于健康者(Wuehr et al,2013)。活动平板训练对于移动、平衡及步态质量可能具有正面作用(Vaz et al,2008)。逐步加速和减速不断修正速度以减少移动的错误(图4.43)。当速度逐渐变化而不是突然变化时，小脑共济失调患者能够适应这种推动(Criscimagna-Hemminger et al, 2010)。

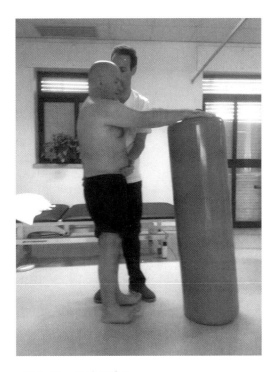

图4.41　促进踝策略

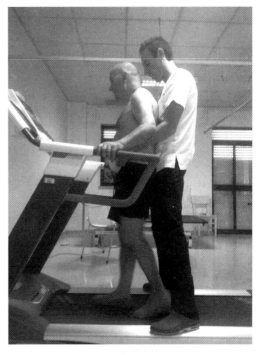

图4.43　活动平板训练(逐渐调节速度)并激活腹部

小脑共济失调的患者可通过使用全身运动来训练躯干-肢体协调而受益(Ilg et al,2009)。把复杂运动分解成一系列更简单的运动被认为可作为处理缺乏协调感觉信息适应的策略(图4.44a~c)。这种训练在减少运动分解和建立固定模式方面具有积极效应。

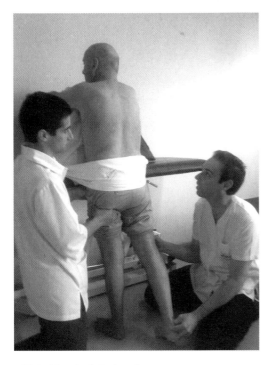

图4.42　促进向后迈步

步行速度。步态的可变性及步行的稳定性严重依赖小脑共济失调患者的步行速度。

Bobath观念强调了整体姿势控制及任务执行，并将此整合入干预策略的选择中

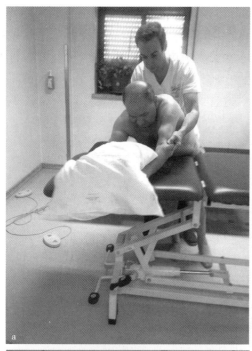
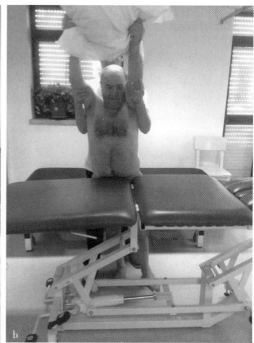
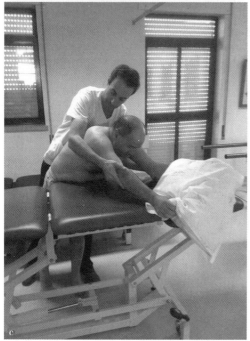

图 4.44　a～c.促进多关节运动

（Graham et al,2009）。站立位动态任务的练习对姿势稳定是一个挑战，从而允许进行稳定性限制的探索。同时，上肢负重减少，这对改善步态和平衡至关重要（图 4.45）。姿势控制改善了随后的站立位以活动为导向的手臂训练而无外在的姿势控制目标、指导或反馈。当前关于孤立的姿势控制训练伴意识关注指导的局部压力中心和运动的规范因此受到挑战。

有明显的证据提示,小脑损害之前学习的运动技能仍然可作用于患者(Petrosini et al,2003),尽管学习新技能,尤其在外部环境时可能更困难。使用以前的娱乐活动及重要的功能性目标将增加任务的效果并有可能获得成功(Saywell et al,2008)。考虑患者的工作及其以前的日常生活活动,一些主动的任务练习可被包括在康复程序中(图4.46a~b)。Bobath观念认为在不同现实生活场景中的训练是适宜的,并不局限于治疗科内(Graham et al,2009)。

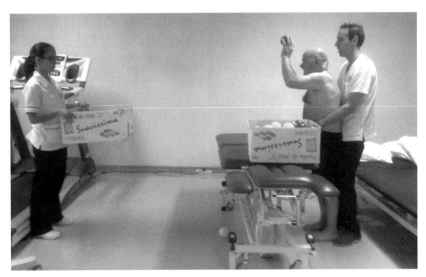

图4.45 站立位的活动-导向训练

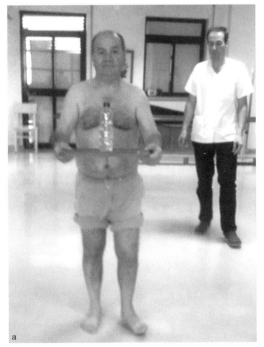
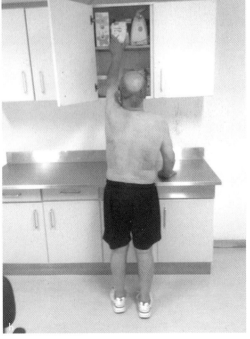

图4.46 a~b.动态的任务练习,挑战稳定性并探索稳定性的界限

4.2.9 评 估

在干预的末期,患者已经改善了站立位的姿势控制,这引起更自主的步态模式(如站立姿势的表现)(图 4.47a~d)和步态模式(图 4.48a~d)。这些改变也表现在结果测量中。

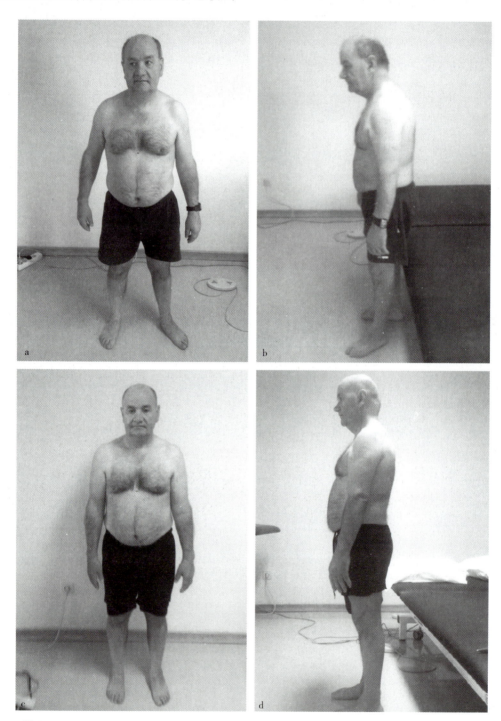

图 4.47 a~b.初始的站姿。c~d.干预后的站姿

第4章 典型病例

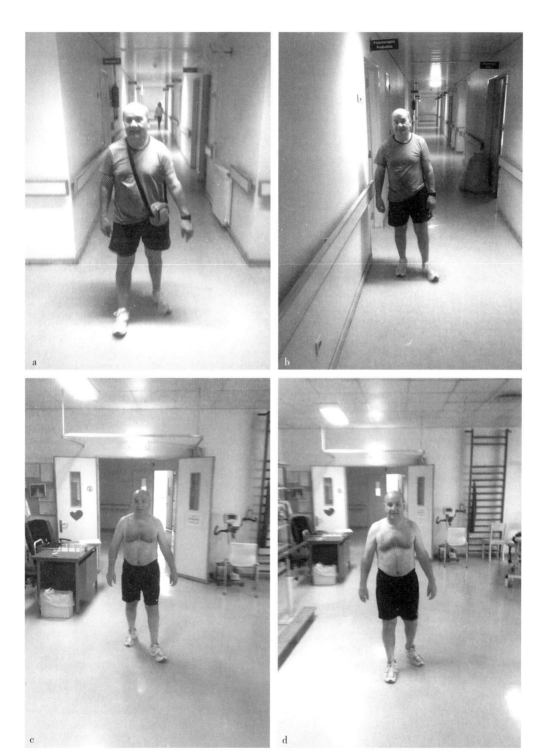

图 4.48 步态模式的改变。a~b. 初始步态。c~d. 干预后步态

比较最初和治疗后的站立姿势,可能观察到以下方面:更主动的站立姿势伴有在重力线上更多的伸展;更好的踝/足对线及更适当的与支持面的接触,可以采用较窄的支持面;改善的骨盆稳定,增加了核心稳定活动,降低了躯干前移;髋外展肌和伸肌更主动,使左腿整合于身体力学中;改善了肩胛姿势,降低了右臂的固定模式,使头定位于中线。

平衡和姿势定向的改善减少了姿势不稳和对视觉的依赖,能够进行步行中的双重活动;足放置的变异降低;推进力的改善使左侧能更好地伸展,从而降低了对右臂代偿的需求。头能够自由探索环境,更充分的肢体间配合可改善步行节律。

4.2.10 结果测量

首次评定,国际协作共济失调量表(ICARS)为50分,最后一次评价为14分(图4.49a)。患者在该评价中的所有亚项中均有改善(图4.49b),尤其是姿势和步态障碍(首次评价为23分,第三次评价为6分)。

最初的平衡评估系统测试(BESTest)为24%,最后的评价为77.8%(图4.50a)。患者在所有测试项中都得到了改善(图4.50b),尤其是预姿势调整项(从9.5%到77.8%),这一指标曾是最差的初评分。

从基线到最终评价,跌倒效率量表更低(初评为80分,第三次评价为45分)(图4.51)。

4.2.11 讨 论

本病例的研究结果提示,小脑共济失调患者学习改善其站立位的姿势控制,并报道了姿势稳定的改善效果。结果显示,经过10周基于Bobath观念的个体化设计

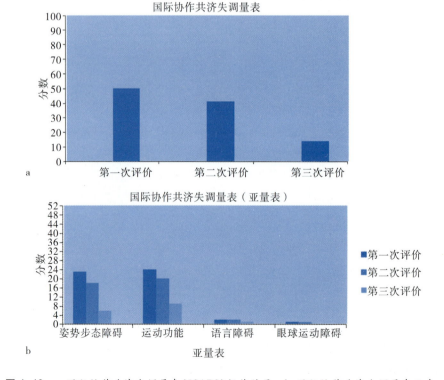

图4.49 a.国际协作共济失调量表(ICARS)评价结果。b.国际协作共济失调量表亚表

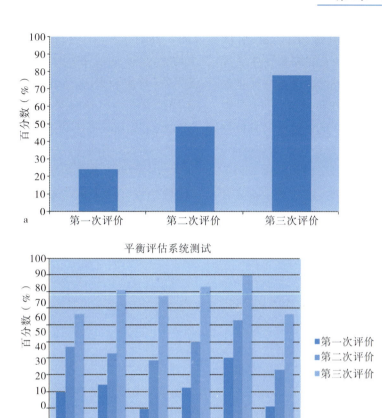

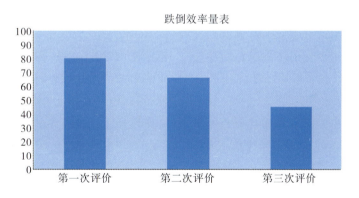

图4.50　a.平衡评估系统测试结果。b.平衡评估系统分项测试结果

图4.51　跌倒效率量表结果

的干预,患者的固定模式降低,不再担心跌倒。

最近的证据表明,运动学习对于存在小脑损害的患者是可能的(Boyd et al, 2004;Crowdy et al, 2002;Carr et al, 1998; Criscimagna-Hemminger et al, 2010),从而提示物理治疗干预,包括目的在于促进神经可塑性的功能性运动再训练,也可能适用于小脑障碍的患者(Martin et al, 2009)。尤其是,Bobath观念认为,神经肌肉可塑性是功能恢复的关键因素（Graham et al，2009）。Bobath 治疗涉及在环境中主动学习的过程，环境能使个人在自然条件下学习执行自我启动的动作。

在研究末期，患者具有更低的国际协作共济失调量表评分。有文献显示（Saute et al,2012；Trouillas et al,1997），国际协作共济失调量表评价高分意味着患者损害加重。姿势控制的评价需要以一个安全、有效的方式，考虑患者许多潜在的生理系统、站立能力、步行及与环境的相互作用。这些系统任何一个或多个系统联合的障碍都会导致姿势不稳（Horak，2009；Horak，2006）。平衡评估系统试验的结果显示所有的系统种类都获得了改善，这代表了姿势稳定功能的改善，这对站立时达到最佳姿势控制是必需的。

平衡评估系统试验最差的结果是步态稳定，同样国际协作共济失调及其同事的研究评价亚项的姿势和步态障碍也是如此。与 Ilg 及其同事的研究（2007）相符，共济失调步态受平衡相关损害与肢体控制和肢体间协调缺陷的双重影响。这提示肢体间协调的临时可变性的增加是小脑功能障碍的特征，从而引起平衡功能障碍和步态的可变性增强。

姿势稳定性依赖于有效的预姿势调整的形成能力（Yiou et al，2012）。根据 Horak 和 Diener（1994）的研究，小脑病变患者不能学习如何使用预前馈控制来量化他们的姿势对预计晃动幅度的反应。然而，在本研究初期，预姿势调整的平衡评估系统试验项的百分数最低（9.5%），在本研究结束时百分数达 77%，表明患者能够对预计的姿势不稳进行学习调节。固定策略在本研究中降低是由于姿势稳定性恢复及对跌倒担心减轻的结果。小脑损伤患者可能能够学习改善他们的姿势稳定性（Gill-Body et al,1997）。当稳定性处于高水平时，人体能提供张力达到活动稳定，而当稳定性降低时他们能使用更主动的代偿（Wei et al,2008）。平衡控制的特殊障碍发生于担心跌倒者（Uemura et al,2012）。在担心跌倒与用于人体姿势控制的策略之间存在直接的关系（Davis et al,2009）。因此特定平衡策略的改善能有效减轻对跌倒的担心（Nitz et al,2004；Gusi et al,2012）。

4.2.12　结　论

结果提示，小脑共济失调患者能够学习改善他们站立位的姿势控制，通过使用以 Bobath 观念为基础的干预，改善了姿势稳定性，减少了固定策略。对 Bobath 观念作为一种干预共济失调患者姿势控制的额外研究，可能有助于在循证医学临床背景下做出临床决策。

（刘钦刚　译，刘钦刚　审校）

参考文献

第1章 应用神经生理学

1.1 中枢神经系统的结构:概述

Academy of Medical Sciences, 2004. Restoring Neurological Function: Putting the Neurosciences to Work in Neurorehabilitation. London: Academy of Medical Sciences

Blitz DM, Nusbaum MP, 2011. Neural circuit flexibility in a small sensorimotor system. Curt Opin Neurobiol, 21(4):544 - 552

Brodal P, 2010. The Central Nervous System: Structure and Function. 4th ed. New York, NY: Oxford University Press Inc

Brownstone RM, Bui TV, 2010. Spinal interneurons providing input to the final common path during locomotion. Prog Brain Res, 187(902):81 - 95

Cornall C, 1991. Self-propelling wheelchairs: The effects on spasticity in hemiplegic patients. Physiother Theory Pract, 7(1):13 - 21

Crone C, Johnsen LL, Biering-Sørensen F, et al, 2003. Appearance of reciprocal facilitation of ankle extensors from ankle flexors in patients with stroke or spinal cord injury. Brain, 126(Pt 2):495 - 507

D'Amico JM, Condliffe EG, Martins KJ, et al, 2014. Recovery of neuronal and network excitability after spinal cord injury and implications for spasticity. Front Integr Neurosci, 8:36

Faist M, Blahak C, Duysens J, et al, 1999. Modulation of the biceps femoris tendon jerk reflex during human locomotion. Exp Brain Res, 125(3):265 - 270

Goulding M, Bourane S, Garcia-Campmany L, et al, 2014. Inhibition downunder: an update from the spinal cord. Curt Opin Neurobiol, 26:161 - 166

Hayes HB, Chang Y-H, Hochman S, 2012. Stance-phase force on the opposite limb dictates swing-phase afferent presynaptic inhibition during locomotion. J Neurophysiol, 107(11):3168 - 3180

Kandel E, Schwartz J, Jessell T, et al, 2013. Principles of Neural Science. 5th ed. New York, NY: McGraw-Hill Professional

Knikou M, 2012. Plasticity of corticospinal neural control after locomotor training in human spinal cord injury. Neural Plast, 2012:254948

Molnár Z, Brown RE, 2010. Insights into the life and work of Sir Charles Sherrington. Nat Rev Neurosci, 11(6):429 - 436

Mukherjee A, Chakravarty A, 2010. Spasticity mechanisms for the clinician. Front Neurol, 1:149

Nielsen JB, Crone C, Hultborn H, 2007. The spinal pathophysiology of spasticity—from a basic science point of view. Acta Physiol (Oxf), 189(2):171 - 180

Rothwell J, 1994. Control of Human Voluntary Movement. 2nd ed. London: Chapman and Hall

Ward NS, Cohen LG, 2004. Mechanisms underlying recovery of motor function after stroke. Arch Neurol, 61(12):1844 - 1848

Zeilhofer HU, Wildner H, Yévenes GE, 2012. Fast synaptic inhibition in spinal sensory processing and pain control. Physiol Rev, 92(1):193 - 235

1.2 系统控制:与运动和感觉运动整合有关的系统和结构

Ab Aziz CB, Ahmad AH, 2006. The role of the thalamus in modulating pain. Malays J Med Sci, 13(2):11 - 18

Ada L, Canning CG, 1990. Anticipating and avoiding muscle shortening. In: Ada L, Canning CG, eds. Key Issues in Neurological Physiotherapy. Series: Physiotherapy: Foundations for Practice. New York, NY: Oxford University Press:219 - 236

af Klint R, Mazzaro N, Nielsen JB, 2010. Load rather than length sensitive feedback contributes to soleus muscle activity during human treadmill walking. J Neurophysiol, 103(5):2747 - 2756

Aimonetti J-M, Hospod V, Roll JP, et al, 2007. Cutaneous afferents provide a neuronal population vector that encodes the orientation of human ankle movements. J Physiol, 580(Pt. 2):649-658

Allum JHJ, Carpenter MG, Honegger F, et al, 2002. Age-dependent variations in the directional sensitivity of balance corrections and compensatory arm movements in man. J Physiol, 542(Pt 2):643-663

Alvarez FJ, Benito-Gonzalez A, Siembab VC, 2013. Principles of interneuron development learned from Renshaw cells and the motoneuron recurrent inhibitory circuit. Ann N Y Acad Sci, 1279:22-31

Angelaki DE, Cullen KE, 2008. Vestibular system: the many facets of a multimodal sense. Annu Rev Neurosci, 31:125-150

Asaka T, Wang Y, 2011. Feedforward postural muscle modes and multi-mode coordination in mild cerebellar ataxia. Exp Brain Res, 210(1):153-163

Ausim Azizi S, 2007. And the olive said to the cerebellum: organization and functional significance of the olivo-cerebellar system. Neuroscientist, 13(6):616-625

Baker SN, 2011. The primate reticulospinal tract, hand function and functional recovery. J Physiol, 589(Pt 23):5603-5612

Bakker M, Allum JH, Visser JE, et al, 2006. Postural responses to multidirectional stance perturbations in cerebellar ataxia. Exp Neurol, 202(1):21-35

Bard C, Paillard J, Lajoie Y, et al, 1992. Role of afferent information in the timing of motor commands: a comparative, study with a deafferented patient. Neuropsvchologia, 30(2):201-206

Bard C, Turrell Y, Fleury M, et al, 1999. Deafferentation and pointing with visual double-step perturbations. Exp Brain Res, 125(4):410-416

Bares M, Lungu OV, Liu T, et al, 2011. The neural substrate of predictive motor timing in spinocerebellar ataxia. Cerebellum, 10(2):233-244

Bastian AJ, 2008. Understanding sensorimotor adaptation and learning for rehabilitation. Curr Opin Neurol, 21(6):628-633

Bastian AJ, 2011. Moving, sensing and learning with cerebellar damage. Curr Opin Neurobiol, 21(4):596-601

Bastian AJ, Martin TA, Keating JG, et al, 1996. Cerebellar ataxia: abnormal control of interaction torques across multiple joints. J Neurophysiol, 76(1):492-509

Berlucchi G, Aglioti SM, 2010. The body in the brain revisited. Exp Brain Res, 200(1):25-35

Beudel M, Zijlstra S, Mulder T, et al, 2011. Secondary sensory area SII is crucially involved in the preparation of familiar movements compared to movements never made before. Hum Brain Mapp, 32(4):564-579

Bloem BR, Hausdorff JM, Visser JE, et al, 2004. Falls and freezing of gait in Parkinson's disease: a review of two interconnected, episodic phenomena. Mov Disord, 19(8):871-884

Blood AJ, 2008. New hypotheses about postural control support the notion that all dystonias are manifestations of excessive brain postural function. Biosci Hypotheses, 1(1):14-25

Blood AJ, 2013. Imaging studies in focal dystonias: a systems level approach to studying a systems level disorder. Curr Neuropharmacol, 11(1):3-15

Borgmann R, 1997. Behandling av spastisk torticollis med butolinumtoxin. Tidsskriftet Norske legeforening, 13:1889-1891

Bostan AC, Strick PL, 2010. The cerebellum and basal ganglia are interconnected. Neuropsychol Rev, 20(3):261270

Bostan AC, Dum RP, Strick PL, 2010. The basal ganglia communicate with the cerebellum. Proc Natl Acad Sci USA, 107(18):8452-8456

Bottini G, Karnath HO, Vallar G, et al, 2001. Cerebral representations for egocentric space: functional-anatomical evidence from caloric vestibular stimulation and neck vibration. Brain, 124(Pt 6):1182-1196

Brodal P, 2010. The Central Nervous System: Structure and Function. 4th ed. New York, NY: Oxford University Press

Brown LE, Halpert BA, Goodale MA, 2005. Peripheral vision for perceptinn and action. ExP Brain Res, 165(1):97-106

Bruttini C, Esposti R, Bolzoni F, 2015. Temporal disruption of upper-limb anticipatory postural adjustments in cerebellar ataxic patients. Exp Brain Res, 233(1):197-203

Buneo CA, Andersen RA, 2006. The posterior parietal cortex: sensorimotor interface for the planning and online control of visually guided movements. Neuropsychologia, 44(13):2594-2606

Burbeck CA, Yap YL, 1990. Two mechanisms for localization? Evidence for separation-dependent and separation-independent processing of position information. Vision Res, 30(5):739-750

Bussel B, Roby-Brami A, Néris OR, 1996. Evidence for a spinal stepping generator in man. Electrophysiological study. Acta Neurobiol Exp (Warsz), 56(1):465-468

Capaday C, Ethier C, Van Vreeswijk C, 2013. On the functional organization and operational principles of the motor cortex. Front Neural Circuits, 7:66

Cappe C, Rouiller EM, Barone P, 2009. Multisensory anatomical pathways. Hear Res, 258(1-2):28-36

Cardini F Longo MR, Haggard P, 2011. Vision of the body modulates somatosensory intracortical inhibition. Cereb Cortex, 21(9):2014-2022

Coffman KA, Dum RP, Strick PL, 2011. Cerebellar

vermis is a target of projections from the motor areas in the cerebral cortex. Proc Natl Acad Sci USA, 108(38):16068–16073

Collins DF, Refshauge KM, Todd G, 2005. Cutaneous receptors contribute to kinesthesia at the index finger, elbow, and knee. J Neurophysiol, 94(3):1699–1706

Cordo PJ, Horn JL, Künster D, 2011. Contributions of skin and muscle afferent input to movement sense in the human hand. J Neurophysiol, 105(4):1879–1888

Criscimagna-Hemminger SE, Bastian AJ, Shadmehr R, 2010. Size of error affects cerebellar contributions to motor learning. J Neurophysiol, 103(4):2275–2284

Cullen KE, 2012. The vestibular system: multimodal integration and encoding of self-motion for motor control. Trends Neurosci, 35(3):185–196

Cullen KE, 2014. The neural encoding of self-generated and externally applied movement: implications for the perception of self-motion and spatial memory. Front Integr Neurosci, 7:108

Dakin CJ, Inglis JT, Chua R, 2013. Muscle-specific modulation of vestibular reflexes with increased locomotor velocity and cadence. J Neurophysiol, 110(1):86–94

Davidoff RA, 1990. The pyramidal tract. Neurology, 40(2):332–339

de Lau LML, Breteler MMB, 2006. Epidemiology of Parkinson's disease. Lancet Neurol, 5(6):525–535

de Lima-Pardini AC, Papegaaij S, Cohen RG, 2012. The interaction of postural and voluntary strategies for stability in Parkinson's disease. J Neurophysiol, 108(5):1244–1252

de Oliveira-Souza R, 2012. The human extrapyramidal system. Med Hypotheses, 79(6):843–852

Dietz V, 1992. Human neuronal control of automatic functional movements: interaction between central programs and afferent input. Physiol Rev, 72(1):33–69

Dietz V, 2003. Spinal cord pattern generators for locomotion. Clin Neurophysiol, 114(8):1379–1389

Dietz V, 2010. Neuroplasticity after a spinal cord injury: effects of functional training and neurorehabilitation: 2196–2205

Dietz V, Duysens J, 2000. Significance of load receptor input during locomotion: a review. Gait Posture, 11(2):102–110

Dietz V, Zijlstra W, Duysens J, 1994. Human neuronal interlimb coordination during split-belt locomotion. Exp Brain Res, 101(3):513–520

Dietz V, Grillner S, Trepp A, 2009. Changes in spinal reflex and locomotor activity after a complete spinal cord injury: a common mechanism? Brain, 132(Pt 8):2196–2205

Dijkerman HC, de Haan EHF, 2007. Somatosensory processes subserving perception and action. Behav Brain Sci, 30(2):189–201, discussion 201–239

Doucet BM, Lam A, Griffin L, 2012. Neuromuscular electrical stimulation for skeletal muscle function. Yale J Biol Med, 85(2):201–215

Duysens J, Clarac F, Cruse H, 2000. Load-regulating mechanisms in gait and posture: comparative aspects. Physiol Rev, 80(1):83–133

Duysens J, Van de Crommert HW, 1998. Neural control of locomotion: The central pattern generator from cats to humans. Gait Posture, 7(2):131–141

Flavell SW, Greenberg ME, 2008. Signaling mechanisms linking neuronal activity to gene expression and plasticity of the nervous system. Annu Rev Neurosci, 31:563–590

Floeter M, 2010. Structure and function of muscle fibers and motor units. In: Karpati G, Hilton-Jones D, eds. Disorders of Voluntary Muscle. New York, NY: Cambridge University Press:1–10

Flynn JR, Graham BA, Galea MP, et al, 2011. The role of propriospinal interneurons in recovery from spinal cord injury. Neuropharmacology, 60(5):809–822

Forbes PA, Siegmund GP, Schouten AC, 2015. Task, muscle and frequency dependent vestibular control of posture. Front Integr Nuerosci, 8:94

Forget R, Lamarre Y, 1995. Postural adjustments associated with different unloadings of the forearm: effects of proprioceptive and cutaneous. afferent deprivation. Can J Physiol Pharmacol, 73(2):285–294

Franceschini M, Agosti M, Cantagallo A, 2010. Mirror neurons: action observation treatment as a tool in stroke rehabilitation. Eur J Phys Rehabil Med, 46(4):517–523

Frey SH, Fogassi L, Graffon S, et al, 2011. Neurological principles and rehabilitation of action disorders: computation, anatomy, and physiology (CAP) model. Neurorehabil Neural Repair, 25(5, Suppl)6S–20S

Gallager S, 2005. How the Body Shapes the Mind. New York, NY: Oxford University Press

Genewein T, Braun DA, 2012. A sensorimotor paradigm for Bayesian model selection. Front Hum Neurosci, 6(October):1–16

Gilbert SJ, Burgess PW, 2008. Executive function. Curr Biol, 18(3):R110–R114

Gjerstad L, Kerty E, Nyberg Hansen R, 1991. Behandling av fokale dystonier med botulinumtoksin. Tidsskrift Norske legeforening, 111:2637–2639

Goldspink G, Williams P, 1991. Muscle fibre and connective tissue changes associated with use and disuse. In: Ada L, Canning C, eds. Key Issues in

Neurological Physiotherapy. Boston, MA: Butterworth-Heinemann:197-218

Grabli D, Karachi C, Welter ML, et al, 2012. Normal and pathological gait: what we learn from Parkinson's disease. J Neurol Neurosurg Psychiatry, 83(10):979-985

Graham JV, Eustace C, Brock K, 2009. The Bobath concept in contemporary clinical practice. Top Stroke Rehabil, 16(1):57-68

Gray V, Rice CL, Garland SJ, 2012. Factors that influence muscle weakness following stroke and their clinical implications: a critical review. Physiother Can, 64(4):415-426

Grillner S, 2006. Biological pattern generation: the cellular and computational logic of networks in motion. Neuron, 52(5):751-766

Grillner S, Wallén P, Saitoh K, 2008. Neural bases of goal-directed locomotion in vertebrates—an overview. Brain Res Brain Res Rev, 57(1):2-12

Grol, MJ Madjandzić J, Stephan KE, et al, 2007. Parieto-frontal connectivity during visually guided grasping. J Neurosci, 27(44):11877-11887

Guertin PA, 2012. Central pattern generator for locomotion: anatomical, physiological, and pathophysiological considerations. Front Neurol, 3:183

Guertin PA, 2013. The spinal cord: functional organization, diseases, and dysfunctions. In: Aldskogius H, ed. Animal Models of Spinal Cord Repair: Neuromethods. Totowa, NJ: Humana Press

Haber SN, Calzavara R, 2009. The cortico-basal ganglia integrative network: the role of the thalamus. Brain Ros Bull, 78(2-3):69-74

Harris P, Nagy S, Vardaxis N, 2010. Mosby's Dictionary of Medicine, Nursing and Health Professions. 9th ed. Atlanta, GA: Elsevier

Henneman E, 1985. The size-principle: a deterministic output emerges from a set of probabilistic connections. J Exp Biol, 115:105-112

Holmes NP, Spence C, 2004. The body schema and the multisensory representation(s) of peripersonal space. Cogn Process, 5(2):94-105

Honeycutt CF, Kharouta M, Perreault EJ, 2013. Evidence for reticulospinal contributions to coordinated finger movements in humans. J Neurophysiol, 110(7):1476-1483

Horak FB, Diener HC, Nashner LM, 1989. Influence of central set on human postural responses. J Neurophysiol, 62(4):841-853

Hubli M, Dietz V, 2013. The physiological basis of neurorehabilitation-locomotor training after spinal cord injury. J Neuroeng Rehabil, 10:5

Hufschmidt A, Mauritz KH, 1985. Chronic transformation of muscle in spasticity: a peripheral contribution to increased tone. J Neurol Neurosurg Psychiatry, 48(7):676-685

Imamizu H, Kawato M, 2012. Cerebellar internal models: implications for the dexterous use of tools. Cerebellum, 11(2):325-335

Ioffe ME, Chernikova LA, Ustinova KI, 2007. Role of cerebellum in learning postural tasks. Cerebellum, 6(1):87-94

Ivry R, 2000. Exploring the role of the cerebellum in sensory anticipation and timing: commentary on Tesche and Karhu. Hum Brain Mapp, 9(3):115-118

Ivry RB, Spencer RMC, 2004. The neural representation of time. Curr Opin Neurobiol, 14(2):225-232

Jacobs JV, Horak FB, 2007. Cortical control of postural responses. J Neural Transm, 114(10):1339-1348

Jacobs JVJ, 2014. Why we need to better understand the cortical neurophysiology of impaired postural responses with age, disease, or injury. Front Integr Neurosci, 8:69

Jang SH, 2014. The corticospinal tract from the viewpoint of brain rehabilitation. J Rehabil Med, 46(3):193-199

Jankowska E, Hammar I, Slawinska U, et al, 2003. Neuronal basis of crossed actions from the reticular formation on feline hindlimb motoneurons. J Neurosci, 23(5):1867-1878

Jankowska E, Edgley SA, 2006. How can corticospinal tract neurons contribute to ipsilateral movements? A question with implications for recovery of motor functions. Neuroscientist, 12(1):67-79

Jeannerod M, Arbib MA, Rizzolatti G, et al, 1995. Grasping objects: the cortical mechanisms of visuomotor transformation. Trends Neurosci, 18(7):314-320

Jimenez-Shahed J, 2012. A new treatment for focal dystonias: incobotulinumtoxinA (Xeomin®), a botulinum neurotoxin type A free from complexing proteins. Neuropsychiatr Dis Treat, 8:13-25

Jobst EE, Melnick ME, Byl NN, et al, 1997. Sensory perception in Parkinson disease. Arch Neurol, 54(4):450-454

Johansson RS, Flanagan JR, 2009. Coding and use of tactile signals from the fingertips in object manipulation tasks. Nat Rev Neurosci, 10(5):345-359

Juvin L, Le Gal JP, Simmers J, et al, 2012. Cervicolumbar coordination in mammalian quadrupedal locomotion: role of spinal thoracic circuitry and limb sensory inputs. J Neurosci, 32(3):953-965

Kaji R, Urushihara R, Murase N, et al, 2005. Abnormal sensory gating in basal ganglia disorders. J Neurol, 252(Suppl 4):IV13-IV16

Kammers MPM, Kootker JA, Hogendoorn H, et al, 2010. How many motoric body representations can we grasp? Exp Brain Res, 202(1):203-212

Kandel E, Jessell T, Siegelbaum S, et al, 2013. Principles of Neural Science. 5th ed. New York, NY: McGraw-Hill Professional

Kanning KC, Kaplan A, Henderson CE, 2010. Motor neuron diversity in development and disease. Annu Rev Neurosci, 33:409 – 440

Karl JM, Whishaw IQ, 2013. Different evolutionary origins for the reach and the grasp: an explanation for dual visuomotor channels in primate parietofrontal cortex. Front Neurol, 4:208

Kars HJ, Hijmans JM, Geertzen JH, 2009. The effect of reduced somatosensation on standing balance: a systematic review. J Diabetes Sci Tech, 3(4):931 – 943

Kavounoudias A, Roll R, Roll JP, 1998. The plantar sole is a 'dynamometric map for human balance control. Neuroreport, 9(14):3247 – 3252

Kern DS, Kumar R, 2007. Deep brain stimulation. Neurologist, 13(5):237 – 252

Kerty E, 2005. Vision rehabilitation after brain injury. Tidsskrift Norske legeforening:125 – 146

Khan AZ, Crawford JD, Blohm G, et al, 2007. Influence of initial hand and target position on reach errors in optic ataxic and normal subjects. J Vis, 7(5):1 – 16

Kidd G, 1986. The myotatic reflex. In: Downie P, ed. Cash's Textbook of Neurology for Physiotherapists. London: Faber & Faber:85 – 103

Kidd G, Lawes N, Musa I, 1992. Understanding Neuromuscular Plasticity: A Basis for Clinical Rehabilitation. London: Edward Arnold

Kishore A, Meunier S, Popa T, 2014. Cerebellar influence on motor cortex plasticity: behavioral implications for Parkinson's disease. Front Neurol, 5:68 – 69

Kitago T, Krakauer JW, 2013. Motor learning principles for neurorehabilitation. Handb Clin Neurol, 110:93 – 103

Klatzky RL, Lederman SJ, Metzger VA, 1985. Identifying objects by touch: an "expert system" Percept Psychophys, 37(4):299 – 302

Knapp HD, Taub E, Berman AJ, 1963. Movements in monkeys with deafferented forelimbs. Exp Neurol, 7:305 – 315

Koziol LF, Budding D, Andreasen N, et al, 2014. Consensus paper: the cerebellum's role in movement and cognition. Cerebellum, 13(1): 151 – 177

Koziol LF, Budding DE, Chidekel D, 2010. Adaptation, expertise, and giffedness: towards an understanding of cortical, subcortical, and cerebellar network contributions. Cerebellum, 9(4):499 – 529

Koziol LF, Budding DE, Chidekel D, 2011. Sensory integration, sensory processing, and sensory modulation disorders: putative functional neuroanatomic underpinnings. Cerebellum, 10(4): 770 – 792

Kravitz DJ, Saleem KS, Baker CI, et al, 2011. A new neural framework for visuospatial processing. Nat Rev Neurosci, 12(4):217 – 230

Kreitzer AC, Malenka RC, 2008. Striatal plasticity and basal ganglia circuit function. Neuron, 60(4):543554

Lacquaniti F, Ivanenko YP, Zago M, 2012. Patterned control of human locomotion. J Physiol, 590 (Pt 10):2189 – 2199

Lamontagne A, Paquette C, Fung J, 2007. Stroke affects the coordination of gaze and posture during preplanned turns while walking. Neurorehabil Neural Repair, 21(1):62 – 67

Lan N, He X, 2012. Fusimotor control of spindle sensitivity regulates central and peripheral coding of joint angles. Front Comput Neurosci, 6(August):66

Lang CE, Schieber MH, 2004. Reduced muscle selectivity during individuated finger movements in humans after damage to the motor cortex or corticospinal tract. J Neurophysiol, 91(4): 1722 – 1733

Laube R, Govender S, Colebatch JG, 2012. Vestibular-dependent spinal reflexes evoked by brief lateral accelerations of the heads of standing subjects. J Appl Physiol (1985), 112(11): 1906 – 1914

Lavoie BA, Cody FWJ, Capaday C, 1995. Cortical control of human soleus muscle during volitional and postural activities studied using focal magnetic stimulation. Exp Brain Res, 103(1):97 – 107

Lederman SJ, Klatzky RL, 1993. Extracting object properties through haptic exploration. Acta Psychol (Amst), 84(1):29 – 40

Lederman SJ, Klatzky RL, 2009. Haptic perception: a tutorial. Atten Percept Psychophys, 71(7): 1439 – 1459

Lemon RN, 2008. Descending pathways in motor control. Annu Rev Neurosci, 31:195 – 218

Lemon RN, 2010. What drives corticospinal output? F1000 Biol Rep, 2:51

Lemon RN, Griffiths J, 2005. Comparing the function of the corticospinal system in different species: organizational differences for motor specialization? Muscle Nerve, 32(3):261 – 279

Levi DM, Klein SA, 1996. Limitations on position coding imposed by undersampling and univariance. Vision Res, 36(14):2111 – 2120

Longo MR, Cardozo S, Haggard P, 2008. Visual enhancement of touch and the bodily self. Conscious Cogn, 17(4): 1181 – 1191

Lopez C, Blanke O, 2011. The thalamocortical vestibular system in animals and humans. Brain Res Brain Res Rev, 67(1 – 2): 119 – 146

Lopez C, Schreyer HM, Preuss N, et al, 2012. Vestibular stimulation modifies the body schema. Neuropsychologia, 50(8):1830 – 1837

Lumpkin EA, Marshall KL, Nelson AM, 2010. The cell biology of touch. J Cell Biol, 191(2):237-248

Lundy-Ekman, 2007. Neuroscience, Fundamentals for Rehabilitation. 3rd ed. Elsevier Health Sciences

Mackay-Lyons M, 2002. Central pattern generation of locomotion: a review of the evidence. Phys Ther, 82(1):69-83

Maki BE, McIlroy WE, 1997. The role of limb movements in maintaining upright stance: the "change-in-support" strategy. Phys Ther, 77(5):488-507

Mani S, Mutha PK, Przybyla A, et al, 2013. Contralesional motor deficits after unilateral stroke reflect hemisphere-specific control mechanisms. Brain, 136(Pt 4):1288-1303

Manto M, 2009. Mechanisms of human cerebellar dysmetria: experimental evidence and current conceptual bases. J Neuroeng Rehabil, 6:10

Manto M, Haines D, 2012. Cerebellar research: two centuries of discoveries. Cerebellum, 11(2):446

Manto M, Bower JM, Conforto AB, et al, 2012. Consensus paper: roles of the cerebellum in motor control—the diversity of ideas on cerebellar involvement in movement. Cerebellum, 11(2):457-487

Manuel M, Zytnicki D, 2011. Alpha, beta and gamma motoneurons: functional diversity in the motor system's final pathway. J Integr Neurosci, 10(3):243-276

Marchand-Pauvert V, Iglesias C, 2008. Properties of human spinal interneurones: normal and dystonic control. J Physiol, 586(5):1247-1256

Markham CH, 1987. Vestibular control of muscular tone and posture. Can J Neurol Sci, 14(3, Suppl):493-496

Marsden CD, Quinn NP, 1990. The dystonias. BMJ, 300(6718):139-144

Massion J, 1992. Movement, posture and equilibrium: interaction and coordination. Prog Neurobiol, 38(1):35-56

Massion J, Alexandrov A, Frolov A, 2004. Why and how are posture and movement coordinated? Prog Brain Res, 143:13-27

Matsakas A, Patel K, 2009. Skeletal muscle fibre plasticity in response to selected environmental and physiological stimuli. Histol Histopahol, 24(5):611-629

Mendell LM, 2005. The size principle: a rule describing the recruitment of motoneurons. J Neurophysiol, 93(6):3024-3026

Milner AD, Goodale MA, 2008. Two visual systems reviewed. Neuropsychologia, 46(3):774-785

Mishkin M, Ungerleider LG, Macko KA, 1983. Object vision and spatial vision: two cortical pathways. Trends Neurosci, 6:414-417

Vlolinari M, 2009. Plasticity properties of CPG circuits in humans: impact on gait recovery. Brain Res Bull, 78(1):22-25

Molinari M, Chiricozzi FR, Clausi S, et al, 2008. Cerebellum and detection of sequences, from perception to cognition. Cerebellum, 7(4):611-615

Morton SM, Bastian AJ, 2004. Cerebellar control of balance and locomotion. Neuroscientist, 10(3):247-259

Morton SM, Bastian AJ, 2006. Cerebellar contributions to locomotor adaptations during splitbelt treadmill walking. J Neurosci, 26(36):9107-9116

Mottolese C, Richard N, Harquel S, et al, 2013. Mapping motor representations in the human cerebellum. Brain, 136(Pt 1):330342

Mudge S, Rochester L, 2001. Neurophysiological rationale of treadmill training: evaluating evidence for practice. New Zealand Journal of Physiotherapy, 29(2):7-18

Mulder T, Nienhuis B, Pauwels J, 1996. The assessment of motor recovery: A new look at an old problem. J Electromyogr Kinesiol, 6(2):137-145

Nachev P, Kennard C, Husain M, 2008. Functional role of the supplementary and pre-supplementary motor areas. Nat Rev Neurosci, 9(11):856-869

Nagai K, Yamada M, Mori S, et al, 2013. Effect of the muscle coactivation during quiet standing on dynamic postural control in older adults. Arch Gerontol Geriatr, 56(1):129-133

Nielsen JB, 2004. Sensorimotor integration at spinal level as a basis for muscle coordination during voluntary movement in humans. J Appl Physiol (1985), 96(5):1961-1967

Nowak DA, Glasauer S, Hermsdorfer J, 2004. How predictive is grip force control in the complete absence of somatosensory feedback? Brain, 127(Pt 1):182192

Petersen NT, Pyndt HS, Nielsen JB, 2003. Investigating human motor control by transcranial magnetic stimulation. Exp Brain Res, 152(1):1-16

Pettorossi VE, Schieppati M, 2014. Neck proprioception shapes body orientation and perception of motion. Front Hum Neurosci, 8:895

Porter R, Lemon RN, 1995. Corticospinal Function and Voluntary Movement. New York, NY: Oxford University Press

Riddle CN, Edgley SA, Baker SN, 2009. Direct and indirect connections with upper limb motoneurons from the primate reticulospinal tract. J Neurosci, 29(15):4993-4999

Rizzolatti G, Cattaneo L, Fabbri-Destro M, et al, 2014. Cortical mechanisms underlying the organization of goal-directed actions and mirror neuron-based action understanding. Physiol Rev, 94(2):655-706

Rizzolatti G, Craighero L, 2004. The mirror-neuron

system. Annu Rev Neurosci, 27:169-192

Rizzolatti G, Sinigaglia C, 2010. The functional role of the parieto-frontal mirror circuit: interpretations and misinterpretations. Nat Rev Neurosci, 11(4):264-274

Robertson JV, Roche N, Roby-Brami A, 2012. Influence of the side of brain damage on postural upper-limb control including the scapula in stroke patients. Exp Brain Res, 218(1): 141-155

Rondi-Reig L, Paradis AL, Lefort JM, et al, 2014. How the cerebellum may monitor sensory information for spatial representation. Front Syst Neurosci, 8:205

Rosenkranz K, Rothwell JC, 2012. Modulation of proprioceptive integration in the motor cortex shapes human motor learning. J Neurosci, 32(26):9000-9006

Rossignol S, Dubuc R, Gossard JP, 2006. Dynamic sensorimotor interactions in locomotion. Physiol Rev, 86(1):89-154

Rossignol S, Barrière G, Frigon A, et al, 2008. Plasticity of locomotor sensorimotor interactions after peripheral and/or spinal lesions. Brain Res Rev, 57(1):228-240

Rothgangel AS, Braun SM, Beurskens AJ, et al, 2011. The clinical aspects of mirror therapy in rehabilitation: a systematic review of the literature. Int J Rehabil Res, 34(1): 1-13

Rothwell J, Lennon S, 1994. Control of Human Voluntary Movement. 2nd ed. London, UK: Chapman and Hall

Rowe FJ, Wright D, Brand D, et al, 2013. Profile of Gaze Dysfunction following Cerebrovascular Accident. ISRN Ophthalmol, 2013:264604

Rubinstein NA, Kelly A, 1981. Development of muscle fiber specialization in the rat hindlimb. J Cell Biol, 90(1): 128-144

Ryczko D, Dubuc R, 2013. The multifunctional mesencephalic locomotor region. Curt Pharm Des, 19(24): 44484470

Sahrmann S, 1992. Posture and muscle imbalance. Physiotherapy, 78(1):1-19

Sahrmann SA, 2002. Diagnosis and Treatment of Movement Impairment Syndromes. White K, ed. St. Louis, MO: Mosby

Sand KM, Midelfart A, Thomassen L, et al, 2003. Visual impairment in stroke patient—a review. Acta Neurol Scand Suppl, 127(196):52-56

Santos MJMMJ, Kanekar N, Aruin AS, 2010. The role of anticipatory postural adjustments in compensatory control of posture: 2. Biomechanical analysis. J Electromyogr Kinesiol, 20(3):398-405

Sarlegna FR, Mutha PK, 2014. The influence of visual target information on the online control of movements. Vision Research:1-11

Saunders JA, Knill DC, 2004. Visual feedback control of hand movements. J Neurosci, 24(13): 3223-3234

Schepens B, Drew T, 2004. Independent and convergent signals from the pontomedullary reticular formation contribute to the control of posture and movement during reaching in the cat. J Neurophysiol, 92(4):2217-2238

Schepens B, Drew T, 2006. Descending signals from the pontomedullary reticular formation are bilateral, asymmetric, and gated during reaching movements in the cat. J Neurophysiol, 96(5):2229-2252

Schepens B, Stapley P, Drew T, 2008. Neurons in the pontomedullary reticular formation signal posture and movement both as an integrated behavior and independently. J Neurophysiol, 100(4): 2235-2253

Schiaffino S, Reggiani C, 2011. Fiber types in mammalian skeletal muscles. Physiol Rev, 91(4): 1447-1531

Schieber MH, Lang CE, Reilly KT, et al,2009. Selective activation of human finger muscles after stroke or amputation. Adv Exp Med Biol, 629:559-575

Schlerf J, Ivry RB, Diedrichsen J, 2012. Encoding of sensory prediction errors in the human cerebellum. J Neurosci, 32(14):4913-4922

Schmahmann JD. Vascular syndromes of the thalamus. Stroke 2003;34(9):2264-2278

Scott W, Stevens J, Binder-Macleod SA, 2001. Human skeletal muscle fiber type classifications. Phys Ther, 81(11):1810-1816

Seger CA, 2006. The basal ganglia in human learning. Neuroscientist, 12(4):285-290

Shumway-Cook AWM, 2011. Motor Control: Translating Research into Clinical Practice. 4th ed. Philadelphia, PA: Lippincott Williams & Wilkins

Shumway-Cook A, Woollacott MH, 2006. Motor Control: Translating Research into Clinical Practice. 3rd ed. Philadelphia, PA: Lippincott Williams & Wilkins

Sieck GC, 2001. Highlighted Topics series: Plasticity in Skeletal, Cardiac, and Smooth Muscle. J Appl Physiol, 90:1158-1164

Silva CC, Silva A, Sousa A, et al, 2014. Co-activation of upper limb muscles during reaching in poststroke subjects: an analysis of the contralesional and ipsilesional limbs. J Electromyogr Kinesiol 2014; 24(5): 731-738

Simons DG, Mense S, 1998. Understanding and measurement of muscrle tone as related to clinical muscle pain. Pain, 75(1):1-17

Stenneken P, Prinz W, Cole J, et al, 2006. The effect of sensory feedback on the timing of movements: evidence from deafferented patients. Brain Res, 1084(1):123-131

Stokes M, 1998. Neurological Physiotherapy, London, UK: Mosby

Stoodley CJ, Schmahmann JD, 2010. Evidence for topographic organization in the cerebellum of motor control versus cognitive and affective processing. Cortex, 46(7):831 – 844

Sullivan JE, Hedman LD, 2008. Sensory dysfunction following stroke: incidence, significance, examination, and intervention. Top Stroke Rehabil, 15(3):200 – 217

Suzuki M, Omori Y, Sugimura S, et al, 2011. Predicting recovery of bilateral upper extremity muscle strength after stroke. J Rehabil Med, 43(10):935 – 943

Takakusaki K, 2013. Neurophysiology of gait: from the spinal cord to the frontal lobe. Mov Disord, 28(11):1483 – 1491

Takakusaki K, Saitoh K, Harada H, et al, 2004. Role of basal ganglia-brainstem pathways in the control of motor behaviors. Neurosci Res, 50(2):137 – 151

Takakusaki K, Obara K, Okumura T, 2010. Possible Contribution of the Basal Ganglia Brainstem System to the Pathogenesis of Parkinson's Disease. INTECH Open Access Publisher. http://www.intechopen.com/source/pdfs/21584/InTech-Possible_contribution_of_the_basal_ganglia_brainstem_system_to_ the _pathogenesis_of_parkinson_s_disease.pdf. Accessed March 24, 2013

Takakusaki K, Tomita N, Yano M, 2008. Substrates for normal gait and pathophysiology of gait disturbances with respect to the basal ganglia dysfunction. J Neurol, 255(Suppl 3):19 – 29

Thach WT, Bastian AJ, 2004. Role of the cerebellum in the control and adaptation of gait in health and disease. Prog Brain Res, 143:353 – 366

Thomas CL. Ed, 1997. Taber's Cyclopedic Medical Dictionary. 18th ed. Philadelphia, PA: F. A. Davis

Torres-Oviedo G, Bastian AJ, 2012. Natural error patterns enable transfer of motor learning to novel contexts. J Neurophysiol, 107(1):346 – 356

Trew M, Everett T, 1998. Human Movement: An Introductory Text. 3rd ed. Philadelphia, PA: Churchill Livingstone

Tyldesley B, Grieve J, 1996. Muscles, Nerves and Movement: Kinesiology in Daily Living. 2nd ed. Hoboken, NJ: Blackwell Sciences

Van Ingen Schenau GJ, Bobbert MF, Rozendal RH, 1990. The unique action of bi-articular muscles in leg extensions. In: Winters JM, Woo SL-Y, eds. Multiple Muscle Systems: Biomechanics and Movement Organization I. New York, NY: Springer-Verlag:1 – 5

Vesia M, Crawford JD, 2012. Specialization of reach function in human posterior parietal cortex. Exp Brain Res, 221(1):1 – 18

de Vignemont F, 2010a. Body schema and body image—pros and cons. Neuropsychologia, 48(3):669 – 680

de Vignemont F, 2010b. Widening the body to rubber hands and tools: what's the difference? Neurosciences Cognitives, 2:203 – 211

Visser JE, Bloem BR, 2005. Role of the basal ganglia in balance control. Neural Plast, 12(2 – 3):161 – 174, discussion 263 – 272

Wall PD, Lidierth M, 1997. Five sources of a dorsal root potential: their interactions and origins in the superficial dorsal horn. J Neurophysiol, 78(2):860 – 871

Ward N, 2011. Assessment of cortical reorganisation for hand function after stroke. J Physiol, 589(Pt 23):5625 – 5632

Wichmann T, DeLong MR, 2006. Basal ganglia discharge abnormalities in Parkinson's disease. J Neural Transm Suppl, 70(70):21 – 25

Wolpaw JR, 1997. The complex structure of a simple memory. Trends Neurosci, 20(12):588 – 594

Wolpert DM, Miall RC, Kawato M, 1998. Internal models in the cerebellum. Trends Cogn Sci, 2(9):338 – 347

Wright WG, Ivanenko YP, Gurfinkel VS, 2012. Foot anatomy specialization for postural sensation and control. J Neurophysiol, 107(5):1513 – 1521

Yakovenko S, Drew T, 2009. A motor cortical contribution to the anticipatory postural adjustments that precede reaching in the cat. J Neurophysiol, 102(2):853 – 874

Yeo SS, Chang PH, Jang SH, 2013. The ascending reticular activating system from pontine reticular formation to the thalamus in the human brain. Front Hum Neurosci, 7:416

Zackowski KM, Dromerick AW, Sahrmann SA, et al, 2004. How do strength, sensation, spasticity and joint individuation relate to the reaching deficits of people with chronic hemiparesis? Brain, 127(Pt 5):1035 – 1046

Zehr EP, Duysens J, 2004. Regulation of arm and leg movement during human locomotion. Neuroscientist, 10(4):347 – 361

Zehr EP, Hundza SR, Vasudevan EV, 2009. The quadrupedal nature of human bipedal locomotion. Exerc Sport Sci Rev, 37(2):102 – 108

1.3 运动学习与可塑性

Aboderin I, Venables G, 1996. Stroke management in Europe. Pan European Consensus Meeting on Stroke Management. J Intern Med, 240(4):173 – 180

Academy of Medical Sciences, 2004. Restoring Neurological Function: Putting the Neurosciences to

参考文献

Work in Neurorehabilitation. London, UK: Academy of Medical Sciences

Ada L, Canning C, 1991. Anticipating and avoiding muscle shortening. In: Ada L, Canning C, eds. Key Issues in Neurological Physiotherapy. Oxford, UK: Butterworth-Heinemann, 219 – 236. Physiotherapy: Foundations for Practice

Adkins DL, Boychuk J, Remple MS, et al, 2006. Motor training induces experience-specific patterns of plasticity across motor cortex and spinal cord. J Appl Physiol(1985), 101(6):1776 – 1782

Agnati LF, Zoli M, Biagini G, et al, 1992. Neuronal plasticity and ageing processes in the flame of the 'Red Queen Theory'. Acta Physiol Scand, 145(4):301 – 309

Allred RP, Jones TA, 2008. Experience—a double edged sword for restorative neural plasticity after brain damage. Future Neurol, 3(2): 189 – 198

Allred RP, Cappellini CH, Jones TA, 2010. The "good" limb makes the "bad" limb worse: experience-dependent interhemispheric disruption of functional outcome after cortical infarcts in rats. Behav Neurosci, 124(1):124 – 132

Allred RP, Kim SY, Jones TA, 2014. Use it and/or lose it—experience effects on brain remodeling across time after stroke. Front Hum Neurosci, 8(June):379

Ashburn A, 1997. Physical recovery following stroke. Physiotherapy, 83:480 – 490

Avanzino L, Bassolino M, Pozzo T, 2011. Use-dependent hemispheric balance. J Neurosci, 31(9):3423 – 3428

Bailey CH, Kandel ER, 1993. Structural changes accompanying memory storage. Annu Rev Physiol, 55:397 – 426

Bastian AJ, 2008. Understanding sensorimotor adaptation and learning for rehabilitation. Curr Opin Neurol, 21(6):628 – 633

Benowitz LI, Routtenberg A, 1997. GAP-43: an intrinsic determinant of neuronal development and plasticity. Trends Neurosci, 20(2):84 – 91

Bernhardt J, Thuy MN, Collier JM, et al, 2009. Very early versus delayed mobilisation after stroke. Cochrane Database Syst Rev, (1):CD006187

Bobath B, 1990. Adult Hemiplegia Evaluation and Treatment. 3rd ed. Oxford, UK: Butterworth-Heinemann

Bose PK, Hou J, Parmer R, et al, 2012. Altered patterns of reflex excitability, balance, and locomotion following spinal cord injury and locomotor training. Front Phys, 3:258

Boulenguez P, Vinay L, 2009. Strategies to restore motor functions after spinal cord injury. Curr Opin Neurobiol, 19(6):587 – 600

Brodal P, 2010. The Central Nervous System: Structure and Function. 4th ed. New York, NY: Oxford University Press

Bütefisch CM, Kleiser R, Seitz RJ, 2006. Post-lesional cerebral reorganisation: evidence from functional neuroimaging and transcranial magnetic stimulation. J Physiol Paris, 99(4 – 6):437 – 454

Butz M, Wörgötter F, van Ooyen A, 2009. Activity-dependent structural plasticity. Brain Res Brain Res Rev, 60(2): 287 – 305

Cai L, Chan JS, Yan JH, et al, 2014. Brain plasticity and motor practice in cognitive aging. Front Aging Neurosci, 6:31

Calautti C, Jones PS, Naccarato M, et al, 2010. The relationship between motor deficit and primary motor cortex hemispheric activation balance after stroke: longitudinal fMRI study. J Neurol Neurosurg Psychiatry, 81(7): 788 – 792

Calayan LMS, Dizon J, 2009. A systematic review on the effectiveness of mental practice with motor imagery in the neurologic rehabilitation of stroke patients. The Internet J Allied Health Sci Pract, 7(2)

Carmichael ST, 2010. Translating the frontiers of brain repair to treatments: starting not to break the rules. Neurobiol Dis, 37(2):237 – 242

Cayre M, Canoll P, Goldman JE, 2009. Cell migration in the normal and pathological postnatal mammalian brain. Prog Neurobiol, 88(1):41 – 63

Chen H, Epstein J, Stern E, 2010. Neural plasticity after acquired brain injury: evidence from functional neuroimaging. PM R, 2(12, Suppl 2) S306 – S312

Cotman CW, Berchtold NC, Christie L-A, 2007. Exercise builds brain health: key roles of growth factor cascades and inflammation. Trends Neurosci, 30(9): 464 – 472

Craik R, 1991. Recovery processes: maximizing function. In: Contemporary Management of Motor Control Problems: Proceedings of the II STEP Conference. Foundation for Physical Therapy:165 – 173

Cramer SC, Sur M, Dobkin BH, et al, 2011. Harnessing neuroplasticity for clinical applications. Brain, 134(Pt 6):1591 – 1609

Criscimagna-Hemminger SE, Bastian AJ, Shadmehr R, 2010. Size of error affects cerebellar contributions to motor learning. J Neurophysiol, 103(4):2275 – 2284

Dancause N, Nudo RJ, 2011. Shaping plasticity to enhance recovery after injury. Prog Brain Res, 192(192):273 – 295

Darian-Smith C, 2009. Synaptic plasticity, neurogenesis, and functional recovery after spinal cord injury. Neuroscientist, 15(2): 149 – 165

Demain S, Wiles R, Roberts L, et al, 2006. Recovery plateau following stroke: fact or fiction? Disabil Rehabil, 28(13 – 14):815 – 821

Dietz V, 2002. Proprioception and locomotor disorders. Nat Rev Neurosci, 3(10):781-790

Diniz LP, Matias IC, Garcia MN, et al, 2014. Astrocytic control of neural circuit formation: highlights on TGF-beta signaling. Neurochem Int, 78 (August):18-27

Doyon J, Benali H, 2005. Reorganization and plasticity in the adult brain during learning of motor skills. Curr Opin Neurobiol, 15(2):161-167

Eccles J, 1990. Evolution of the Brain: Creation of the Self. New York, NY: Routledge; 1990

Elbert T, Rockstroh B, 2004. Reorganization of human cerebral cortex: the range of changes following use and injury. Neuroscientist, 10(2):129-141

Ergul A, Alhusban A, Fagan SC, 2012. Angiogenesis: a harmonized target for recovery after stroke. Stroke, 43(8):2270-2274

Eriksson PS, Perfilieva E, Björk-Eriksson T, et al, 1998. Neurogenesis in the adult human hippocampus. Nat Med, 4(11):1313-1317

Fantini P, Aggarwal P, 2001. Monitoring brain activity using near-infrared light. American Laboratory: 1517. http://www.nmr.mgh.harvard.edu/DOT/people/mari/papers/Fantini_AmLab_2001.pdf

Faralli A, Bigoni M, Mauro A, et al, 2013. Noninvasive strategies to promote functional recovery after stroke. Neural Plast, 2013:854597

Ferguson AR, Huie JR, Crown ED, et al, 2012. Maladaptive spinal plasticity opposes spinal learning and recovery in spinal cord injury. Front Phys, 3 (October):399

Feuerstein R, Falik LH, Feuerstein RS, 2013. The cognitive elements of neural plasticity. http://www.neuropsychotherapist.com/cognitive-elements-neural-plasticity. Accessed Sept 11, 2015

Feys H, De Weerdt W, Verbeke G, et al, 2004. Early and repetitive stimulation of the arm can substantially improve the long-term outcome after stroke: a 5-year follow-up study of a randomized trial. Stroke, 35(4):924-929

Gorgoni M, D'Atri A, Lauri G, et al, 2013. Is sleep essential for neural plasticity in humans, and how does it affect motor and cognitive recovery? Neural Plast, :103949

Graham JV, Eustace C, Brock K, et al, 2009. The Bobath Concept in contemporary clinical practice. Top Stroke Rehabil, 16(1):57-68

Greenberg DA, 2007. Neurogenesis and stroke. CNS Neurol Disord Drug Targets, 6(5):321-325

Hallett M, 1995. The plastic brain. Ann Neurol, 38(1):4-5

Hori J, Ng TF, Shatos M, et al, 2003. Neural progenitor cells lack immunogenicity and resist destruction as allografts. Stem Cells, 21(4):405-416

Huber R, Ghilnrdi MF, Massimini M, et al, 2006. Arm immobilization causes cortical plastic changes and locally decreases sleep slow wave activity. Nat Neurosci, 9(9):1169-1176

Hubli M, 2011. Plasticity of Human Spinal Locomotor Circuitry. ETH Zurich

Hubli M, Dietz V, 2013. The physiological basis of neurorehabilitation-locomotor training after spinal cord injury. J Neuroeng Rehabil, 10:5

Jellinger KA, Attems J, 2013. Neuropathological approaches to cerebral aging and neuroplasticity. Dialogues Clin Neurosci, 15(1):29-43

Johansson BB, 2004. Brain plasticity in health and disease. Keio J Med, 53(4):231-246

Johansson BB, 2011. Current trends in stroke rehabilitation. A review with focus on brain plasticity. Acta Neurol Scand, 123(3):147-159

Jones TA, Allred RP, Adkins DL, et al, 2009. Remodeling the brain with behavioral experience after stroke. Stroke, 40(3, Suppl):S136-S138

Kandel E, Schwartz J, Jessell T, et al, 2013. Principles of Neural Science. 5th ed., New York, NY: McGraw-Hill Professional

Karger AG, 2008. Guidelines for management of ischaemic stroke and transient ischaemic attack 2008. Cerebrovasc Dis, 25:457-507

Kempermann G, Kuhn HG, Winkler J, et al, 1998. New nerve cells for the adult brain. Adult neurogenesis and stem cell concepts in neurologic research[in German]. Nervenarzt, 69(10):851-857

Khedr EM, Abdel-Fadeil MR, Farghali A, et al, 2009. Role of 1 and 3 Hz repetitive transcranial magnetic stimulation on motor function recovery after acute ischaemic stroke. Eur J Neurol, 16(12):1323-1330

Kidd G, Lawes N, Musa I, 1992. Understanding Neuromuscular Plasticity: A Basis for Clinical Rehabilitation. London: Edward Arnold

Kitago T, Krakauer JW, 2013. Motor learning principles for neurorehabilitation. Handb Clin Neurol, 110:93-103

Kleim JA, 2011. Neural plasticity and neurorehabilitation: teaching the new brain old tricks. J Commun Disord, 44(5):521-528

Kleim JA, Jones TA, Schallert T, 2003. Motor enrichment and the induction of plasticity before or after brain injury. Neurochem Res, 28(11):1757-1769

Kleim JA, Jones TA, 2008. Principles of experience-dependent neural plasticity: implications for rehabilitation after brain damage. J Speech Lang Hear Res, 51(1):S225-S239

Komitova M, Johansson BB, Eriksson PS, 2006. On neural plasticity, new neurons and the postischemic milieu: an integrated view on experimental rehabilitation. Exp Neurol, 199(1):42-55

Krakauer JW, 2006. Motor learning: its relevance to stroke recovery and neurorehabilitation. Curr Opin Neurol, 19(1):84-90

Kwakkel G, Kollen B, Lindeman E, 2004. Understanding the pattern of functional recovery after stroke: facts and theories. Restor Neurol Neurosci, 22(3-5):281299

Kwakkel G, Kollen B, Twisk J, 2006. Impact of time on improvement of outcome after stroke. Stroke, 37(9):2348-2353

Lam T, Noonan VK, Eng JJ, SCIRE Research Team, 2008. A systematic review of functional ambulation outcome measures ill spinal cord injury. Spinal Cord, 46(4):246-254

Lamprecht R, LeDoux J, 2004. Structural plasticity and memory. Nat Rev Neurosci, 5(1):45-54

Langhorne P, Bernhardt J, Kwakkel G, 2011. Stroke rehabilitation. Lancet, 377(9778):1693-1702

Lee RG, van Donkelaar P, 1995. Mechanisms underlying functional recovery following stroke. Can J Neurol Sci, 22(4):257-263

Lee TD, Schmidt RA, 2008. Motor Learning and Memory. In J. Byrne, ed. Cognitive Psychology of Memory: 645-662

Levin MF, Kleim JA, Wolf SL, 2009. What do motor "recovery" and "compensation" mean in patients following stroke? Neurorehabil Neural Repair, 23(4):313-319

Luo C, Tu S, Peng Y, et al, 2014. Long-term effects of musical training and functional plasticity in salience system. Neural Plast:18013

Lynskey JV, Belanger A, Jung R, 2008. Activity-dependent plasticity in spinal cord injury. J Rehabil Res Dev, 45(2):229-240

Mally J, 2014. Non-invasive brain stimulation and its supposed site of action in the rehabilitation of Parkinson's disease and stroke. NeuroRehabilitation, 1:e103

Makin TR, Cramer AO, Scholz J, et al, 2013. Deprivation-related and use-dependent plasticity go hand in hand. Elife, 12(2):e01273

Martin JL, Magistretti PJ, 1998. Regulation of gene expression by neurotransmitters in the central nervous system. Eur Neurol, 39(3):129-134

Molinari M, 2009. Plasticity properties of CPG circuits in humans: impact on gait recovery. Brain Res Bull, 78(1):22-25

Muir GD, Steeves JD, 1997. Sensorimotor stimulation to improve locomotor recovery after spinal cord injury. Trends Neurosci, 20(2):72-77

Nakamura T, Hillary FG, Biswal BB, 2009. Resting network plasticity following brain injury. PLoS ONE, 4(12):e8220

Nielsen JB, Willerslev-Olsen M, Christiansen L, et al, 2015. Science-based neurorehabilitation: recommendations for neurorehabilitation from basic science. J Mot Behav, 47(1):7-17

Nudo RJ, 2003. Adaptive plasticity in motor cortex: implications for rehabilitation after brain injury. J Rehabil Med, 35(41, Suppl)7-10

Nudo RJ, 2011. Neural bases of recovery after brain injury. J Commun Disord, 44(5):515-520

Nudo RJ, Milliken GW, Jenkins WM, et al, 1996a. Use-dependent alterations of movement representations in primary motor cortex of adult squirrel monkeys. J Neurosci, 16(2):785-807

Nudo RJ, Wise BM, SiFuentes E, et al, 1996b. Neural substrates for the effects of rehabilitative training on motor recovery after ischemic infarct. Science, 272(5269):1791-1794

Olson L, 1996. Neurotrophic factors in the CNS: increasing numbers of proteins with clinical potential [in Swedish]. Nord Med, 111(1):3-6

Onifer SM, Smith GM, Fouad K, 2011. Plasticity after spinal cord injury: relevance to recovery and approaches to facilitate it. Neurotherapeutics, 8(2):283-293

Orban de Xivry JJ, Criscimagna-Hemminger SE, Shadmehr R, 2011. Contributions of the motor cortex to adaptive control of reaching depend on the perturbation schedule. Cereb Cortex, 21(7):1475-1484

Oudega M, Perez MA, 2012. Corticospinal reorganization after spinal cord injury. J Physiol, 590(Pt 16):36473663

Pekna M, Pekny M, Nilsson M, 2012. Modulation of neural plasticity as a basis for stroke rehabilitation. Stroke, 43(10):2819-2828

Raffin E, Siebner HR, 2014. Transcranial brain stimulation to promote functional recovery after stroke. Curr Opin Neurol, 27(1):54-60

Raine S, Meadows L, Lynch-Ellerington M, 2009. Bobath Concept: Theory and Clinical Practice in Neurological Rehabilitation. Hoboken, NJ: Wiley-Blackwell

Rank MM, Flynn JR, Battistuzzo CR, et al, 2015. Functional changes in deep dorsal horn interneurons following spinal cord injury are enhanced with different durations of exercise training. J Physiol, 593(1):331-345

Reisman DS, Wityk R, Silver K, 2007. Locomotor adaptation on a split-belt treadmill can improve walking symmetry post-stroke. Brain, 130(Pt 7):1861-1872

Reisman DS, Bastian AJ, Morton SM, 2010. Neurophysiologic and rehabilitation insights from the split-belt and other locomotor adaptation paradigms. Phys Ther, 90(2):187-195

Richards L, Hanson C, Wellborn M, et al, 2008. Driving motor recovery after stroke. Tap Stroke Rehabil, 15(5):397-411

Rossignol S, Frigon A, 2011. Recovery of locomotion after spinal cord injury: some facts and mechanisms. Annu Rev Neurosci, 34:413-440

Seil FJ, 1997. Recovery and repair issues after stroke from the scientific perspective. Curr Opin Neurol, 10(1):49-51

Shadmehr R, Smith MA, Krakauer JW, 2010. Error correction, sensory prediction, and adaptation in motor control. Annu Rev Neurosci, 33:89-108

Shmuelof L, Krakauer JW, Mazzoni P, 2012. How is a motor skill learned? Change and invariance at the levels of task success and trajectory control. J Neurophysiol, 108(2):578-594

Siengsukon CF, Boyd LA, 2009. Does sleep promote motor learning? Implications for physical rehabilitation. Phys Ther, 89(4):370-383

Small SL, Hlustik P, Noll DC, et al, 2002. Cerebellar hemispheric activation ipsilateral to the paretic hand correlates with functional recovery after stroke. Brain, 125(Pt 7):1544-1557

Stein DG, Brailowsky P, Will B, 1997. Brain Repair. New York, NY: Oxford University Press

Stephenson R, 1993. A Review of Neuroplasticity: Some Implications for Physiotherapy in the Treatment of Lesions of the Brain. Physiotherapy, 79:699-704

Takeuchi N, Izumi S, 2012. Maladaptive plasticity for motor recovery after stroke: mechanisms and approaches. Neural Plast, 2012:359728

Takeuchi N, Izumi S, 2013. Rehabilitation with poststroke motor recovery: a review with a focus on neural plasticity. Stroke Res Treat, 2013:128641

Troen H, Edgar H, 1982. The regulation of neuronal gene expression. Trends Neurosci, 7:311-313

Ullian EM, Christopherson KS, Barres BA, 2004. Role for glia in synaptogenesis. Glia, 47(3):209-216

van Praag H, 2009. Exercise and the brain: something to chew on. Trends Neurosci, 32(5):283-290

Ward NS, Cohen LG, 2004. Mechanisms underlying recovery of motor function after stroke. Arch Neurol 2004;61(12):1844-1848

Winstein C, Stewart J, 2006. Conditions of task practice for individuals with neurologic impairments. In: Seizer ME, Clarke S, Cohen LG, et al, eds. Textbook of Neural Repair and Rehabilitation. Cambridge, UK: Cambridge University Press:89-102

Woldag H, Stupka K, Hummelsheim H, 2010. Repetitive training of complex hand and arm movements with shaping is beneficial for motor improvement in patients after stroke. J Rehabil Med, 42(6):582-587

Wolpert DM, Ghahramani Z, Jordan MI, 1995. An internal model for sensorimotor integration. Science, 269(5232):1880-1882

1.4 中枢神经系统损伤后的重组与结局

Ashburn A, Lynch-Ellerington M, 1998. Disadvantages of the early use of wheelchairs in the treatment of hemiplegia. Clin Rehabil, 2:327-331

Barnes M, Johnson G, 2008. An overview of the clinical management of spasticity. In: Barnes MR, Johnson GR, eds. Upper Motor Neurone Syndrome and Spasticity: Clinical Management and Neurophysiology. Cambridge, UK: Cambridge University Press:931

Bobath B, 1978. Adult Hemiplegia Evaluation and Treatment. 2nd ed. London, UK: William Heinemann

Bobath B, 1990. Adult Hemiplegia Evaluation and Treatment. 3rd ed. Oxford, UK: Butterworth-Heinemann

Bohannon R, Andrews A, 1995. Limb muscle strength is impaired bilaterally after stroke. J Phys Ther Sci, 7:1-7

Bohannon RW, 2007. Muscle strength and muscle training after stroke. J Rehabil Med, 39(1):14-20

Brodal P, 2010. The Central Nervous System: Structure and Function. 4th ed. New York, NY: Oxford University Press

Brown P, 1994. Pathophysiology of spasticity. J Neurol Neurosurg Psychiatry, 57(7):773-777

Burke D. Spasticity as an adaptation to pyramidal tract injury. Adv Neurol 1988;47:401-423

Burke D, Wissel J, Donnan GA, 2013. Pathophysiology of spasticity in stroke. Neurology, 80(3, Suppl 2):S20-S26

Burridge JH, Wood DE, Hermens HJ, et al, 2005. Theoretical and methodological considerations in the measurement of spasticity. Disabil Rehabil, 27(1-2):69-80

Canning CG, Ada L, Adams R, et al, 2004. Loss of strength contributes more to physical disability after stroke than loss of dexterity. Clin Rehabil, 18(3):300-308

Carr J, Shepherd R, 1983. A Motor Relearning Programme for Stroke. Aspen Systems Corporation

Carr JH, Shepherd RB, Ada L, 1995. Spasticity: research findings and implications for intervention. Physiotherapy, 81:421-427

Cornall C, 1991. Self-propelling wheelchairs: The effects on spasticity in hemiplegic patients. Physiother Theory Pract, 7(1):13-21

Cramer SC, Bastings EP, 2000. Mapping clinically relevant plasticity after stroke. Neuropharmacology, 39(5):842-851

Cramer SC, Nelles G, Benson RR, et al, 1997. A functional MRI study of subjects recovered from hemiparetic stroke. Stroke, 28(12):2518 – 2527

Dietz V, Sinkjaer T, 2007. Spastic movement disorder: impaired reflex function and altered muscle mechanics. Lancet Neurol, 6(8): 725 – 733

Dvir Z, Panturin E, 1993. Measurement of spasticity and associated reactions in stroke patients before and after physiotherapeutic intervention. Clin Rehabil, 7(1):15 – 21

Edwards S, 1996. Neurological Physiotherapy: A Problem-Solving Approach. Philadelphia, PA: Churchill Livingstone

Fujiwara T, Sonoda S, Okajima Y, et al, 2001. The relationships between trunk function and the findings of transcranial magnetic stimulation among patients with stroke. J Rehabil Med, 33(6):249 – 255

Giovannoni G, 2006. Multiple sclerosis related fatigue. J Neurol Neurosurg Psychiatry, 77(1):2 – 3

Goldspink G, Williams P. 1991. Muscle fibre and connective tissue changes associated with use and disuse. In: Ada L, Canning C, eds. Key Issues in Neurological Physiotherapy. Oxford, UK: Butterworth-Heinemann:197 – 218

Gracies J-M, 2005. Pathophysiology of spastic paresis, I: Paresis and soft tissue changes. Muscle Nerve, 31(5): 535 – 551

Gray V, Rice CL, Garland SJ, 2012. Factors that influence muscle weakness following stroke and their clinical implications: a critical review. Physiother Can, 64(4): 415 – 426

Haaland KY, Delaney HD, 1981. Motor deficits after left or right hemisphere damage due to stroke or tumor. Neuropsychologia, 19(1): 17 – 27

Hufschmidt A, Mauritz KH, 1985. Chronic transformation of muscle in spasticity: a peripheral contribution to increased tone. J Neurol Neurosurg Psychiatry, 48(7):676 – 685

Kitsos GH, Hubbard IJ, Kitsos AR, et al, 2013. The ipsilesional upper limb can be affected following stroke. ScientificWorldJournal, 2013:684860

Kline TL, Schmit BD, Kamper DG, 2007. Exaggerated interlimb neural coupling following stroke. Brain, 130(Pt 1):159 – 169

Lerdal A, Bakken LN, Kouwenhoven SE, et al, 2009. Post-stroke fatigue—a review. J Pain Symptom Manage, 38(6):928 – 949

Maas MB, Safdieh JE, 2009. Ischemic stroke: pathophysiology and principles of localization. Neurology, 30(1):1 – 16

Malhotra S, Pandyan AD, Day CR, et al, 2009. Spasticity, an impairment that is poorly defined and poorly measured. Clin Rehabil, 23(7):651 – 658

Mani S, Mutha PK, Przybyla A, et al, 2013. Contralesional motor deficits after unilateral stroke reflect hemisphere-specific control mechanisms. Brain, 136(Pt 4):1288 – 1303

Pandyan AD, Gregoric M, Barnes ME, et al, 2005. Spasticity: clinical perceptions, neurological realities and meaningful measurement. Disabil Rehabil, 27(1 – 2):2 – 6

Patten C, Lexell J, Brown HE, 2004. Weakness and strength training in persons with poststroke hemiplegia: rationale, method, and efficacy. J Rehabil Res Dev, 41(3A): 293 – 312

Platz T, Eickhof C, Nuyens G, et al, 2005. Clinical scales for the assessment of spasticity, associated phenomena, and function: a systematic review of the literature. Disabil Rehabil, 27(1 – 2):7 – 18

Rothwell J, Lennon S, 1994. Control of Human Voluntary Movement. 2nd ed. London, UK: Chapman and Hall

Shumway-Cook A, Woollacott MH, 2006. Motor Control: Translating Research into Clinical Practice. 3rd ed. Philadelphia, PA: Lippincott Williams & Wilkins

Soderlund A, Malterud K, 2005. Why did I get chronic fatigue syndrome? A qualitative interview study of causal attributions in women patients. Scand J prim Health Care, 23(4):242 – 247

Stokes M, 1998. Neurological Physiotherapy. London, UK: Mosby

Thibaut A, Chatelle C, Ziegler E, et al, 2013. Spasticity after stroke: physiology, assessment and treatment. Brain lnj, 27(10): 1093 – 1105

Toft E, 1995. Mechanical and electromyographic stretch responses in spastic and healthy subjects. Acta Neurol Scand Suppl, 163:1 – 24

Turton A, Pomeroy V, 2002. When should upper limb function be trained after stroke? Evidence for and against early intervention. Neuro Rehabilitation, 17(3):215 – 224

Tyldesley B, Grieve J, 1996. Muscles, Nerves and Movement: Kinesiology in Daily Living. 2nd ed. Oxford, UK: Blackwell Sciences

Vattanasilp W, Ada L, Crosbie J, 2000. Contribution of thixotropy, spasticity, and contracture to ankle stiffness after stroke. J Neurol Neurosurg Psychiatry, 69(1):34 – 39

Voerman GE, Gregoric M, Hermens HJ, 2005. Neurophysiological methods for the assessment of spasticity: the Hoffmann reflex, the tendon reflex, and the stretch reflex. Disabil Rehabil, 27(1 – 2):33 – 68

Walshe FMR, 1923. The decerebrate rigidity of Sherrington in man: its recognition and differentiation from other forms of tonic muscular contraction. Arch Neur Psych, 10(1):1 – 28

Ward NS, Brown MM, Thompson AJ, et al, 2003. Neural correlates of motor recovery after stroke: a longitudinal fMRI study. Brain, 126(Pt 11):2476 – 2496

Ward NS, Cohen LG, 2004. Mechanisms underlying

recovery of motor function after stroke. Arch Neurol, 61(12): 1844–1848

Wood DE, Burridge JH, van Wijck FM, et al, 2005. Biomechanical approaches applied to the lower and upper limb for the measurement of spasticity: a systematic review of the literature. Disabil Rehabil, 27(12): 19–32

Yarkony GM, Sahgal V, 1987. Contractures. A major complication of craniocerebral trauma. Clin Orthop Relat Res, (219): 93–96

Yelnik AP, Simon O, Parratte B, et al, 2010. How to clinically assess and treat muscle overactivity in spastic paresis. J Rehabil Med, 42(9): 801–807

Young RR, 1994. Spasticity: a review. Neurology, 44(11, Suppl 9) S12–S20

第2章 人体运动

Aaslund MK, Moe-Nilssen R, 2008. Treadmill walking with body weight support effect of treadmill, harness and body weight support systems. Gait Posture, 28: 303–308

Abe H, Kondo T, Oouchida Y, et al, 2012. Prevalence and length of recovery of pusher syndrome based on cerebral hemispheric lesion side in patients with acute stroke. Stroke, 43(6): 1654–1656

Ada L, Canning CG, 1990. Anticipating and avoiding muscle shortening. In: Ada L, Canning CG, eds. Key Issues in Neurological Physiotherapy. New York, NY: Oxford University Press: 210–236. Physiotherapy: Foundations for Practice

Ada L, Dorsch S, Canning CG, 2006. Strengthening interventions increase strength and improve activity after stroke: a systematic review. Aust J Physiother, 52(4): 241–248

Ada L, Foongchomcheay A, Canning C, 2005. Supportive devices for preventing and treating subluxation of the shoulder after stroke. Cochrane Database Syst Rev, (1): CD003863

Alexandrov AV, Frolov AA, Horak FB, et al, 2005. Feedback equilibrium control during human standing. Biol Cybern, 93(5): 309–322

Alfieri FM, Riberto M, Gatz LS, et al, 2010. Functional mobility and balance in community-dwelling elderly submitted to multisensory versus strength exercises [published correction appears in Clin Interv Aging, 5: 363. Santarém, José Maria removed]. Chin Interv Aging, 5: 181–185

Aruin A, Almeida G, 1997. A coactivation strategy in anticipatory postural adjustments in persons with Down syndrome. Motor Control, 1: 178–191

Aruin AS, 2006. The effect of asymmetry of posture on anticipatory postural adjustments. Neurosci Lett, 401(1–2e): 150–153

Aruin AS, Latash ML, 1996. Anticipatory postural adjustments during self-initiated perturbations of different magnitude triggered by a standard motor action. Electroencephalogr Clin Neurophysiol, 101(6): 497503

Asberg KH, 1989. Orthostatic tolerance training of stroke patients in general medical wards. An experimental study. Scand J Rehabil Med, 21(4): 179–185

Ashburn A, Lynch-Ellerington M, 1988. Disadvantage of the early use of wheelchairs in the treatment of hemiplegia. Clin Rehabil, 2: 327–331

Bader-Johansson C, 2013. Grundmotorik, Lund, Sweden: Studentlitteratur

Bae SH, Lee HG, Kim YE, et al, 2013. Effects of trunk stabilization exercises on different support surfaces on the cross-sectional area of the trunk muscles and balance ability. J Phys Ther Sci, 25(6): 741–745

Baldan AMS, Alouche SR, Araujo IM, et al, 2014. Effect of light touch on postural sway in individuals with balance problems: a systematic review. Gait Posture, 40(1): 1–10

Barbieri G, Gissot AS, Fouque E, et al, 2008. Does proprioception contribute to the sense of verticality? Exp Brain Res, 185(4): 545–552

Barra J, Pérennou D, 2013. Is the sense of verticality vestibular? [in French] Neurophysiol Clin, 43(3): 197–204

Barra J, Marquer A, Joassin R, et al, 2010. Humans use internal models to construct and update a sense of verticality. Brain, 133(Pt 12) 3552–3563

Bateni H, Maki BE, 2005. Assistive devices for balance and mobility: benefits, demands, and adverse consequences. Arch Phys Med Rehabil, 86(1): 134–145

Bateni H, Zecevic A, McIlroy WE, et al, 2004. Resolving conflicts in task demands during balance recovery: does holding an object inhibit compensatory grasping? Exp Brain Res, 157(1): 49–58

Bayouk J-F, Boucher JP, Leroux A, 2006. Balance training following stroke: effects of task-oriented exercises with and without altered sensory input, lnt J Rehabil Res, 29(1): 51–59

Belenkiy VE, Gurfinkel VS, Paltsev EI, 1967. On elements of control of voluntary movements. Biofizika, 12(1): 135–141

Berencsi A, Ishihara M, Imanaka K, 2005. The functional role of central and peripheral vision in the control of posture. Hum Mov Sci, 24(5–6): 689–709

Berg W, Strang A, 2012. The Role of Electromyography (EMG) in the Study of Anticipatory Postural Adjustments. Rijeka, Croatia: InTech

Bernstein N, 1967. The Coordination and Regulation of Movements. New York, NY: Pergamon

Bharadwaj K, Sugar TG, Koeneman JB, et al, 2005. Design of a robotic gait trainer using spring over muscle actuators for ankle stroke rehabilitation. J Biomech Eng, 127(6):1009-1013

Blouin J, Bard C, Teasdale N, et al, 1993. Reference systems for coding spatial information in normal subjects and a deafferented patient. Exp Brain Res, 93(2):324-331

Blouin J, Saradjian AH, Lebar N, et al, 2014. Opposed optimal strategies of weighting somatosensory inputs for planning reaching movements toward visual and proprioceptive targets. J Neurophysiol, 112(9):2290-2301

Bobath B, 1978. Adult Hemiplegia: Evaluation and Treatment. 2nd ed. London, UK: William Heinemann

Bobath B, 1990. Adult Hemiplegia: Evaluation and Treatment. 3rd ed. Oxford, UK: Butterworth-Heinemann

Bohannon R, Andrews A, 1995. Limb Muscle Strength is Impaired Bilaterally after stroke. J Phys Ther Sci, 7(1):1-7

Bonan IV, Yelnik AP, Colle FM, et al, 2004. Reliance on visual information after stroke. Part Ⅱ: Effectiveness of a balance rehabilitation program with visual cue deprivation after stroke: a randomized controlled trial. Arch Phys Med Rehabil, 85(2):274-278

Bonan IV, Guettard E, Leman MC, et al, 2006. Subjective visual vertical perception relates to balance in acute stroke. Arch Phys Med Rehabil, 87(5):642-646

Bonan IV, Marquer A, Eskiizmirliler S, et al, 2013. Sensory reweighting in controls and stroke patients. Clin Neurophysiol, 124(4):713-722

Boonsinsukh R, Panichareon L, Phansuwan-Pujito P, 2009. Light touch cue through a cane improves pelvic stability during walking in stroke. Arch Phys Med Rehabil, 90(6):919-926

Boonsinsukh R, Panichareon L, Saengsirisuwan V, et al, 2011. Clinical identification for the use of light touch cues with a cane in gait rehabilitation poststroke. Top Stroke Rehabil, 18(1, Suppl 1):633-642

Borghuis J, Hof AL, Lemmink KA, 2008. The importance of sensory-motor control in providing core stability: implications for measurement and training. Sports Med, 38(11):893-916

Bouisset S, Do MC, 2008. Posture, dynamic stability, and voluntary movement. Neurophysiol Clin, 38(6):345-362

Bouisset S, Le Bozec S, 2002. Posturo-kinetics capacity and postural function in voluntary movement. In: Latash ML, ed. Progress in Motor Control. Champaign, IL: Human Kinetics;25-52

Bouisset S, Zattara M, 1981. A sequence of postural movements precedes voluntary movement. Neurosci Lett, 22:263. ,270

Bowden JL, Lin GG, McNulty PA, 2014. The prevalence and magnitude of impaired cutaneous sensation across the hand in the chronic period poststroke. PLoS ONE, 9(8):e 104153

Bowen A, Hazelton C, Pollock A, et al, 2013. Cognitive rehabilitation for spatial neglect following stroke. Cochrane Database Syst Rev, 7(7):CD003586

Brady RA, Peters BT, Batson CD, et al, 2012. Gait adaptability training is' affected by visual dependency. Exp Brain Res, 220(1):1-9

Bridgewater KJ, Sharpe MH, 1998. Trunk muscle performance in early Parkinson's disease. Phys Ther, 78(6):566-576

Brock K, Haase G, Rothacher G, et al, 2011. Does physiotherapy based on the Bobath Concept, in conjunction with a task practice, achieve greater improvement in walking ability in people with stroke compared to physiotherapy focused on structured task practice alone: a pilot randomized controlled trial. Clin Rehabil, 25(10):903-912

Brodal P, 2004. Det nevrologiske grunnlaget for balanse. pdf. Fysioterapeuten, (8):25-30

Brodal P, 2010. The Central Nervous System: Structure and Function. 4th ed. New York, NY: Oxford University Press

Brooks V, 1986. The Neural Basis for Motor Control. Oxford, UK: Oxford University Press

Brown LA, Shumway-Cook A, Woollacott MH, 1999. Attentional demands and postural recovery: the effects of aging. J Gerontol A Biol Sci Med Sci, 54(4): M 165-M171

Bussel B, Roby-Brami A, Néris OR, et al, 1996. Evidence for a spinal stepping generator in man. Electrophysiological study. Acta Neurobiol Exp (Warsz), 56(1):465-468

Caillet R, 1980. The Shoulder in Hemiplegia. Philadelphia, PA: FA Davis

Caneiro JP, O'Sullivan P, Burnett A, et al, 2010. The influence of different sitting postures on head/neck posture and muscle activity. Man Ther, 15(1):54-60

Cambridge NA, 1977. Electrical apparatus used in medicine before 1900. Proc R Soc Med, 70(9):635-641

Canning CG, Ada L, Adams R, et al, 2004. Loss of strength contributes more to physical disability after stroke than loss of dexterity. Clin Rehabil, 18(3):300-308

Carr LJ, Harrison LM, Stephens JA, 1994. Evidence for bilateral innervation of certain homologous motoneurone pools in man. J Physiol, 475(2):

217-227

Casadio M, Morasso P, Sanguineti V, et al, 2009. Minimally assistive robot training for proprioception enhancement. Exp Brain Res, 194(2):219-231

Cheng PT, Liaw MY, Wong MK, et al, 1998. The sit-to-stand movement in stroke patients and its correlation with falling. Arch Phys Med Rehabil, 79(9):1043-1046

Cirstea MC, Levin MF, 2000. Compensatory strategies for reaching in stroke. Brain, 123(Pt 5):940-953

Clément G, Delière Q, Migeotte PF, 2014. Perception of verticality and cardiovascular responses during short-radius centrifugation. J Vestib Res, 24(1):1-8

Cornall C, 1991. Self-propelling wheelchairs: the effects on spasticity in hemiplegic patients. Physiother Theory Pract, 7(1):13-21

Cote KP, Brunet ME, Gansneder BM, et al, 2005. Effects of pronated and supinated foot postures on static and dynamic postural stability. J Athl Train, 40(1):41-46

Cram JF, Criswell E, 2011. Introduction to Surface Electromyography. Sudbury, MA: Jones and Bartlett

Creath R, Kiemel T, Horak F, 2008. The role of vestibular and somatosensory systems in intersegmental control of upright stance. J Vestib Res, 18(1):39-49

Crosbie J, Kilbreath SL, Hollmann L, et al, 2008. Scapulohumeral rhythm and associated spinal motion. Clin Biomech (Bristol, Avon), 23(2):184-192

Daubney ME, Culham EG, 1999. Lower-extremity muscle force and balance performance in adults aged 65 years and older. Phys Ther, 79(12):1177-1185

Davies P, 2003. Steps to Follow: The Comprehensive Treatment of Patients with Hemiplegia. 2nd ed. Berlin, Germany: Springer

Decety J, 1996. The neurophysiological basis of motor imagery. Behav Brain Res, 77(1-2):45-52

Deliagina TG, Beloozerova IN, Zelenin PV, et al, 2008. Spinal and supraspinal postural networks. Brain Res Brain Res Rev, 57(1):212-221

Dickstein R, Shefi S, Marcovitz E, et al, 2004. Anticipatory postural adjustment in selected trunk muscles in post stroke hemiparetic patients. Arch Phys Med Rehabil, 85(2):261-267

Dietz V, 1992. Human neuronal control of automatic functional movements: interaction between central programs and afferent input. Physiol Rev, 72(1):33-69

Dijkerman HC, Ietswaart M, Johnston M, et al, 2004. Does motor imagery training improve hand function in chronic stroke patients? A pilot study. Clin Rehabil, 18(5):538-549

Dobkin BH, Duncan PW, 2012. Should body weight-supported treadmill training and robotic-assistive steppers for locomotor training trot back to the starting gate? Neurorehabil Neural Repair, 26(4):308-317

Doucet BM, Lam A, Griffin L, 2012. Neuromuscular electrical stimulation for skeletal muscle function. Yale J Biol Med, 85(2):201-215

Ebenbichler GR, Oddsson LI, Kollmitzer J, et al, 2001. Sensory-motor control of the lower back: implications for rehabilitation. Med Sci Sports Exerc, 33(11):1889-1898

Edwards S, 1996. Neurological Physiotherapy: A Problem-Solving Approach. 2nd ed. Philadelphia, PA: Churchill Livingstone

Eskes GA, Butler B, McDonald A, et al, 2003. Limb activation effects in hemispatial neglect. Arch Phys Med Rehabil, 84(3):323-328

Falla D, Jull G, Russell T, 2007. Effect of neck exercise on sitting posture in patients with chronic neck pain. Phys Ther, 87(4):408-417

Ferguson AR, Huie JR, Crown ED, et al, 2012. Maladaptive spinal plasticity opposes spinal learning and recovery in spinal cord injury. Front Phys, 3(October):399

Feys HM, De Weerdt WJ, Selz BE, et al, 1998. Effect of a therapeutic intervention for the hemiplegic upper limb in the acute phase after stroke: a single-blind, randomized, controlled multicenter trial. Stroke, 29(4):785-792

van der Fits IB, Klip AW, van Eykern LA, et al, 1998. Postural adjustments accompanying fast pointing movements in standing, sitting and lying adults. Exp Brain Res, 120(2):202-216

Fitzpatrick R, Rogers DK, McCloskey DI, 1994. Stable human standing with lower-limb muscle afferents providing the only sensory input. J Physiol, 480(Pt 2):395-403

Franzém E, Gurfinkel VS, Wright WG, et al, 2011. Haptic touch reduces sway by increasing axial tone. Neuroscience, 174(3):216-223

Gandevia SC, Refshauge KM, Collins DF, 2002. Proprioception: peripheral inputs and perceptual interactions. Adv Exp Med Biol, 508:61-68

Garland SJ, Gray VL, Knorr S, 2009. Muscle activation patterns and postural control following stroke. Mot Contr, 13(4):387-411

Garland SJ, Pollock CL, Ivanova TD, 2014. Could motor unit control strategies be partially preserved after stroke? Front Hum Neurosci, 8(October):864

Genthon N, Vuillerme N, Monnet JP, et al, 2007. Biomechanical assessment of the sitting posture maintenance in patients with stroke. Clin Biomech (Bristol, Avon), 22(9):1024-1029

Geurts A, Mulder T, Nienhuis B, et al, 1992. Influence of orthopedic footwear on postural control in patients with hereditary motor and sensory neuropathy. J Rehabil Sci, 5:3-9

Geurts ACH, de Haart M, van Nes IJ, et al, 2005. A review of standing balance recovery from stroke. Gait Posture, 22(3):267-281

Graham JV, Eustace C, Brock K, et al, 2009. The Bobath Concept in contemporary clinical practice. Top Stroke Rehabil, 16(1):57-68

Gramsbergen A, 2005. Postural control in man: the phylogenetic perspective. Neural Plast, 12(2-3):77-88, discussion 263-272

Gribble PA, Hertel J, Plisky P, 2012. Using the Star Excursion Balance Test to assess dynamic postural-control deficits and outcomes in lower extremity injury: a literature and systematic review. J Athl Train, 47(3):339-357

Griffin C, 2014. Management of the hemiplegic shoulder complex. Top Stroke Rehabil, 21(4):316-318

Grimaldi A, 2011. Assessing lateral stability of the hip and pelvis. Man Ther, 16(1):26-32

Guertin PA, 2013. The spinal cord: functional organization, diseases, and dysfunctions. In: Aldskogius H, ed. Animal Models of Spinal Cord Repair. Neuromethods. Totowa, NJ: Humana Press

Gurfinkel V, Cacciatore TW, Cordo P, et al, 2006. Postural muscle tone in the body axis of healthy humans. J Neurophysiol, 96(5):2678-2687

Hacmon RR, Krasovsky T, Lamontagne A, et al, 2012. Deficits in intersegmental trunk coordination during walking are related to clinical balance and gait function in chronic stroke. J Neurol Phys Ther, 36(4): 173-181

Harvey M, Hood B, North A, et al, 2003. The effects of visuomotor feedback training on the recovery of hemispatial neglect symptoms: assessment of a 2-week and follow-up intervention. Neuropsychologia, 41(8):886-893

Hasan Z, 2005. The human motor control system's response to mechanical perturbation: should it, can it, and does it ensure stability? J Mot Behav, 37(6):484-493

Heilman KM, Valenstein E, 2003. Clinical Neuropsychology. 4th ed. New York, NY: Oxford University Press

Held J, 1987. Recovery of function after brain damage: theoretical implication for therapeutic intervention. In: Carr JH, Shepherd RB, eds. Movement Science: Foundations for Physical Therapy in Rehabilitation. Rockville, MD: Aspen Publishers:155-177

Hijmans JM, Geertzen JH, Dijkstra PU, et al, 2007. A systematic review of the effects of shoes and other ankle or foot appliances on balance in older people and people with peripheral nervous system disorders. Gait Posture, 25(2):316-323

Hilfiker R, Vaney C, Gattlen B, et al, 2013. Local dynamic stability as a responsive index for the evaluation of rehabilitation effect on fall risk in patients with multiple sclerosis: a longitudinal study. BMC Res Notes, 6:260

Himmelbach M, Karnath H-O, 2003. Goal-directed hand movements are not affected by the biased space representation in spatial neglect. J Cogn Neurosci, 15(7):972-980

Horak FB, 1987. Clinical measurement of postural control in adults. Phys Ther, 67(12): 1881-1885

Horak FB, 1997. Clinical assessment of balance disorders. Gait Posture, 6:76-84

Horak FB, 2006. Postural orientation and equilibrium: what do we need to know about neural control of balance to prevent falls? Age Ageing, 35(Suppl 2): ii7-ii11

Horak FB, Henry SM, Shumway-Cook A, 1997. Postural perturbations: new insights for treatment of balance disorders. Phys Ther, 77(5):517-533

Horak FB, Nashner LM, 1986. Central programming of postural movements: adaptation to altered support-surface configurations. J Neurophysiol, 55(6):1369-1381

Horlings CGC, Küng UM, van Engelen BG, et al, 2009. Balance control in patients with distal versus proximal muscle weakness. Neuroscience, 164(4):1876-1886

Hsieh C-L, Sheu CF, Hsueh IP, et al, 2002. Trunk control as an early predictor of comprehensive activities of daily living function in stroke patients. Stroke, 33(11):2626-2630

Hubble RP, Naughton GA, Silburn PA, et al, 2014. Trunk muscle exercises as a means of improving postural stability in people with Parkinson's disease: a protocol for a randomised controlled trial. BMJ Open, 4(12):e006095

Hubli M, Dietz V, 2013. The physiological basis of neurorehabilitation—locomotor training after spinal cord injury. J Neuroeng Rehabil, 10:5

Hunter MC, Hoffman MA, 2001. Postural control: visual and cognitive manipulations. Gait Posture, 13(1):41-48

Ietswaart M, Johnston M, Dijkerman HC, et al, 2011. Mental practice with motor imagery in stroke recovery: randomized controlled trial of efficacy. Brain, 134(Pt 5): 1373-1386

Inglin B, Woollacott M, 1988. Age-related changes in anticipatory postural adjustments associated with arm movements. J Gerontol, 43(4):M105-M113

Ivanenko YP, Cappellini G, Solopova IA, et al, 2013. Plasticity and modular control of locomotor patterns in neurological disorders with motor deficits. Front Comput Neurosci, 7(September): 123

Jacobs JV, Horak FB, 2007. Cortical control of postural responses. J Neural Transm, 114 (10): 1339-1348

Jacobs JV, Lou JS, Kraakevik JA, et al, 2009. The supplementary motor area contributes to the timing of the anticipatory postural adjustment during step initiation in participants with and without Parkinson's disease. Neuroscience, 164 (2): 877-885

Jakobs T, Miller JA, Schultz AB, 1985. Trunk position sense in the frontal plane. Exp Neurol, 90 (1): 129-138

Jeka JJ, 1997. Light touch contact as a balance aid. Phys Ther, 77(5):476-487

Jeka JJ, Lackner JR, 1994. Fingertip contact influences human postural control. Exp Brain Res, 100 (3):495-502

Jeka JJ, Lackner JR, 1995. The role of haptic cues from rough and slippery surfaces in human postural control. Exp Brain Res, 103(2):267-276

Kamphuis JF, de Kam D, Geurts AC, et al, 2013. Is weight-bearing asymmetry associated with postural instability after stroke? A systematic review. Stroke Res Treat, 2013:692137

Kandel ER, Schwartz JH, Jessell TM, et al, 2013. Principles of Neural Science. 5th ed. New York, NY: McGraw-Hill Professional

Kanekar N, Lee Y-J, Aruin AS, 2013. Effect of light finger touch in balance control of individuals with multiple sclerosis. Gait Posture, 38(4):643-647

Kang HG, Dingwell JB, 2009. Dynamic stability of superior vs. inferior segments during walking in young and older adults. Gait Posture, 30(2):260-263

Karatas M, Cetin N, Bayramoglu M, et al, 2004. Trunk muscle strength in relation to balance and functional disability in unihemispheric stroke patients. Am J Phys Med Rehabil, 83(2):81-87

Karnath HO, Dieterich M, 2006. Spatial neglect—a vestibular disorder? Brain, 129(Pt 2):293-305

Karnath HO, Ferber S, Dichgans J, 2000. The origin of contraversive pushing: evidence for a second graviceptive system in humans. Neurology, 55(9): 1298-1304

Kavounoudias A, Roll R, Roll JP, 1998. The plantar sole is a 'dynamometric map' for human balance control. Neuroreport, 9(14):3247-3252

Kavounoudias A, Roll R, Roll JP, 2001. Foot sole and ankle muscle inputs contribute jointly to human erect posture regulation. J Physiol, 532 (Pt 3): 869-878

Keijsers NLW, Admiraal MA, Cools AR, et al, 2005. Differential progression of proprioceptive and visual information processing deficits in Parkinson's disease. Eur J Neurosci, 21(1):239-248

Kibler WB, Press J, Sciascia A, 2006. The role of core stability in athletic function. Sports Med, 36(3): 189-198

Kidd G, Musa IM, Lawes N, 1992. Understanding Neuromuscular Plasticity: A Basis for Clinical Rehabilitation. London, UK: Edward Arnold

Kim YH, Park JW, Ko MH, et al, 2004. Plastic changes of motor network after constraint-induced movement therapy. Yonsei Med J, 45(2): 241-246

King AC, Wang Z, Newell KM, 2012. Asymmetry of recurrent dynamica as a function of postural stance. Exp Brain Res, 220(3-4):239-250

Kitsos GH, Hubbard IJ, Kitsos AR, et al, 2013. The ipsilesional upper limb can be affected following stroke. Scientific World Journal, 2013: 684860

Klous M, Mikulic P, Latash ML, 2012. Early postural adjustments in preparation to whole-body voluntary sway. J Electromyogr Kinesiol, 22(1): 110-116

Klous M, Mikulic P, Latash ML, 2011. Two aspects of feedforward postural control: anticipatory postural adjustments and anticipatory synergy adjustments. J Neurophysiol, 105(5):2275-2288

Krishnan V, Aruin AS, Latash ML, 2011. Two stages and three components of the postural preparation to action. Exp Brain Res, 212(1):47-63

Krishnan V, Kanekar N, Aruin AS, 2012. Anticipatory postural adjustments in individuals with multiple sclerosis. Neurosci Lett, 506(2):256-260

Kwakkel G, Van Peppen R, Wagenaar RC, et al, 2004. Effects of augmented exercise therapy time after stroke: A meta-analysis. Stroke, 35: 2529-2539

Lackner JR, DiZio P, 2005. Vestibular, proprioceptive, and haptic contributions to spatial orientation. Annu Rev Psychol, 56:115-147

Lafosse C, Kerckhofs E, Troch M, et al, 2003. Upper limb exteroceptive somatosensory and proprioceptive sensory afferent modulation of hemispatial neglect. J Clin Exp Neuropsychol, 25(3):308-323

Lakhani B, Mansfield A, Inness EL, et al, 2011. Compensatory stepping responses in individuals with stroke: a pilot study. Physiother Theory Pract, 27 (4):299-309

Latash ML, Aruin AS, Neyman I, et al, 1995. Anticipatory postural adjustments during self inflicted and predictable perturbations in Parkinson's disease. J Neurol Neurosurg Psychiatry, 58(3):326-334

Le Bozec S, Bouisset S, 2004. Does postural chain mobility influence muscular control in sitting ramp pushes? Exp Brain Res, 158(4):427-437

Lee LJ, Coppieters MW, Hodges PW, 2009. Anticipatory postural adjustments to arm movement reveal complex control of paraspinal muscles in the thorax. J Electromyogr Kinesiol, 19(1):46-54

Lee MY, Wong MK, Tang FT, et al, 1997. Comparison of balance responses and motor patterns during sit-to-stand task with functional mobility in stroke patients. AmJ Phys Med Rehabil, 76(5):401-410

Leonard JA, Brown RH, Stapley PJ, 2009. Reaching to multiple targets when standing: the spatial organization of feedforward postural adjustments. J Neurophysiol, 101(4):2120-2133

Levin MF, Panturin E, 2011. Sensorimotor integration for functional recovery and the Bobath approach. Mot Contr, 15(2):285-301

Liepert J, Bauder H, Wolfgang HR, et al, 2000. Treatment-induced cortical reorganization after stroke in humans. Stroke, 31(6):1210-1216

Lin KC, 1996. Right-hemispheric activation approaches to neglect rehabilitation poststroke. Am J occup Ther, 50(7):504-515

Lindberg P, Schmitz C, Forssberg H, et al, 2004. Effects of passive-active movement training on upper limb motor function and cortical activation in chronic patients with stroke: a pilot study. J Rehabil Med, 36(3):117-123

Lockhart DB, Ting LH, 2007. Optimal sensorimotor transformations for balance. Nat Neurosci, 10(10):1329-1336

Logan D, Kiemel T, Dominici N, et al, 2010. The many roles of vision during walking. Exp Brain Res, 206(3):337-350

Logan D, Kiemel T, Jeka JJ, 2014. Asymmetric sensory reweighting in human upright stance. PLoS ONE, 9(6):el 00418

Lopez C, Blanke O, 2011. The thalamocortical vestibular system in animals and humans. Brain Res Brain Res Rev, 67(1-2):119-146

Loram ID, Gollee H, Lakie M, et al, 2011. Human control of an inverted pendulum: is continuous control necessary? Is intermittent control effective? Is intermittent control physiological? J Physiol, 589(Pt 2):307-324

Loubinoux I, Carel C, Pariente J, et al, 2003. Correlation between cerebral reorganization and motor recovery after subcortical infarcts. Neuroimage, 20(4):2166-2180

Ludewig PM, Reynolds JF, 2009. The association of scapular kinematics and glenohumeral joint pathologies. J Orthop Sports Phys Ther, 39(2):90-104

Luft CDB, 2014. Learning from feedback: the neural mechanisms of feedback processing facilitating better performance. Behav Brain Res, 261:356-368

Lum PS, Burgar CG, Shor PC, et al, 2002. Robot-assisted movement training compared with conventional therapy techniques for the rehabilitation of upper-limb motor function after stroke. Arch Phys Med Rehabil, 83(7):952-959

Lynch-Ellerington, 2000. What Are Associated Reactions? Synapse, Spring:28-30

Lynskey JV, Belanger A, Jung R, 2008. Activity-dependent plasticity in spinal cord injury. J Rehabil Res Der, 45(2):229-240

Macaluso A, De Vito G, 2004. Muscle strength, power and adaptations to resistance training in older people. Eur J Appl Physiol, 91(4):450-472

Macé MJ, Levin O, Alaerts K, et al, 2008. Corticospinal facilitation following prolonged proprioceptive stimulation by means of passive wrist movement. J Clin Neurophysiol, 25(4):202-209

Mackay-Lyons M, 2002. Central pattern generation of locomotion: a review of the evidence. Phys Ther, 82(1):69-83

Maki BE, McIlroy WE, 2006. Control of rapid limb movements for balance recovery: age-related changes and implications for fall prevention. Age Ageing, 35(Suppi 2):ii12-ii18

Maki BE, McIlroy WE, 1997. The role of limb movements in maintaining upright stance: the "change-in-support" strategy. Phys Ther, 77(5):488-507

Maki BE, Edmondstone MA, McIlroy WE, 2000. Age-related differences in laterally directed compensatory stepping behavior. J Gerontol A Biol Sci Med Sci, 55(5):M270-M277

Mancini M, Horak FB, 2010. The relevance of clinical balance assessment tools to differentiate balance deficits. Eur J Phys Rehabil Med, 46(2):239-248

Mancini M, Zampieri C, Carlson-Kuhta P, et al, 2009. Anticipatory postural adjustments prior to step initiation are hypometric in untreated Parkinson's disease: an accelerometer-based approach. Eur J Neurol, 16(9):1028-1034

Mansfield A, Inness EL, Lakhani B, et al, 2012. Determinants of limb preference for initiating compensatory stepping poststroke. Arch Phys Med Rehabil, 93(7):1179-1184

Mansfield A, Inness EL, Wong JS, et al, 2013. Is impaired control of reactive stepping related to falls during inpatient stroke rehabilitation? Neurorehabil Neural Repair, 27(6):526-533

Marigold DS, Misiaszek JE, 2009. Whole-body responses: neural control and implications for rehabilitation and fall prevention. Neuroscientist, 15(1):36-46

Marigold DS, Eng JJ, Tokuno CD, et al, 2004. Contribution of muscle strength and integration of afferent input to postural instability in persons with stroke. Neurorehabil Neural Repair, 18(4):222-229

Martinez KM, Mille ML, Zhang Y, et al, 2013. Stepping in persons poststroke: comparison of voluntary and perturbation-induced responses. Arch Phys Med Rehabil, 94(12):2425-2432

Massaad F, Levin O, Meyns P, et al, 2014. Arm sway holds sway: locomotor-like modulation of leg reflexes when arms swing in alternation. Neuroscience, 258:34-46

Massion J, 1992. Movement, posture and equilibrium: interaction and coordination. Prog Neurobiol, 38(1):35-56

Massion J, 1994. Postural control system. Curr Opin Neurobiol, 4(6):877-887

Massion J, Alexandrov A, Frolov A, 2004. Why and how are posture and movement coordinated? Prog Brain Res, 143:13-27

Massion J, Ioffe M, Schmitz C, et al, 1999. Acquisition of anticipatory postural adjustments in a bimanual load-lifting task: normal and pathological aspects. Exp Brain Res, 128(1-2):229-235

Maurer C, Peterka RJ, 2005. A new interpretation of spontaneous sway measures based on a simple model of human postural control. J Neurophysiol, 93(1):189-200

Maurer C, Mergner T, Peterka RJ, 2006. Multisensory control of human upright stance. Exp Brain Res, 171(2):231-250

McIlroy WE, Maki BE, 1996. Age-related changes in compensatory stepping in response to unpredictable perturbations. J Gerontol A Biol Sci Med Sci, 51(6):M289-M296

McKenzie J, 1955. The Foot as a Half-dome. BMJ, 1(4921):1068-1070

McKeon PO, Hertel J, Bramble D, et al, 2015. The foot core system: a new paradigm for understanding intrinsic foot muscle function. Br J Sports Med, 49(5):290

Mehrholz J, Pohl M, 2012. Electromechanical-assisted gait training after stroke: a systematic review comparing end-effector and exoskeleton devices. J Rehabil Med, 44(3):193-199

Mehrholz J, Pohl M, Eisner B, 2014. Treadmill training and body weight support for walking after stroke. Cochrane Database Syst Rev, 1: CD002840

Melzer I, Benjuya N, Kaplanski J, 2009. Association between ankle muscle strength and limit of stability in older adults. Age Ageing, 38(1):119-123

Menz HB, Morris ME, Lord SR, 2005. Foot and ankle characteristics associated with impaired balance and functional ability in older people. J Gerontol A Biol Sci Med Sci, 60(12):1546-1552

Mercier C, Bertrand AM, Bourbonnais D, 2005. Comparison of strength measurements under single-joint and multi-joint conditions in hemiparetic individuals. Clin Rehabil, 19(5):523-530

Mergner T, Maurer C, Peterka RJ, 2003. A multisensory posture control model of human upright stance. Prog Brain Res, 142(1):189-201

Meyer PF, Oddsson LI, De Luca CJ, 2004. The role of plantar cutaneous sensation in unperturbed stance. Exp Brain Res, 156(4):505-512

Michaelsen SM, Dannenbaum R, Levin MF, et al, 2006. Task-specific training with trunk restraint on arm recovery in stroke: randomized control trial. Stroke, 37(1):186-192

Michaelsen SM, Luta A, Roby-Brami A, et al, 2001. Effect of trunk restraint on the recovery of reaching movements in hemiparetic patients. Stroke, 32(8):1875-1883

Misiaszek JE, Krauss EM, 2005. Restricting arm use enhances compensatory reactions of leg muscles during walking. Exp Brain Res, 161(4):474-485

Mittolataedt H, 1992. Somatic versus vestibular gravity reception in man. Ann N Y Acad Sci, 656:124-139

Mittelstaedt H, 1996. Somatic graviception: biological psychology. http://www.sciencedirect.com/science/article/pii/0301051195051465. Accessed July 1, 2013

Mononen K, Konttinen N, Viitasalo J, et al, 2007. Relationships between postural balance, rifle stability and shooting accuracy among novice rifle shooters. Scand J Med Sci Sports, 17(2):180-185

Morasso P, Casadio M, Mohan V, et al, 2010. A neural mechanism of synergy formation for whole body reaching. Biol Cybern, 102(1):45-55

Morningstar MW, Pettibon BR, Schlappi H, et al, 2005. Reflex control of the spine and posture: a review of the literature from a chiropractic perspective. Chiropr Osteopat, 13:16

Mulder T, 1991. A process-oriented model of human motor behavior: toward a theory-based rehabilitation approach. Phys Ther, 71(2):157-164

Mulder T, Nienhuis B, Pauwels J, 1996. The assessment of motor recovery: A new look at an old problem. J Electromyogr Kinesiol, 6(2):137-145

Mulder T, Pauwells J, Nienhuis B, 1995. Motor recovery following stroke: towards a disability oriented assesment of motor dysfunctions. In: Harrison M, ed. Physiotherapy in Stroke Management. Philadelphia, PA: Churchill Livingstone;275-282

Murnaghan C, 2013. Exploring the nature of postural sway. http://elk.library.ubc.ca/handle/2429/44079. Accessed March 23, 2014

Nashner LM, 1982. Adaptation of human movement to altered environments. Trends Neurosci, 5:358-361

Nawoczenski DA, Saltzman CL, Cook TM, 1998. The effect of foot structure on the three-dimensional kinematic coupling behavior of the leg and rear foot. Phys Ther, 78(4):404-416

Neely FG, 1998. Biomechanical risk factors for exercise-related lower limb injuries. Sports Med, 26(6):395-413

Nelles G, 2004. Cortical reorganization-effects of intensive therapy. Restor Neurol Neurosci, 22(35):239-244

Niedenthal PM, 2007. Embodying emotion. Science, 316(5827):1002-1005

Nijboer T, van de Port I, Schepers V, et al, 2013. Predicting functional outcome after stroke: the influence of neglect on basic activities in daily living. Front Hum Neurosci, 7:182

Normann B, 2004. Individualisering i nevrologisk fysioterapi. Bobathkonseptet. Hjerneslagspasienter-behandling og kunnskapsgrunnlag. University of Tromsø

Nowak DA, Glasauer S, Hermsdorfer J, 2004. How predictive is grip force control in the complete absence of somatosensory feedback? Brain, 127(Pt 1):182-192

Nudo RJ, Milliken GW, Jenkins WM, et al, 1996. Use-dependent alterations of movement representations in primary motor cortex of adult squirrel monkeys. J Neurosci, 16(2):785-807

Nudo RJ, Wise BM, SiFuentes F, et al, 1996. Neural substrates for the effects of rehabilitative training on motor recovery after ischemic infarct. Science, 272(5269): 1791-1794

Orr R, 2010. Contribution of muscle weakness to postural instability in the elderly. A systematic review. Eur J Phys Rehabil Med, 46(2): 183-220

O'Sullivan PB, Grahamslaw KM, Kendell M, et al, 2002. The effect of different standing and sitting postures on trunk muscle activity in a pain-free population. Spine, 27(11): 1238-1244

O'Sullivan PB, Dankaerts W, Burnett AE, et al, 2006. Effect of different upright sitting postures on spinal-pelvic curvature and trunk muscle activation in a pain-free population. Spine, 31(19):E707-E712

Oujamaa L, Relave I, Froger J, et al, 2009. Rehabilitation of arm function after stroke. Literature review. Ann Phys Rehabil Med, 52(3):269-293

Paci M, Nannetti L, Rinaldi LA, 2005. Glenohumeral subluxation in hemiplegia: An overview. J Rehabil Res Dev, 42(4):557-568

Papegaaij S, Taube W, Baudry S, et al, 2014. Aging causes a reorganization of cortical and spinal control of posture. Front Aging Neurosci, 6:28

Park RJ, Tsao H, Cresswell AG, et al, 2014. Anticipatory postural activity of the deep trunk muscles differs between anatomical regions based on their mechanical advantage. Neuroscience, 261:161-172

Pasma JH, Boonstra TA, Campfens SF, et al, 2012. Sensory reweighting of proprioceptive information of the left and right leg during human balance control. J Neurophysiol, 108(4):1138-1148

Patten C, Lexell J, Brown HE, 2004. Weakness and strength training in persons with poststroke hemiplegia: rationale, method, and efficacy. J Rehabil Res Dev, 41(3A): 293-312

Pavol MJ, 2005. Detecting and understanding differences in postural sway. Focus on "A new interpretation of spontaneous sway measures based on a simple model of human postural control". J Neurophysiol, 93(1):20-21

Pereira LC, Botelho AC, Martins EF, 2010. Relationships between body symmetry during weight-bearing and functional reach among chronic hemiparetic patients. Rev Bras Fisioter, 14(3):229-266

Pereira S, Silva CC, Ferreira S, et al, 2014. Anticipatory postural adjustments during sitting reach movement in post-stroke subjects. J Electromyogr Kinesiol, 24(1): 165-171

Pérennou DA, Leblond C, Amblard B, et al, 2000. The polymodal sensory cortex is crucial for controlling lateral postural stability: evidence from stroke patients. Brain Res Bull, 53(3):359-365

Pérennou DA, Mazibrada G, Chauvineau V, et al, 2008. Lateropulsion, pushing and verticality perception in hemisphere stroke: a causal relationship? Brain, 131(Pt 9):2401-2413

Perlmutter S, Lin F, Makhsous M, 2010. Quantitative analysis of static sitting posture in chronic stroke. Gait Posture, 32(1):53-56

Peterka RJ, 2002. Sensorimotor integration in human postural control. J Neurophysiol, 88(3): 1097-1118

Poli P, Morone G, Rosati G, et al, 2013. Robotic technologies and rehabilitation: new tools for stroke patients' therapy. Biomed Res Int, 2013:153872

Pollock AS, Durward BR, Rowe PJ, et al, 2000. What is balance? Clin Rehabil, 14(4):402-406

Pontelli TE, Pontes-Neto OM, Colafêmina JF, et al, 2005. Posture control in Pusher syndrome: influence of lateral semicircular canals. Braz J Otorhinolaryngol, 71(4): 448-452

Popovic D, Sinkjaer T, 2008. Central nervous system lesions leading to disability. J Automatic Control, 18(2):11-23

Porter R, Lemon RN, 1995. Corticospinal Function and Voluntary Movement. New York, NY: Oxford University Press

Pozzo T, Berthoz A, Lefort L, 1990. Head stabilization during various locomotor tasks in humans. I. Normal subjects. Exp Brain Res, 82(1):97-106

Pozzo T, Levik Y, Berthoz A, 1995. Head and trunk movements in the frontal plane during complex dynamic equilibrium tasks in humans. Exp Brain Res, 106(2):327-338

Prochazka A, Ellaway P, 2012. Sensory systems in the control of movement. Compr Physiol, 2(4):2615-2627

Raine S, 2007. The current theoretical assumptions of the Bobath concept as determined by the members of BBTA. Physiother Theory Pract, 23(3): 137-152

Raine S, Meadows L, Lynch-Ellerington M, 2009. Bobath Concept Theory and Clinical Practice in

Neurological Rehabilitation. Hoboken, NJ: Wiley-Blackwell

Reisman DS, Scholz JP, 2006. Workspace location influences joint coordination during reaching in poststroke hemiparesis. Exp Brain Res, 170(2): 265-276

Robbins SM, Houghton PE, Woodbury MG, et al, 2006. The therapeutic effect of functional and transcutaneous electric stimulation on improving gait speed in stroke patients: a meta-analysis. Arch Phys Med Rehabil, 87(6):853-859

Robert G, Blouin J, Ruget H, et al, 2007. Coordination between postural and movement controls: effect of changes in body mass distribution on postural and focal component characteristics. Exp Brain Res, 181(1):159-171

Robertson I, Hogg K, McMillan T, 1998. Rehabilitation of unilateral neglect: improving function by contralesional limb activation. Neuropsychol Rehabil, 8:19-29

Robertson JV, Roby-Brami A, 2011. The trunk as a part of the kinematic chain for reaching movements in healthy subjects and hemiparetic patients. Brain Res, 1382(25):137-146

Robertson JV, Roche N, Roby-Brami A, 2012. Influence of the side of brain damage on postural upper-limb control including the scapula ill stroke patients. Exp Brain Res, 218(1): 141-155

Robertson LC, Eglin M, 1993. Attentionai search ill unilateral visual neglect. In: Robertson IH, Marshall JC, eds. Unilateral Neglect: Clinical and Experimental Studles. East Sussex, UK: Lawrence Erlbaum Associates:169-191

Roby-Brami A, Feydy A, Combeaud M, et al, 2003. Motor compensation and recovery for reaching in stroke patients. Acta Neurol Scand, 107(5): 369-381

Ronsse R, Puttemans V, Coxon JP, et al, 2011. Motor learning with augmented feedback: modality-dependent behavioral and neural consequences. Cereb Cortex, 21(6):1283-1294

Rose W, Bowser B, McGrath R, et al, 2011. Effect of footwear on balance. American Society of Biomechanics Annual Meeting; Long Beach, CA

Rossignol S, Dubuc R, Gossard JP, 2006. Dynamic sensorimotor interactions in locomotion. Physiol Rev, 86(1): 89-154

Rothwell J, Lennon S, 1994. Control of Human Voluntary Movement. 2nd ed. London, UK: Chapman and Hall

Rousseaux M, Honoré J, Vuilleumier P, et al, 2013. Neuroanatomy of space, body, and posture perception in patients with right hemisphere stroke. Neurology, 81(15):1291-1297

Ryerson S, Byl NN, Brown DA, et al, 2008. Altered trunk position sense and its relation to balance functions in people post-stroke. J Neurol Phys Ther, 32(1):14-20

Safavynia SA, Ting LH, 2012. Task-level feedback can explain temporal recruitment of spatially fixed muscle synergies throughout postural perturbations. J Neurophysiol, 107(1):159-177

Sahrmann SA, 2002. Diagnosis and Treatment of Movement Impairment Syndromes. St. Louis, MO: Mosby

Sahrmann S, 1992. Posture and muscle imbalance. Physiotherapy, 78(1):1-19

Santello M, Flanders M, Soechting JF, et al, 2002. Patterns of hand motion during grasping and the influence of sensory guidance. J Neurosci, 22(4): 1426-1435

Santos MJ, Aruin AS, 2009. Effects of lateral perturbations and changing stance conditions on anticipatory postural adjustment. J Electromyogr Kinesio1, 19(3):532-541

Santos MJ, Aruin AS, 2008. Role of lateral muscles and body orientation in feedforward postural control. Exp Brain Res, 184(4):547-559

Santos MJ, Kanekar N, Aruin AS, 2010. The role of anticipatory postural adjustments in compensatory control of posture: 2. Biomechanical analysis. J Electromyogr Kinesiol, 20(3):398-405

Santos-Pontelli T, 2011. New insights for a better understanding of the pusher behavior: from clinical to neuroimaging features. http://cdn.intechopen.com/pdfs/24729.pdf. Accessed August 21,2014

Schädler S, Kool J, 2001. Pushen: Syndrom oder Symptomeine Literaturubersicht. Krankengymnastik, Pfiaum Verlag Publikation, 1:7-16

Schepens B, Drew T, 2003. Strategies for the integration of posture and movement during reaching in the cat. J Neurophysiol, 90(5):3066-3086

Schepens B, Drew T, 2004. Independent and convergent signals from the pontomedullary reticular formation contribute to the control of posture and movement during reaching in the cat. J Neurophysiol, 92(4):2217-2238

Schepens B, Drew T, Baker SN, 2006. Descending signals from the pontomedullary reticular formation are bilateral, asymmetric, and gated during reaching movements in the cat. J Neurophysiol, 96(5): 2229-2252

Schepens B, Stapley P, Drew T, 2008. Neurons in the pontomedullary reticular formation signal posture and movement both as an integrated behavior and independently. J Neurophysiol, 100(4): 2235-2253

Schleichkorn J, 1992. The Bobaths: A Biography of Karel and Bertha Bobath. Tuscon, Ariz: Neuro-Development Treatment Association (NDTA) and Therapy Skill Builders,

Schmidt R, 1991. Motor learning principles for physical therapy. In Marilyn JL, ed. Contemporary Management of Motor Control Problems: Proceedings of the Ⅱ STEP Conference. Alexandria, VA: Foundation for Physical Therapy

Shinohara J, Gribble P, 2009. Five-toed socks decrease static postural control among healthy individuals as measured with time-to-boundary analysis. Poster presentation at: American Society of Biomechanics Annual Meeting

Shmuelof L, Krakauer JW, Mazzoni P, 2012. How is a motor skill learned? Change and invariance at the levels of task success and trajectory control. J Neurophysiol, 108(2):578-594

Shumway-Cook, Woollacott MH, 2011. Motor Control: Translating Research into Clinical Practice. 4th ed. Philadelphia, PA: Lippincott Williams & Wilkins

Shumway-Cook A, Woollacott MH, 2006. Motor Control: Translating Research into Clinical Praclic ,3rd ed. Philadelphia, PA: Lippincott Williams & Wilkins

Slijper H, Latash ML, Mordkoff JT, 2002. Anticipatory postural adjustments under simple and choice reaction time conditions. Brain Res, 924(2):184-197

Smedal T, Lygren H, Myhr KM, et al, 2006. Balance and gait improved in patients with MS after physiotherapy based on the Bobath concept. Physiother Res Int, 11(2):104-116

Smith BA, Jacobs JV, Horak FB, 2012. Effects of magnitude and magnitude predictability of postural perturbations on preparatory cortical activity in older adults with and without Parkinson's disease. Exp Brain Res, 222(4):455-470

Solopova IA, Selionov VA, Sylos-Labini F, et al, 2015. Tapping into rhythm generation circuitry in humans during simulated weightlessness conditions. Front Syst Neurosci, 9(February):14

Sousa AS, Santos R, Oliveira FP, et al, 2012. Analysis of ground reaction force and electromyographic activity of the gastrocnemius muscle during double support. Proc Inst Mech Eng H, 226(5):397-405

Sousa ASP, Silva A, Santos R, et al, 2013. Interlimb coordination during the stance phase of gait in subjects with stroke. Arch Phys Med Rehabil, 94(12):2515-2522

Stapley P, Drew T, Schepens B, 2008. Neurons in the pontomedullary reticular formation signal posture and movement both as an integrated behavior and independently. J Neurophysiol, 100(4):2235-2253

Stoykov MEP, Stojakovich M, Stevens JA, 2005. Beneficial effects of postural intervention on prehensile action for an individual with ataxia resulting from brainstem stroke. Neuro Rehabilitation, 20(2):85-89

Sunderland A, Tinson DJ, Bradley EL, et al, 1992. Enhanced physical therapy improves recovery of arm function after stroke. A randomised controlled trial. J Neurol Neurosurg Psychiatry, 55(7):530-535

Suzuki M, Omori Y, Sugimura S, et al, 2011. Predicting recovery of bilateral upper extremity muscle strength after stroke. J Rehabil Med, 43(10):935-943

Sylos-Labini F, Ivanenko YP, Maclellan MJ, et al, 2014. Locomotor-like leg movements evoked by rhythmic arm movements in humans. PLoS ONE 2014;9(3):e90775

Tagliabue M, Ferrigno G, Horak E, 2009. Effects of Parkinson's disease on proprioceptive control of posture and reaching while standing. Neuroscience, 158(4):1206-1214

Takakusaki K, Saitoh K, Harada H, 2004. Role of basal ganglia-brainstem pathways in the control of motor behaviors. Neurosci Res, 50(2):137-151

Takeuchi N, Izumi S, 2012. Maladaptive plasticity for motor recovery after stroke: mechanisms and approaches. Neural Plast, 2012:359728

Taub E, Uswatt G, 2006. Constraint-induced movement therapy: answers and questions after two decades of research. Neuro Rehabilitation, 21(2):93-95

Taub E, Uswatte G, Mark VW, 2014. The functional significance of cortical reorganization and the parallel development of CI therapy. Front Hum Neurosci, 8(June):396

Taub E, Uswatte G, Pidikiti R, 1999. Constraint-Induced Movement Therapy: a new family of techniques with broad application to physical rehabilitation-a clinical review. J Rehabil Res Der, 36(3):237-251

Taylor B, Ellis E, Haran H, 1995. The reliability of measurement of postural alignment to assess muscle tone change. Physiotherapy, 81:485-490

Taylor JA, Krakauer JW, Ivry RB, 2014. Explicit and implicit contributions to learning in a sensorimotor adaptation task. J Neurosci, 34(8):3023-3032

Teasdale N, Simoneau M, 2001. Attentional demands for postural control: the effects of aging and sensory reintegration. Gait Posture, 14(3):203-210

Thach WT, Bastian AJ, 2004. Role of the cerebellum in the control and adaptation of gait in health and disease. Prog Brain Res, 143:353-366

Thielman G, 2013. Insights into upper limb kinematics and trunk control one year after task-related training in chronic post-stroke individuals. J Hand Ther, 26(2):156-160, quiz 161

Thomas CL, 1997. Taber's Cyclopedic Medical Dictionary. 18th ed. Philadelphia, PA: EA. Davis

Thornquist E, 1985. Kroppens spennende samspill. Fysioterapeuten, 51:636-643

Thrasher TA, Popovic MR, 2008. Functional electrical

stimulation of walking: function, exercise and rehabilitation. Ann Readapt Med Phys, 51 (6): 452–460

Ticini LE, Klose U, Nägele T, et al, 2009. Perfusion imaging in Pusher syndrome to investigate the neural substrates involved in controlling upright body position. PLoS ONE, 4(5): e5737

Ting LH, 2007. Dimensional reduction in sensorimotor systems: a framework for understanding muscle coordination of posture. Prog Brain Res, 165: 299–321

Ting LH, McKay JL, 2007. Neuromechanics of muscle synergies for posture and movement. Curr Opin Neurobiol, 17(6): 622–628

Ting LH, van Antwerp KW, Scrivens JE, et al, 2009. Neuromechanical tuning of nonlinear postural control dynamics. Chaos, 19(2): 026111

Tombari D, Loubinoux I, Pariente J, et al, 2004. A longitudinal fMRI study: in recovering and then in clinically stable sub-corrtical stroke patients. Neuroimage, 23(3): 827–839

Torres-Oviedo G, Macpherson JM, Ting LH, 2006. Muscle synergy organization is robust across a variety of postural perturbations. J Neurophysiol, 96(3): 1530–1546

Trousselard M, Barraud PA, Nougier V, et al, 2004. Contribution of tactile and interoceptive cues to the perception of the direction of gravity. Brain Res Cogn Brain Res, 20(3): 355–362

Tyson SF, Hanley M, Chillala J, et al, 2006. Balance disability after stroke. Phys Ther, 86(1): 30–38

Umphred D, 1991. Merging neurophysiologic approaches with contemporary theories. In: Lister MJ, ed. Contemporary Management of Motor Control Problems: Proceedings of the II STEP Conference. Alexandria, VA: Foundation for Physical Therapy: 127–130

Vaitl D, Mittelstaedt H, Saborowski R, et al, 2002. Shifts in blood volume alter the perception of posture: further evidence for somatic graviception. Int J Psychophysiol, 44(1): 1–11

van Kordelaar J, van Wegen EEH, Kwakkel G, 2012. Unraveling the interaction between pathological upper limb synergies and compensatory trunk movements during reach-to-grasp after stroke: a cross-sectional study. Exp Brain Res, 221(3): 251–262

van Nes IJW, Nienhuis B, Latour H, et al, 2008. Posturographic assessment of sitting balance recovery in the subacute phase of stroke. Gait Posture, 28(3): 507–512

van Vliet PM, Wulf G, 2006. Extrinsic feedback for motor learning after stroke: what is the evidence? Disabil Rehabil, 28(13–14): 831–840

Vaugoyeau M, Viallet F, Aurenty R, et al, 2006. Axial rotation in Parkinson's disease. J Neurol Neurosurg Psychiatry, 77(7): 815–821

Verheyden G, van Duijnhoven HJ, Burnett M, et al, Stroke Association Rehabilitation Research Centre, 2011. Kinematic analysis of head, trunk, and pelvis movement when people early after stroke reach sideways. Neurorehabil Neural Repair, 25(7): 656–663

Virji-Babul N, 1991. Effects of post-operative environment on recovery of function following brain damage: a brief literature review. Physiotherapy, 77(9): 587–590

Visser JE, Bloem BR, 2005. Role of the basal ganglia in balance control. Neural Plast, 12(2–3): 161–174, discussion 263–272

Wade MG, Jones G, 1997. The role of vision and spatial orientation in the maintenance of posture. Phys Ther, 77(6): 619–628

Wang TY, Lin SI, 2008. Sensitivity of plantar cutaneous sensation and postural stability. Clin Biomech (Bristol, Avon), 23(4): 493–499

Wassinger CA, Rockett A, Pitman L, et al, 2014. Acute effects of rearfoot manipulation on dynamic standing balance in healthy individuals. Man Ther, 19(3): 242–245

Whiting HTA, Vereijken B, 1993. The acquisition of coordination in skill learning. Int J sport Psychol, 24(4): 343–357

Winter DA, 1995. Human balance and posture standing and walking. Gait Posture, 3: 193–214

Winzeler-Merçay U, Mudie H, 2002. The nature of the effects of stroke on trunk flexor and extensor muscles during work and at rest. Disabil Rehabil, 24(17): 875–886

Wong JD, Kistemaker DA, Chin A, et al, 2012. Can proprioceptive training improve motor learning? J Neurophysiol, 108(12): 3313–3321

Woodbury ML, Howland DR, McGuirk TE, et al, 2009. Effects of trunk restraint combined with intensive task practice on poststroke upper extremity reach and function: a pilot study. Neurorehabil Neural Repair, 23(1): 78–91

Woollacott MH, Crenna P, 2008. Postural control in standing and walking in children with cerebral palsy. In: Hadders-Algra M, Brogren Carlberg E, eds. Postural Control: A Key Issue in Developmental Disorders. London, UK: MacKeith Press: 97–130

World Health Organization. 2006. International classification of functioning, disability and health (ICF). http://www.who.int/classifications/icf/en

Wright WG, Horak FB, 2007. Interaction of posture and conscious perception of gravitational vertical and surface horizontal. Exp Brain Res, 182(3): 321–332

Wright WG, Gurfinkel VS, Nutt J, et al, 2007. Axial

hypertonicity in Parkinson's disease: direct measurements of trunk and hip torque. Exp Neurol, 208 (1):38-46

Wright WG, Ivanenko YP, Gurfinkel VS, 2012. Foot anatomy specialization for postural sensation and control. J Neurophysiol, 107(5):1513-1521

Yavuzer G, Ergin S, 2002. Effect of an arm sling on gait pattern in patients with hemiplegia. Arch Phys Med Rehabil, 83(7):960-963

Yekutiel M, Guttman E, 1993. A controlled trial of the retraining of the sensory function of the hand in stroke patients. J Neurol Neurosurg Psychiatry, 56 (3):241-244

Yelnik AP, Kassouha A, Bonan IV, et al, 2006. Postural visual dependence after recent stroke: assessment by optokinetic stimulation. Gait Posture, 24 (3):262-269

Yiou E, Caderby T, Hussein T, 2012. Adaptability of anticipatory postural adjustments associated with voluntary movement. World J Orthod, 3(6):75-86

Yiou E, Hamaoui A, Le Bozec S, 2007. Influence of base of support size on arm pointing performance and associated anticipatory postural adjustments. Neurosci Lett, 423(1):29-34

Yogev-Seligmann G, Hausdorff JM, Giladi N, 2012. Do we always prioritize balance when walking? Towards an integrated model of task prioritization. Mov Disord, 27(6):765-770

Zelik KE, La Scaleia V, Ivanenko YP, et al, 2015. Coordination of intrinsic and extrinsic foot muscles during walking. Eur J Appl Physiol, 115(4):691-701

第3章 评 价

American College of Sports Medicine (ARCM), 1988. Resource Manual for Guidelines for Exercise Testing and Prescription. Philadelphia, PA: Lea and Febiger

Baker SM, Marshak HH, Rice GT, et al, 2001. Patient participation in physical therapy goal setting. Phys Ther, 81(5):1118-1126

Barry E, Galvin R, Keogh C, et al, 2014. Is the Timed Up and Go test a useful predictor of risk of falls in community dwelling older adults: a systematic review and meta-analysis. BMC Geriatr, 14 (1):14

Benaim C, Pérennou DA, Villy J, et al, 1999. Validation of a standardized assessment of postural control in stroke patients: the Postural Assessment Scale for Stroke Patients (PASS). Stroke, 30(9):1862-1868

Berg K, Wood-Dauphine S, Williams JI, et al, 1989. Measuring balance in the elderly: preliminary development of an instrument. Physiother Can, 41:304-311

Berg K, Wood-Dauphinee S, Williams JI, 1995. The Balance Scale: reliability assessment with elderly residents and patients with an acute stroke. Scand J Rehabil Med, 27(1):27-36

Berg K, Wood-Dauphine S, Williams Ji, et al, 1992. Measuring balance in the elderly: validation of an instrument. Can J Public Health, 83(Suppl 2):S7-11

Bilney B, Morris M, Webster K, 2003. Concurrent related validity of the GAITRite walkway system for quantification of the spatial and temporal parameters of gait. Gait Posture, 17(1):68-74

Blum L, Korner-Bitensky N, 2008. Usefulness of the Berg Balance Scale in stroke rehabilitation: a systematic review. Phys Ther, 88(5):559-566

Bogle Thorbahn LD, Newton RA, 1996. Use of the Berg Balance Test to predict falls in elderly persons. Phys Ther, 76(6):576-583, discussion 584-585

Borg G, 1970. Perceived exertion as an indicator of somatic stress. Scand J Rehabil Med, 2(2):92-98

Bovend'Eerdt TJH, Botell RE, Wade DT, 2009. Writing SMART rehabilitation goals and achieving goal attainment scaling: a practical guide. Clin Rehabil, 23(4):352-361

Braman JP, Engel SC, Laprade RF, 2009. In vivo assessment of scapulohumeral rhythm during unconstrained overhead reaching in asymptomatic subjects. J Shoulder Elbow Surg, 18(6):960-967

Brock K, Haase G, Rothacher G, et al, 2011. Does physiotherapy based on the Bobath concept, in conjunction with a task practice, achieve greater improvement in walking ability in people with stroke compared to physiotherapy focused on structured task practice alone? a pilot randomized controlled trial. Clin Rehabil, 25(10):903-912

Buckworth J, Dishman R, 2002. Perceived exertion. In: Buckworth J, Dishman RK, eds. Exercise Psychology. Champaign, IL: Human Kinetics: 256-284

Cabanas-Valdés R, Cuchi GU, Bagur-Calafat C, 2013. Trunk training exercises approaches for improving trunk performance and functional sitting balance in patients with stroke: a systematic review. NeuroRehabilitation, 33(4):575-592

Carey LM, Matyas TA, 2011. Frequency of discriminative sensory loss in the hand after stroke in a rehabilitation setting. J Rehabil Med, 43(3):257-263

De Baets L, Van Deun S, Desloovere K, et al, 2013. Dynamic scapular movement analysis: is it feasible and reliable in stroke patients during arm elevation? PLoS ONE, 8(11):e79046

Duncan PW, Weiner DK, Chandler J, et al, 1990. Functional reach: a new clinical measure of balance. J Gerontol, 45(6):M192-M197

Duncan PW, Wallace D, Lai SM, et al, 1999. The stroke impact scale version 2.0. Evaluation of reliability, validity, and sensitivity to change. Stroke, 30(10):2131-2140

Edwards I, Jones M, Carr J, et al, 2004. Clinical reasoning strategies in physical therapy. Phys Ther, 84(4):312-330, discussion 331-335

Ertzgaard P, Ward AB, Wissel J, et al, 2011. Practical considerations for goal attainment scaling during rehabilitation following acquired brain injury. J Rehabil Med, 43(1):8-14

Finch E, Canadian Physiotherapy Association, 2002. Physical Rehabilitation Outcome Measures: A Guide to Enhanced Clinical Decision Making. 2nd ed. Philadelphia, PA: Lippincott Williams & Wilkins

Flatow EL, Soslowsky LJ, Ticker JB, et al, 1994. Excursion of the rotator cuff under the acromion. Patterns of subacromial contact. Am J Sports Med, 22(6):779-788

Geurts AC, Visschers BA, van Limbeek J, et al, 2000. Systematic review of aetiology and treatment of post-stroke hand oedema and shoulder-hand syndrome. Scand J Rehabil Med, 32:4-10

Gjelsvik B, Breivik K, Verheyden G, et al, 2012. The Trunk Impairment Scale-modified to ordinal scales in tho Norwegian version. Disabil Rehabil, 34(16):1385-1395

Guyatt GH, Townsend M, Pugsley SO, et al, 1987. Bronchodilatots in chronic air-flow limitation. Effects on airway function, exercise capacity, and quality of life. Am Rev Respir Dis, 135(5):1069-1074

Hacmon RR, Krasovsky T, Lamontagne A, et al, 2012. Deficits in intersegmental trunk coordination during walking are related to clinical balance and gait function in chronic stroke. J Neurol Phys Ther, 36(4):173-181

Hazard RG, Spratt KF, McDonough CM, et al, 2012. Patient-centered evaluation of outcomes from rehabilitation for chronic disabling spinal disorders: the impact of personal goal achievement on patient satisfaction. Spine J, 12(12):1132-1137

Hesse S, Jahnke M, Schaffrin A, et al, 1998. immediate effects of therapeutic facilitation on the gait of hemiparetic patients as compared with walking with and without a cane. Electroencephalogr Clin Neurophysiol, 109(6):512-522

Hsieh C-L, Sheu CF, Hsueh IP, et al, 2002. Trunk control as an early predictor of comprehensive activities of daily living function in stroke patients. Stroke, 33(11):2626-2630

International Bobath Instructors Training Association, 2008. Theoretical Assumptions and Clinical Practice. http://ibita.org/Accessed November 4, 2008

Jacobs JV, Horak FB, Tran VK, et al, 2006. Multiple balance tests improve the assessment of postural stability in subjects with Parkinson's disease. J Neurol Neurosurg Psychiatry, 77(3):322-326

Jandt SR, Caballero RM, Junior LA, et al, 2011. Correlation between trunk control, respiratory muscle strength and spirometry in patients with stroke: an observational study. Physiother Res Int, 16(4):218-224

Jenkinson C, Fitzpatrick R, Crocker H, et al, 2013. The Stroke Impact Scale: validation in a UK setting and development of a SIS short form and SlS index. Stroke, 44(9):2532-2535

Karatas M, Cetin N, Bayramoglu M, et al, 2004. Trunk muscle strength in relation to balance and functional disability in unihemispheric stroke patients. Am J Phys Med Rehabil, 83(2):81-87

Kavounoudias A, Roll R, Roll JP, 1998. The plantar sole is a 'dynamometric map' for human balance control. Neuroreport, 9(14):3247-3252

Kibler WB, 2012. The scapula in rotator cuff disease. Med Sport Sci, 57:27-40

Kim JS, Yi S-J, 2013. Comparison of Two-point Discrimination Perception in Stroke Patients with and without Diabetes Mellitus. J Phys Ther Sci, 25(8):1007-1009

Klit H, Finnerup NB, Jensen TS, 2009. Central post-stroke pain: clinical characteristics, pathophysiology, and management. Lancet Neurol, 8(9):857-868

Kumar S, Selim MH, Caplan LR, 2010. Medical complications after stroke. Lancet Neurol, 9(1):105-118

Lacasse Y, Wong E, Guyatt GH, et al, 1996. Goldstein RS. Meta-analysis of respiratory rehabilitation in chronic obstructive pulmonary disease. Lancet, 348(9035):1115-1119

Lennon S, 2001. Gait re-education based on the Bobath concept in two patients with hemiplegia following stroke. Phys Ther, 81(3):924-935

Levin MF, Panturin E, 2011. Sensorimotor integration for functional recovery and the Bobath approach. Mot Contr, 15(2):285-301

Lindgren I, Jönsson AC, Norrving B, et al, 2007. Shoulder pain after stroke: a prospective population-based study. Stroke, 38(2):343-348

Lord SE, Halligan PW, Wade DT, 1998. Visual gait analysis: the development of a clinical assessment and scale. Clin Rehabil, 12(2):107-119

Lord SR, Menz HB, 2002. Physiologic, psychologic, and health predictors of 6-minute walk performance in older people. Arch Phys Med Rehabil, 83(7):907-911

Ludewig PM, Reynolds JF, 2009. The association of scapular kinematics and glenohumeral joint pathologies. J Orthop Sports Phys Ther, 39(2):90-104

Mao HF, Hsueh IP, Tang PF et al, 2002. Analysis and comparison of the psychometric properties of three balance measures for stroke patients. Stroke, 33(4): 1022 - 1027

Meyer PF, Oddsson LI, De Luca CJ, 2004. The role of plantar cutaneous sensation in unperturbed stance. Exp Brain Res, 156(4):505 - 512

Moe-Nilssen R, 1998. A new method for evaluating motor control in gait under real-life environmental conditions. Part 2: Gait analysis. Clin Biomech (Bristol, Avon), 13(4 - 5):328 - 335

Monaghan J, Channell K, McDowell D, et al, 2005. Improving patient and carer communication, multidisciplinary team working and goal-setting in stroke rehabilitation. Clin Rehabil, 19(2): 194 - 199

Morris M, Iansek R, Smithson F, et al, 2000. Postural instability in Parkinson's disease: a comparison with and without a concurrent task. Gait Posture, 12(3):205 - 216

Neuls PD, Clark TL, Van Heuklon NC, et al, 2011. Usefulness of the Berg Balance Scale to predict falls in the elderly. J Geriatr Phys Ther, 34(1): 3 - 10

Niessen M, Janssen T, Meskers C, et al, 2008. Kinematics of the contralateral and ipsilateral shoulder: a possible relationship with poststroke shoulder pain. J Rehabil Med, 40(6): 482486

Persson CU, Hansson PO, Danielsson A, et al, 2011. A validation study using a modified version of Posrural Assessment Scale for Stroke Patients: Postural Stroke Study in Gothenburg (POSTGOT). J Neuroeng Rehabil, 8:57

Persson CU, Danielsson A, Sunnerhagen KS, et al, 2014. Timed Up & GO as a measure for longitudinal change in mobility after stroke-Postural Stroke Study in Gothenburg (POSTGOT). J Neuroeng Rehabil, 11(1):83

Pertoldi S, Di Benedetto P, 2005. Shoulder-hand syndrome after stroke. A complex regional pain syndrome. Eura Medicophys, 41(4):283 - 292

Podsiadlo D, Richardson S, 1991. The timed "Up & Go": a test of basic functional mobility for flail elderly persons. J Am Geriatr Sec, 39(2): 142 - 148

Proske U, Gandevia SC, 2009. The kinaesthetic senses. J Physiol, 587(Pt 17):4139 - 4146

Raine S, Meadows L, Lynch-Ellerington M, 2007. The current theoretical assumptions of the Bobath concept as determined by the members of BBTA. Physiother Theory Pract, 23(3): 137 - 152

Raine S, Meadows L, Lynch-Ellerington M, 2009. Bobath Concept: Theory and Clinical Practice in Neurological Rehabilitation. Hoboken, NJ: Wiley-Blackwell

Reisman DS, Scholz JP, 2006. Workspace location influences joint coordination during reaching in post-stroke hemiparesis. Exp Brain Res, 170(2): 265 - 276

Ringsberg KA, Gärdsell P, Johnell O, et al, 1998. Balance and gait performance in an urban and a rural population. J Am Geriatr Sec, 46(1):65 - 70

Ryerson S, Byl NN, Brown DA, et al, 2008. Altered trunk position sense and its relation to balance functions in people post-stroke. J Neurol Phys Ther, 32(1):14 - 20

Schleichkorn J, 1992. The Bobaths: A Biography of Berta and Karel Bobath. Tucson, AZ: Communication Skill Builders

Shumway-Cook A, Woollacott MH, 2006. Motor Control: Translating Research into Clinical Practice. 3rd ed. Philadelphia, PA: Lippincott Williams & Wilkins

Solway S, Brooks D, Lacasse Y, et al, 2001. A qualitative systematic overview of the measurement properties of functional walk tests used in the cardiorespiratory domain. Chest, 119(1):256 - 270

Stevens A, Beurskens A, Köke A, et al, 2013. The use of patient-specific measurement instruments in the process of goal-setting: a systematic review of available instruments and their feasibility. Clin Rehabil, 27(11): 1005 - 1019

Treede RD, Jensen TS, Campbell JN, et al, 2008. Neuropathic pain: redefinition and a grading system for clinical and research purposes. Neurology, 70(18): 1630 - 1635

Turner-Stokes L, 2011. Goal attainment scaling and its relationship with standardized outcome measures: a commentary. J Rehabil Med, 43(1):70 - 72

Turner-Stokes L, Jackson D, 2002. Shoulder pain after stroke: a review nf tho evidence base to inform the development of an integrated care pathway. Clin Rehabil, 16(3):276 - 298

Tyson S, Connell L, 2009. The psychometric properties and clinical utility of measures of walking and mobility in neurological conditions: a systematic review. Clin Rehabil, 23(11): 1018 - 1033

Vasudevan JM, Browne BJ, 2014. Hemiplegic shoulder pain: an approach to diagnosis and management. Phys Med Rehabil Clin N Am, 25(2):411 - 437

Vellas BJ, Wayne SJ, Romero L, et al, 1997. One-leg balance is an important predictor of injurious falls in older persons. J Am Geriatr Sec, 45(6): 735 - 738

Verheyden G, Nieuwboer A, Feys H, et al, 2005. Discriminant ability of the Trunk Impairment Scale: A comparison between stroke patients and healthy individuals. Disabil Rehabil, 27(17): 1023 - 1028

Verheyden G, Nieuwboer A, Mertin J, et al, 2004. The Trunk Impairment Scale: a new tool to measure motor impairment of the trunk after stroke.

Clin Rehabil, 18(3):326-334

Verheyden G, Vereeck L, Truijen S, et al, 2006. Trunk performance after stroke and the relationship with balance, gait and functional ability. Clin Rehabil, 20(5):451-458

Verheyden G, Nieuwboer A, Van de Winckel A, et al, 2007. Clinical tools to measure trunk performance after stroke: a systematic review of the literature. Clin Rehabil, 21(5):387-394

Wewers ME, Lowe NK, 1990. A critical review of visual analogue scales in the measurement of clinical phenomena. Res Nurs Health, 13(4):227-236

Winzeler-Merçay U, Mudie H, 2002. The nature of the effects of stroke on trunk flexor and extensor muscles during work and at rest. Disabil Rehabil, 24(17):875-886

Yi Y, Shim JS, Kim K, et al, 2013. Prevalence of the rotator cuff tear increases with weakness in hemiplegic shoulder. Ann Rehabil Med, 37(4):471-478

第4章 典型病例

4.1 慢性脑卒中：评价、治疗及评估

Allum JHJ, Carpenter MG, Honegger F, et al, 2002. Age-dependent variations in the directional sensitivity of balance corrections and comoensatorv arm movements in man. Physiol, 542(Pt2):643-663

Anders C, Wagner H, Puta C, et al, 2013. Trunk muscle activation patterns during walking at different speeds. J Electromyogr Kinesiol, 17(2):245-252

Anson E, Rosenberg R, Agada P, et al, 2013. Does visual feedback during walking result in similar improvements in trunk control for young and older healthy adults? J Neuroeng Rehabil, 10(110):110

Arnold AS, Anderson FC, Pandy MG, et al, 2005. Muscular contributions to hip and knee extension during the single limb stance phase of normal gait: a framework for investigating the causes of crouch gait. J Biomech, 38(11):2181-2189

Aruin AS, 2006. The effect of asymmetry of posture on anticipatory postural adjustments. Neurosci Lett, 401(1-2):150-153

Aruin AS, Hanke TA, Sharma A, 2003. Base of support feedback in gait rehabilitation. Int J Rehabil Res, 26(2):309-312

Aruin AS, Kanekar N, Lee YJ, et al, 2015. Enhancement of anticipatory postural adjustments in older adults as a result of a single session of ball throwing exercise. Exp Brain Res, 233(2):649-655

Baccini M, Rinaldi LA, Federighi G, et al, 2007. Effectiveness of fingertip light contact in reducing postural sway in older people. Age Ageing, 36(1):30-35

Beres-Jones JA, Harkema SJ, 2004. The human spinal cord interprets velocity-dependent afferent input during stepping. Brain, 127(Pt 10):2232-2246

Bolgla LA, Malone TR, 2004. Plantar fasciitis and the windlass mechanism: a biomechanical link to clinical practice. J Athl Train, 39(1):77-82

Bowden MG, Balasubramanian CK, Neptune RR, et al, 2006. Anterior-posterior ground reaction forces as a measure of paretic leg contribution in hemiparetic walking. Stroke, 37(3):872-876

Cheng P-T, Chen CL, Wang CM, et al, 2004. Leg muscle activation patterns of sit-to-stand movement in stroke patients. Am J Phys Med Rehabil, 83(1):10-16

Chou S-W, Wong AM, Leong CP, et al, 2003. Postural control during sit-to stand and gait in stroke patients. Am J Phys Med Rehabil, 82(1):42-47

Chung E-J, Kim J-H, Lee B-H, 2013. The effects of core stabilization exercise on dynamic balance and gait function in stroke patients. J PAys Ther Sci, 25(7):803-806

Clarkson H, 2005. Joint Motion and Function Assessment: A Research-Based Practical Guide. Philadelphia, PA: Lippincott Williams & Wilkins

Cooper A, Alghamdi GA, Alghamdi MA, et al, 2012. The relationship of lower limb muscle strength and knee joint hyperextension during the stance phase of gait in hemiparetic stroke patients. Physiother Res Int, 17(3):150-156

Cote KP, Brunet ME, Gansneder BM, et al, 2005. Effects of pronated and supinated foot postures on static and dynamic postural stability. J Athl Train, 40(1):41-46

Dyer J-O, Maupas E, Melo SdeA, et al, 2011. Abnormal coactivation of knee and ankle extensors is related to changes in heteronymous spinal pathways after stroke. J Neuroeng Rehabil, 8(1):41

Fiolkowski P, Brunt D, Bishop M, et al, 2003. Intrinsic pedal musculature support of the medial longitudinal arch: an electromyography study. J Foot Ankle Surg, 42(6):327-333

Francis CA, Lenz AL, Lenhart RL, et al, 2013. The modulation of forward propulsion, vertical support, and center of pressure by the plantarflexors during Auman walking. Gait Posture, 38(4):993-997

Franzén E, Gurfinkel VS, Wright WG, et al, 2011. Haptic touch reduces sway by increasing axial tone. Neuroscience, 174(3):216-223

Frost R, Skidmore J, Santello M, et al, 2015. Sensorimotor control of gait: a novel approach for the study of the interplay of visual and proprioceptive feedback. Front Hum Neurosci, 9:14

Gjelsvik B, Breivik K, Verheyden G, et al, 2012. The Trunk Impairment Scale-modified to ordinal scales in the Norwegian version. Disabil Rehabil, 34(16):

1385 – 1395

Goldberg A, Schepens S, Wallace M, 2010. Concurrent validity and reliability of the maximum step length test in older adults. J Geriatr Phys Ther, 33 (3): 122 – 127

Goulart F, Valls-Solé J, 2001. Reciprocal changes of excitability between tibialis anterior and soleus during the sit-to-stand movement. Exp Brain Res, 139 (4):391 – 397

Graham JV, Eustace C, Brock K, et al, 2009. The Bobath concept in contemporary clinical practice. Top Stroke Rehabil, 16(1):57 – 68

Hao WY, Chen Y, 2011. Backward walking training improves balance in school-aged boys. Sports Med Arthrosc Rehabil Ther Technol, 3(1):24

Headlee DL, Leonard JL, Hart JM, et al, 2008. Fatigue of the plantar intrinsic foot muscles increases navicular drop. J Electromyogr Kinesiol, 18(3): 420 – 425

Hoogkamer W, Meyns P, Duysens J, 2014. Steps forward in understanding backward gait: from basic circuits to rehabilitation. Exerc Sport Sci Rev, 42(1): 23 – 29

Hu H, Meijer OG, Hodges PW, et al, 2012. Control of the lateral abdominal muscles during walking. Hum Mov Sci, 31(4):880 – 896

Hyngstrom A, Onushko T, Chua M, et al, 2010. Abnormal volitional hip torque phasing and hip impairments in gait post stroke. J Neurophysiol, 103(3): 1557 – 1568

IJmker T, Lamoth CJ, Houdijk H, et al, 2014. Postural threat during walking: effects on energy cost and accompanying gait changes. J Neuroeng Rehabil, 11 (1):71

Karthikbabu S, Rao BK, Manikandan N, et al, 2011. Role of trunk rehabilitation on trunk control, balance and gait in patients with chronic stroke: a pre-post design. Neurosci Med, 2(2):61 – 67

Kaur N, Bhanot K, Brody LT, et al, 2014. Effects of lower extremity and trunk muscles recruitment on serratus anterior muscle activation in healthy male adults. Int J Sports Phys Ther ,9(7):924 – 937

Kavanagh JJ, 2009. Lower trunk motion and speed-dependence during walking. J Neuroeng Rehabil, 6 (6):9

Liu MQ, Anderson FC, Pandy MG, et al, 2006. Muscles that support the body also modulate forward progression during walking. J Biomech, 39(14):2623 – 2630

Lomaglio MJ, Eng JJ, 2005. Muscle strength and weight-bearing symmetry relate to sit-to-stand performance in individuals with stroke. Gait Posture, 22(2): 126 – 131

McGowan CP Neptune RR, Kram R, 2008. Independent effects of weight and mass on plantar flexor activity during walking: implications for their contributions to body support and forward propulsion. J Appl Physiol (1985), 105(2):486 – 494

Menz HB, Lord SR, Fitzpatrick RC, 2003. Age-related differences in walking stability. Age Ageing, 32 (2): 137 – 142

Moon DC, Kim K, Lee SK, 2014. Immediate Effect of Short-foot Exercise on Dynamic Balance of Subjects with Excessively Pronated Feet. J Phys Ther Sci, 26 (1): 117119

Moseley A, Wales A, Herbert R, et al, 1993. Observation and analysis of hemiplegic gait: stance phase. Aust J Physiother, 39(4):259 – 267

Mulligan EP, Cook PG, 2013. Effect of plantar intrinsic muscle training on medial longitudinal arch morphology and dynamic function. Man Ther, 18(5): 425 – 430

Neptune RR, Zajac FE, Kautz SA, 2004. Muscle force redistributes segmental power for body progression during walking. Gait Posture, 19(2): 194 – 205

Pandian S, Arya KN, Kumar D, 2014. Does motor training of the nonparetic side influences balance and function in chronic stroke? A pilot RCT. Scientific World Journal, 2014:769726

Perera S, Mody SH, Woodman RC, et al, 2006. Meaningful change and responsiveness in common physical performance measures in older adults. J Am Geriatr Soc, 54(5):743 – 749

Peterson CL, Cheng J, Kautz SA, et al, 2010. Leg extension is an important predictor of paretic leg propulsion in hemiparetic walking. Gait Posture, 32 (4): 451 – 456

Platts MM, Rafferty D, Paul L, 2006. Metabolic cost of over ground gait in younger stroke patients and healthy controls. Med Sci Sports Exerc, 38(6): 1041 – 1046

Porter R, Lemon RN, 1995. Corticospinal Function and Voluntary Movement. New York, NY: Oxford University Press

Purser JL, Weinberger M, Cohen HJ, et al, 2005. Walking speed predicts health status and hospital costs for frail elderly male veterans. J Rehabil Res Dev, 42(4):535 – 546

Qaquish J, McLean S, 2010. Foot type and tibialis anterior muscle activity during the stance phase of gait: A pilot study. Int J Physiother Rehabil, 1(1): 19 – 29

Raine S, Meadows L, Lynch-Ellerington M, 2009. Bobath Concept: Theory and Clinical Practice in Neurological Rehabilitation. Hoboken, NJ: Wiley-Blackwell

Rossignol S, Dubuc R, Gossard JP, 2006. Dynamic sensorimotor interactions in locomotion. Physiol Rev, 86(1):89 – 154

Roy G, Nadeau S, Gravel D, et al, 2006. The effect of

foot position and chair height on the asymmetry of vertical forces during sit-to-stand and stand-to-sit tasks in individuals with hemiparesis. Clin Biomech (Bristol, Avon), 21(6):585-593

Sharrock C, Cropper J, Mostad J, et al, 2011. A pilot study of core stability and athletic performance: is there a relationship? Int J Sports Phys Ther, 6(2): 63-74

Shepherd R, Gentile A, 1994. Initial trunk position and biomechanical consequences in standing up. Hum Mov Sci, 13:817-840

Shumway-Cook, Woollacott MH, 2011. Motor Control: Translating Research into Clinical Practice. 4th ed. Philadelphia, PA: Lippincott Williams & Wilkins

Silva A, Sousa AS, Pinheiro R, et al, 2013. Activation timing of soleus and tibialis anterior muscles during sit-tostand and stand-to-sit in post-stroke vs. healthy subjects. Somatosens Mot Res, 30(1):48-55

Son SM, Park MK, Lee NK, 2014. Influence of Resistance Exercise Training to Strengthen Muscles across Multiple Joints of the Lower Limbs on Dynamic Balance Functions of Stroke Patients. J Phys Ther Sci, 26(8): 1267-1269

Stewart SG, Jull GA, Ng JKF, et al, 1995. An initial analysis of thoracic spine movement during unilateral arm elevation. J Manual Manip Ther, 3(1): 15-20

Stoquart G, Detrembleur C, Lejeune TM, 2012. The reasons why stroke patients expend so much energy to walk slowly. Gait Posture, 36(3):409-413

Teixeira-Salmela LF, Nadeau S, Mcbride I, et al, 2001. Effects of muscle strengthening and physical conditioning training on temporal, kinematic and kinetic variables during gait in chronic stroke survivors. J Rehabil Med, 33(2):53-60

Terrier P, Dériaz O, 2011. Kinematic variability, fractal dynamics and local dynamic stability of treadmill walking. J Neuroeng Rehabil, 8(1):12

Turns LJ, Neptune RR, Kautz SA, 2007. Relationships between muscle activity and anteroposterior ground reaction forces in hemiparetic walking. Arch Phys Med Rehabil, 88(9): 1127-1135

Winter DA, 1995. Human balance and posture standing and walking. Gait and Posture, 3:193-214

4.2 小脑性共济失调：评价、治疗及评估

Behm DG, Drinkwater EJ, Willardson JM, et al, Canadian Society for Exercise Physiology, 2010. Canadian Society for Exercise Physiology position stand: The use of instability to train the core in athletic and nonathletic conditioning. Appl Physiol Nutr Metab, 35(1): 109-112

Clifford AM, Holder-Powell H, 2010. Postural control in healthy individuals. Clin Biomech (Bristol, Avon), 25(6):546-551

Criscimagna-Hemminger SE, Bastian AJ, Shadmehr R, 2010. Size of error affects cerebellar contributions to motor learning. J Neurophysiol, 103(4): 2275-2284

Danna-Dos-Santos A, Degani AM, Latash ML, 2007. Anticipatory control of head posture. Clin Neurophysiol, 118(8):1802-1814

Davis JR, Campbell AD, Adkin AL, et al, 2009. The relationship between fear of falling and human postural control. Gait Posture, 29(2):275-279

Franzén E, Gurfinkel VS, Wright WG, et al, 2011. Haptic touch reduces sway by increasing axial tone. Neuroscience, 174(3):216-223

Frost DM, Cronin JB, 2011. Stepping back to improve sprint performance: a kinetic analysis of the first step forwards. J Strength Cond Res, 25(10):2721-2728

Gill-Body KM, Popat RA, Parker SW, et al, 1997. Rehabilitation of balance in two patients with cerebellar dysfunction. Phys Ther, 77(5):534-552

Graham JV, Eustace C, Brock K, et al, 2009. The Bobath concept in contemporary clinical practice. Top Stroke Rehabil, 16(1):57-68

Grimaldi A, 2011. Assessing lateral stability of the hip and pelvis. Man Ther, 16(1):26-32

Gurfinkel VS, Levik YuS, 1993. The suppression of cervico-ocular response by the haptokinetic information about the contact with a rigid, immobile object. Exp Brain Res, 95(2):359-364

Gusi N, Carmelo Adsuar J, Corzo H, et al, 2012. Balance training reduces fear of falling and improves dynamic balance and isometric strength in institutionalised older people: a randomised trial. J Physiother, 58(2):97-104

Hibbs AE, Thompson KG, French D, et al, 2008. Optimizing performance by improving core stability and core strength. Sports Med, 38(12):995-1008

Horak FB, 2009. Postural compensation for vestibular loss. Ann N Y Acad Sci, 1164(1):76-81

Horak FB, 2006. Postural orientation and equilibrium: what do we need to know about neural control of balance to prevent falls? Age Ageing, 35 (Suppl 2):ii7-ii11

Horak FB, Diener HC, 1994. Cerebellar control of postural scaling and central set in stance. J Neurophysiol, 72(2):479-493

Horak FB, Wrisley DM, Frank J, 2009. The Balance Evaluation Systems Test (BESTest) to differentiate balance deficits. Phys Ther, 89(5):484-498

Ilg W, Golla H, Thief P, et al, 2007. Specific influences of cerebellar dysfunctions on gait. Brain, 130 (Pt 3):786-798

Ilg W, Synofzik M, Brötz D, et al, 2009. Intensive coordinative training improves motor performance in degenerative cerebellar disease. Neurology, 73

(22):1823-1830

Johnson MB, Van Emmerik R EA, 2012. Effect of head orientation on postural control during upright stance and forward lean. Mot Contr, 16(1):81-93

Kibler WB, Ludewig PM, McClure PW, et al, 2013. Clinical implications of scapular dyskinesis in shoulder injury: the 2013 consensus statement from the 'Scapular Summit'. Br J Sports Med, 47(14): 877-885

Lackner JR, DiZio P, Jeka J, et al, 1999. Precision contact of the fingertip reduces postural sway of individuals with bilateral vestibular loss. Exp Brain Res, 126(4):459-466

Levin MF, Panturin E, 2011. Sensorimotor integration for functional recovery and the Bobath approach. Mot Contr, 15(2):285-301

Liu W, Santos MJ, McIntire K, et al, 2012. Patterns of inter-joint coordination during a single-limb standing. Gait Posture, 36(3):614-618

Martin CL, Tan D, Bragge P, et al, 2009. Effectiveness of physiotherapy for adults with cerebellar dysfunction: a systematic review. Clin Rehabil, 23(1):15-26

Mottram SL, 1997. Dynamic stability of the scapula. Man Ther, 2(3):123-131

Nitz JC, Choy NL, 2004. The efficacy of a specific balance-strategy training programme for preventing falls among older people: a pilot randomised controlled trial. Age Ageing, 33(1):52-58

Oshita K, Yano S, 2011. Low-frequency force steadiness practice in plantar flexor muscle reduces postural sway during quiet standing. J Physiol Anthropol, 30(6):233-239

Park E, Schöner G, Scholz JP, 2012. Functional synergies underlying control of upright posture during changes in head orientation. PLoS ONE, 7(8):e41583

Petrosini L, Graziano A, Mandolesi L, et al, 2003. Watch how to do it! New advances in learning by observation. Brain Res Brain Res Rev, 42(3):252-264

Raine S, Meadows L, Lynch-Ellerington M, 2009. Bobath Concept: Theory and Clinical Practice in Neurological Rehabilitation. Hoboken, NJ: Wiley-Blackwell

Riemann BL, Schmitz R, 2012. The relationship between various modes of single leg postural control assessment. Int J Sports Phys Ther, 7(3):257-266

Saute JAM, Donis KC, Serrano-Munuera C, et al, Iberoamerican Multidisciplinary Network for the Study of Movement Disorders (RIBERMOV) Study Group, 2012. Ataxia rating scales-psychometric profiles, natural history and their application in clinical trials. Cerebellum, 11(2):488-504

Saywell N, Taylor D, 2008. The role of the cerebellum in procedural learning-are there implications for physiotherapists' clinical practice? Physiother Theory Pract, 24(5):321-328

Sharrock C, Cropper J, Mostad J, et al, 2011. A pilot study of core stability and athletic performance: is there a relationship? Int J Sports Phys Ther, 6(2):63-74

Storey E, Tuck K, Hester R, et al, 2004. Inter-rater reliability of the International Cooperative Ataxia Rating Scale (ICARS). Mov Disord, 19(2):190-192

Trouillas P, Takayanagi T, Hallett M, et al, The Ataxia Neuropharmacology Committee of the World Federation of Neurology, 1997. International Cooperative Ataxia Rating Scale for pharmacological assessment of the cerebellar syndrome. J Neurol Sci, 145(2):205211

Uemura K, Yamada M, Nagai K, et al, 2012. Fear of falling is associated with prolonged anticipatory postural adjustment during gait initiation under dual-task conditions in older adults. Gait Posture, 35(2):282-286

Vaz DV, Schettino RdeC, Rolla de Castro TR, et al, 2008. Treadmill training for ataxic patients: a single-subject experimental design. Clin Rehabil, 22(3):234-241

Wei K, Dijkstra TM, Sternad D, 2008. Stability and variability: indicators for passive stability and active control in a rhythmic task. J Neurophysiol, 99(6):3027-3041

Wuehr M, Schniepp R, llmberger J, et al, 2013. Speed-dependent temporospatial gait variability and long-range correlations in cerebellar ataxia. Gait Posture, 37(2):214-218

Yardley L, Beyer N, Hauer K, et al, 2005. Development and initial validation of the Falls Efficacy Scale-International (FES-I). Age Ageing, 34(6):614-619

Yiou E, Caderby T, Hussein T, 2012. Adaptability of anticipatory postural adjustments associated with voluntary movement. World J Orthod, 3(6):75-86